DE

L'ACIDE PHÉNIQUE

DE SON ACTION SUR LES VÉGÉTAUX, LES ANIMAUX, LES FERMENTS, LES VENINS, LES VIRUS, LES MIASMES

ET DE SES APPLICATIONS A L'INDUSTRIE
A L'HYGIÈNE
AUX SCIENCES ANATOMIQUES ET A LA THÉRAPEUTIQUE

PAR

Le docteur JULES LEMAIRE

Chevalier de l'Ordre d'Isabelle la Catholique
Membre de la Société des Sciences médicales de Paris
De la Société Médico-chirurgicale
De la Société d'Émulation pour les sciences pharmaceutiques

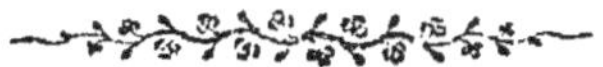

PARIS

LIBRAIRIE DE GERMER-BALLIÈRE

17, RUE DE L'ÉCOLE DE MÉDECINE, 17

1863

DE L'ACIDE PHÉNIQUE

Caen. — Imprimerie E. Poisson.

DE

L'ACIDE PHÉNIQUE

DE SON ACTION SUR LES VÉGÉTAUX, LES ANIMAUX, LES FERMENTS LES VENINS, LES VIRUS, LES MIASMES

ET DE SES APPLICATIONS A L'INDUSTRIE

A L'HYGIÈNE

AUX SCIENCES ANATOMIQUES ET A LA THÉRAPEUTIQUE

PAR

Le docteur JULES LEMAIRE

Chevalier de l'Ordre d'Isabelle la Catholique
Membre de la Société des Sciences médicales de Paris
De la Société Médico chirurgicale
De la Société d'Emulation pour les sciences pharmaceutiques

———◆———

PARIS

LIBRAIRIE DE GERMER-BALLIÈRE

17, RUE DE L'ÉCOLE DE MÉDECINE, 17

—

1863

A M. FLOURENS

Secrétaire perpétuel de l'Académie des sciences (Institut de France),

HOMMAGE

DU PLUS PROFOND RESPECT ET DE RECONNAISSANCE

Jules LEMAIRE.

INTRODUCTION

Le livre que je publie aujourd'hui est la continuation de mes recherches sur le coaltar (goudron de houille) [1]. C'est de cette substance que l'on extrait l'acide phénique. Aussi l'histoire de l'un se rattache-t-elle d'une manière intime à celle de l'autre.

Dans l'intérêt de ce travail et de ceux qui me feront l'honneur de le lire, je crois utile de le faire précéder d'un résumé succinct des propriétés qui ont été reconnues au coaltar et des applications qui en ont été faites [2].

---

[1] Ce sont MM. Corne et Demeaux qui, sans que l'on sache pourquoi, l'ont désigné sous son nom britannique qui lui est resté.

[2] L'histoire complète du coaltar serait fort longue, les corps qui le composent étant très-nombreux. Plusieurs sont très-employés soit isolément, soit après avoir été transformés par la chimie, et rendent de grands services à l'industrie. Aussi ne citerai-je de cette histoire que les faits qui ont un lien commun avec ce travail.

PROPRIÉTÉS QUI ONT ÉTÉ RECONNUES AU COALTAR. — APPLI-
·CATIONS QUI EN ONT ÉTÉ FAITES.

Dès 1815, Chaumette a reconnu la propriété anti-sep-
tique du goudron de houille (coaltar). En 1833, M. Guibourt,
et en 1837 M. Siret, ont signalé sa propriété désinfectante.

En 1844, le docteur Bayard a été couronné par la société d'encouragement pour sa poudre composée de coaltar, de sulfate de fer, de plâtre et d'argile, dont il faisait
de nombreuses applications à la désinfection. A la même
époque, un chimiste distingué, M. Parisel, conseilla d'employer les huiles lourdes de houille pour préserver le bois
de l'humidité et de la destruction par les insectes. D'après
cet auteur, les administrations des chemins de fer ont fait,
depuis, une large application de ce moyen pour la conservation des bois employés pour l'établissement des rails, et
en ont obtenu d'excellents résultats [1].

En 1857, M. Bobeuf prit un brevet pour la séparation,
par la saponification des huiles acides du coaltar. Il proposa
de les utiliser, ainsi que les sels qui en résultent, pour un
grand nombre d'applications. En 1858, M. Corne, d'après
M. Velpeau, prit [2] un brevet pour un mélange fait en quantité

[1] Etudes sur le goudron minéral (*Moniteur des sciences médicales*,
1860, février et mars).

[2] Rapport sur divers moyens désinfectants (*Académie des sciences*,
6 février 186(')

précise de plâtre et de coaltar. Jusque-là on ne s'était servi de ces poudres que pour la désinfection et la solidification des matières animales pour les convertir en engrais.

En 1859, M. Demeaux proposa d'appliquer la poudre de M. Corne (plâtre et coaltar) à la désinfection des plaies. Les faits qu'il communiqua à l'Académie des sciences au nom de M. Corne et au sien, ceux qui furent observés dans les hôpitaux de Paris et à l'armée d'Italie, donnèrent à cette application un grand retentissement.

Les Académies des sciences et de médecine, les journaux scientifiques et politiques s'occupèrent de ce sujet avec un grand intérêt. Tout le monde comprenait le service que la désinfection des plaies pouvait rendre à ceux qui les portent et à ceux qui sont obligés de vivre avec eux dans les salles d'hôpital ou ailleurs. La préparation de MM. Corne et Demeaux en fit naître d'autres. Elles n'avaient pour but que de substituer au plâtre d'autres substances. Le fait principal, la désinfection, était admis et vanté avec enthousiasme. M. Vialles [1], d'après des expériences du docteur Cabannes, soutint que la terre commune, le talc et toute espèce de poudre fine, sont préférables au plâtre, sont moins coûteuses et plus faciles à employer. M. Cabannes [2], de son côté, ayant reconnu les inconvénients du plâtre, dit que la farine de lin, de blé, que toutes les poudres végétales ou minérales, que la poudrette elle-même peuvent et

---

[1] *Indicateur de l'Hérault,* août et septembre 1859.
[2] *Publicateur de l'Hérault,* novembre 1859.

doivent remplacer le plâtre. Comme on le voit, jusqu'à cette époque, on ne connaissait d'autre moyen de rendre le coaltar maniable qu'en le convertissant en poudre grossière.

Le mode d'action du coaltar étant mal connu, on y ajoutait certaines substances sur les propriétés absorbantes ou chimiques (plâtre, sulfate de fer) desquelles on comptait. D'autres substances, comme la marne, la poudrette, etc., y étaient incorporées pour ajouter à la qualité des matières comme engrais. La difficulté de mélanger ces poudres avec les matières à désinfecter et la solidification du plâtre firent que leur emploi ne s'est pas généralisé. (Je ferai connaître plus loin des applications heureuses que j'ai faites de ces poudres.)

Pour la désinfection en grand, les sulfates alcalins ont un inconvénient. Les expériences de M. Chevreul [1] ont appris qu'ils se transforment par la fermentation en sulfures fétides. Dans le pansement des plaies, d'autres inconvénients ont été signalés. Les communications de MM. Bonnafont [2], Henri fils [3] et Larrey [4] ont beaucoup contribueé à éclairer les praticiens et à mettre un frein à l'enthousiasme. Le savant rapporteur de l'Académie des sciences (*loc. cit.*) a donné un résumé de la plupart des reproches adressés à la

---

[1] Mémoire sur plusieurs réactions chimiques qui intéressent l'hygiène des cités populeuses. (Voir Compte rendu de l'Académie des sciences, novembre 1846.)

[2] *Académie des sciences* (5 et 9 septembre 1859).

[3] *Archives générales de médecine*, octobre 1859.

[4] *Académie de médecine*, septembre 1859.

poudre de plâtre et de coaltar. Depuis, j'ai aussi fourni ma part[1]. Le coaltar, pour être réduit en poudre grossière, exige quatre-vingt-dix-sept à quatre-vingt-dix-huit parties d'intermède sec. Ces poudres ne contiennent donc qu'une bien faible proportion d'agent désinfectant (2 à 3 p. %). Leur introduction dans les cavités naturelles, dans les plaies anfractueuses ou fistuleuses, est très-difficile. Il est encore plus difficile de les retirer pour renouveler les pansements. Si à ces inconvénients j'ajoute la solidification du plâtre, on comprendra pourquoi aujourdhni leur emploi est à peu près abandonné. Des applications de ces poudres, malgré leurs inconvénients, un fait important est resté. Tous les expérimentateurs l'ont reconnu : c'est la possibilité de la désinfection, même celle des plaies, par le coaltar. Pour mettre cette propriété à profit pour la médecine, il fallait trouver un moyen qui rendît son application facile et qui fût exempt de tous les inconvénients que présentent les poudres. La croyance générale que le coaltar était insoluble dans l'eau [2] ne permit pas de penser à ce véhicule. Les corps gras se mélangeant en toutes proportions avec lui, on en fit des pommades (je démontrerai plus loin que ces substances modifient les propriétés de l'acide phé-

[1] *Du Coaltar saponiné*, 1860.

[2] Je démontrerai plus loin qu'on était dans l'erreur sur ce point et que l'eau dissout une notable proportion des principes du coaltar, auxquels cette substance doit ses propriétés désinfectantes et antiputrides.

nique). Ses dissolvants naturels, l'alcool, l'éther, l'acide acétique et les huiles volatiles ne pouvaient pas être employés pour plusieurs raisons. Pour les plaies, leur action eût été trop vive ; pour l'industrie, on ne pouvait pas y penser, ces véhicules coûtent beaucoup trop cher. Si, pour en diminer le prix, on mélangeait leurs dissolutions avec de l'eau, la plus grande partie des principes du coaltar se précipitait sous forme de magma poisseux, presque aussi difficile à employer que le coaltar lui-même. Il y avait un moyen connu depuis neuf ans, qui pouvait remédier à ces inconvénients. Personne n'y avait pensé : il était oublié. Je vais le faire connaître.

EMPLOI DE LA SAPONINE POUR ÉMULSIONNER LE COALTAR.
— COALTAR SAPONINÉ.

Dès 1850, M. Ferdinand Le Beuf, pharmacien à Bayonne, présenta à l'Académie des sciences un travail [1] dans lequel il avait constaté ce fait : « que toutes les substances inso« lubles dans l'eau et solubles dans l'alcool peuvent, lors« qu'on ajoute de la saponine à leur soluté alcoolique, se « diviser à l'infini dans l'eau et former des émulsions « stables. »

A l'époque où les académies retentissaient des merveilleux effets du coaltar, M. Le Beuf pensa à mettre à profit

[1] *Recherches sur la saponine.*

cette propriété de la saponine pour émulsionner cette substance et rendre ainsi son emploi plus facile. Seulement il s'agissait de savoir si cette préparation jouirait des mêmes propriétés que les poudres. Il me proposa de l'expérimenter pour juger cette question : j'acceptai. De là l'origine de la série de recherches que j'ai faites sur le coaltar et ses dérivés.

Je fis le premier essai de l'émulsion de coaltar au mois d'août 1859, sur une grande plaie gangréneuse, située au pli de l'aîne. Les résultats extraordinaires que j'obtins m'étonnèrent ; j'en fis part à M. Le Beuf, qui désira les faire connaître à l'Académie de médecine. Une première note fut présentée en son nom et au mien, le 8 septembre 1859.

Le 20 du même mois, j'en adressai une seconde explicative de la première et j'y ajoutai d'autres faits. Dans cette note, je pressentais tous les avantages que la chirurgie pourrait obtenir de cette préparation.

La saponine permet de diviser à l'infini le coaltar dans l'eau et d'en former une émulsion stable. Une semblable division équivaut à une véritable dissolution de cette substance ; c'était donc un grand pas fait. Avec cette préparation, tous les modes d'emploi sont possibles ; lotions, injections, compresses, irrigations, etc. Cette facilité d'emploi me permit de multiplier les expériences pour étudier ses propriétés. J'en fis de nombreuses applications à l'hygiène, à la thérapeutique et à l'histoire naturelle. Convaincu que cette préparation était appelée à rendre de grands services, j'invitai un grand nombre de mes confrères des hôpitaux à l'expérimenter. Je reçus de savants professeurs des facultés de Madrid et de Bruxelles [1], les résultats d'expériences qui confirmaient ceux que j'avais obtenus. Menière, si vite enlevé à la science et à ses amis, fit connaître en termes très-élogieux les résultats qu'il en avait obtenus [2]. M. Boulay, professeur à l'Ecole vétérinaire d'Alfort, dont la bienveillance égale le grand savoir, voulut bien l'expérimenter sur les animaux, et ses expériences confirmèrent tous les résultats que j'avais annoncés.

M. Velpeau, chargé par l'Académie d'expérimenter cette substance, fit un rapport défavorable. Il dit (*loc. cit.*) : « Nous « l'avons essayé soit en lotions, soit en compresses, soit « en imbibant de la charpie ; la vérité est que la plupart « des malades s'en sont plaints assez vivement, que les « plaies n'ont à peu près rien éprouvé de satisfaisant, et « que, par son emploi, la désinfection est restée très-im- « parfaite (pag. 13 du Rapport). »

Plus loin : « La saponine et le coaltar ne nous ont point « semblé former un topique préférable à beaucoup d'autres « liqueurs connues dans le pansement des plaies, à la tein- « ture d'aloès, par exemple (page 20). » Un semblable jugement porté par un homme aussi considérable m'attrista, mais ne me découragea pas. Je redoublai d'efforts, je multipliai mes recherches, je fis en quelque sorte faire une enquête

[1] MM. Drumen et Morel.
[2] *Gazette médicale*, feuilleton 10 et 24 décembre 1859.

solennelle par un grand nombre de médecins, presque tous princes de la science, et par des vétérinaires distingués. Tous confirmèrent ce que j'avais annoncé. A cette liste nombreuse je puis ajouter l'administration des hôpitaux civils de Paris, qui, d'après la demande de plusieurs chirurgiens, a autorisé dans tous ses établissements l'emploi de cette préparation. La cause que je défendais est donc aujourd'hui bien gagnée.

[1] Maintenant je vais donner un résumé du résultat de mes recherches.

Avant mes travaux, comme je l'ai dit précédemment, on savait que le coaltar désinfecte et prévient la putridité. M. Fauvel et M. Velpeau remarquèrent que les insectes avaient disparu des amphithéâtres depuis qu'on y avait introduit la poudre de MM. Corne et Demeaux. Ils se contentèrent de signaler le fait sans chercher à l'expliquer. M. Chalvet croyait si peu que le coaltar était cause de cette disparition, qu'il écrivit [2] qu'à Bicêtre ils jouissaient des mêmes avantages sans avoir rien fait pour cela.

[1] Dans ces derniers temps, M. Demeaux a proposé de substituer le savon à la saponine pour émulsionner le coaltar. Dans un article (voir *Moniteur des sciences médicales*, 27 août 1861) où j'ai comparé les propriétés des deux intermèdes (saponine et savon), j'ai démontré que le savon ne forme pas avec le coaltar une émulsion stable, qu'il modifie les propriétés essentielles du coaltar, et que l'excès d'alcali qu'il contient devient pour les plaies un grave inconvénient. De plus, le savon est décomposé par presque toutes les eaux naturelles, tandis qu'elles sont sans influence sur la saponine.

[2] *Gazette des hôpitaux*, 13 septembre 1859.

Depuis longtemps on employait le coaltar pour détruire les insectes sur les arbres. Mais on ne savait rien de précis sur l'action qu'il exerce sur ces animaux ; on pouvait se demander si ce n'était pas en empêchant leurs mouvements et en oblitérant leurs organes respiratoires que cette substance poisseuse les faisait mourir. Il est certain que l'on ne savait rien de précis sur ce point, pas plus que sur son mode d'action dans la désinfection et dans la conservation des substances organiques.

Le coaltar désinfecte-t-il ou bien masque-t-il la mauvaise odeur ?

D'après M. Chevreul et quelques autres savants qui se sont rangés à son opinion, la mauvaise odeur serait masquée et non détruite. Ce serait par substitution d'odeur qu'il agirait. Mes recherches publiées jusqu'à ce jour ont éclairé, et je puis dire même résolu ces questions. Le coaltar ne désinfecte pas comme le chlore, les sels de zinc ou de fer, qui transforment certains composés infects par double décomposition ou autrement, en corps inodores. Il n'exerce aucune action chimique [1] sur les gaz odorants ; c'est sur la cause qui les produit, c'est-à-dire sur les ferments, qu'il agit. La mauvaise odeur est masquée au début ; mais, comme la cause est brusquement détruite (arrêt de la fermentation) au

---

[1] J'ai dit (pag. 86 *du Coaltar saponiné*) que l'hydrosulfate d'ammoniaque était décomposé par l'acide phénique. J'ai reconnu que cette décomposition était due à l'impurté de l'acide phénique que l'on m'avait donné. L'acide phénique pur n'exerce aucune action sur ce sel.

moment du mélange, il ne s'en produit plus. Mais il n'a pas d'action sur celle qui est produite. Celle-ci se dégage peu à peu, et bientôt la matière est complétement désinfectée. Mais pour obtenir ce résultat l'air est indispensable. Sans courant d'air qui emporte la mauvaise odeur, la désinfection des corps putrides formés avant le mélange n'a pas lieu. L'action du coaltar dans la désinfection est donc celle-ci : la mauvaise odeur est masquée au début : la véritable action consiste dans l'arrêt de la fermentation. Certains corps fétides, lorsqu'ils sont en dissolution dans l'eau, sont très-longs à se volatiliser ; dans ce cas la désinfection est incomplète.

Une autre question importante a fixé mon attention. Pourquoi, lorsqu'une matière en putréfaction est désinfectée, se conserve-t-elle sans altération au contact de l'air en présence du coaltar ?

MODE D'ACTION DU COALTAR DANS LA CONSERVATION DES MATIÈRES ORGANIQUES.

Des animaux en état de putréfaction avancée ont été injectés par les artères au Muséum avec le coaltar saponiné. Leur désinfection, leur dessèchement et leur conservation à l'air libre en ont été la conséquence. D'autres matières en état de putréfaction ont été désinfectées et n'ont pas subi de nouvelle altération en présence du coaltar, bien qu'elles fussent placées en plein air.

Pour trouver l'explication de ces faits, j'étudiai les ferments.

Des expériences nombreuses et variées m'ont appris que le coaltar saponiné détruit les microphytes et les mycrozoaires, et que ces petits êtres ne se développent pas en sa présence. J'ai constaté que cette substance exerce une action toxique énergique sur les plantes et sur un grand nombre d'animaux appartenant aux mollusques, aux articulés et aux rayonnés. Je me suis assuré par des expériences bien simples (v. *du Coaltar saponiné*, p. 67) que les émanations de cette substance suffisent pour en faire mourir un assez grand nombre.

D'un autre côté, voyant des liquides très-fermentescibles se conserver sans altération au contact de l'air, dans des vases dont la paroi interne seulement avait été enduite d'une couche légère de coaltar, de benzine ou d'acide phénique, il me fallut rechercher une autre explication que celle qui attribue aux matières albuminoïdes altérées par l'oxygène le rôle de ferment. Je me rangeai à l'opinion déjà ancienne, mais qui n'était admise que par quelques savants, savoir : Que les ferments sont des êtres vivants. De cette manière, tous les faits extraordinaires que j'observais pouvaient être expliqués. D'autres faits connus depuis longtemps et inexpliqués pouvaient aussi l'être. Celui de la disparition des animaux des amphithéâtres où du coaltar avait été introduit trouvait aussi son explication. Je pus, dans plusieurs expériences, arrêter et reproduire à volonté la fermentation dans une même substance. J'arrêtai et je reproduisis aussi la germination dans une même graine. Ces résultats remarquables m'entraînèrent sur le terrain de la physiologie comparée.

Voyant les microphytes et les microzoaires partout dans la nature, dans l'air, dans la terre, dans les organes sexuels mâles des végétaux et dans ceux de presque tous les animaux connus, j'en conclus que leur existence dans des organes aussi importants et une répartition aussi générale indiquaient un grand rôle à remplir. Jetant un regard sur la composition chimique des végétaux et des animaux, je vis qu'ils contenaient, dans des proportions non moins considérables dans la liqueur fécondante, dans la graine, dans leurs liquides et leurs solides, des substances azotées connues sous différents noms, mais qui ont été rapportées à un type commun sous le nom de matières albuminoïdes. J'essayai de démontrer que la réunion de ces matières avec les infusoires est indispensable pour que la fermentation, la fécondation et la germination aient lieu [1]. Dans ces grandes opérations de la nature dans lesquelles les molécules des corps simples prennent des formes nouvelles, l'impulsion des combinaisons me semble provenir de la même source. L'infusoire, ou le microphyte, ou le microzoaire me paraît être le moteur des phénomènes.

Cette question des ferments sur laquelle je reviens très-

---

[1] Je reviendrai plus loin sur ce sujet.

longuement dans ce travail, me paraît digne de fixer l'attention de tous les savants. Les miasmes, les venins et les virus sont considérés par les chimistes comme des ferments. Le coaltar et l'acide phénique les détruisent. Et, qu'on ne l'oublie pas, que l'on admette que le ferment est une matière albuminoïde altérée par l'oxygène ou qu'il est un être vivant, peu importe, sa destruction est certaine.

L'action du coaltar saponiné sur les plaies m'a conduit à donner de la formation du pus une théorie nouvelle.

Le pus qui se forme à la surface du corps est, au début, du mucus ou du serum du sang, mais du serum contenant de la fibrine. J'élimine le sang, le lait, ou tout autre produit de sécrétion qui peut accidentellement s'y rencontrer. Ce qui caractérise le pus, ce sont ses globules. Pour les étudier et en même temps pour suivre la formation de ce produit morbide, le mucus et la sérosité fournie par une brûlure ou par un vésicatoire, sont les liquides qu'il faut choisir. C'est l'opinion de Berard que j'adopte. Mais la formation des globules qu'il attribue à une action mystérieuse des tissus, je la rapporte à l'air atmosphérique. Je les ai comparés aux globules de la levure de bière et leur ai attribué le même rôle et la même origine

J'ai pu arrêter et reproduire à volonté avec le coaltar saponiné la formation du pus [1] comme j'ai pu arrêter et

---

1 Une quantité insignifiante de pus se forme sur les plaies soumises à l'action du coaltar saponiné. Dans une publication prochaine j'expliquerai d'où il vient.

reproduire la fermentation et la germination. Voulant donner à ce fait une grande démonstration, j'ai entrepris des expériences avec M. Géry fils sur des chiens et quelques-unes sur l'homme atteint de blessures traumatiques récentes. Si ma théorie était vraie, on devait empêcher la formation du pus en employant le coaltar saponiné avant que les tissus n'aient été atteints par l'inflammation. Nos expériences jusqu'à ce jour ont été couronnées de succès. La question de la pyogénie est une des plus difficiles a résoudre que présente la physiologie. Lorsque j'aurai fini la publication de ce travail, j'espère aborder ce sujet avec des faits nouveaux et des vues nouvelles. Des expériences que j'ai commencées me donnent l'espoir de pouvoir faire du pus en dehors de l'organisme. Mais n'anticipons pas. Affirmons aujourd'hui qu'avec le coaltar saponiné on peut diminuer dans de très-grandes proportions la formation du pus et que l'on peut empêcher son altération putride. Faire connaître ces résultats à tous les hommes compétents, c'est leur dire qu'il sera un grand bienfait pour l'humanité.

L'infection purulente, que je ne confonds pas avec la résorption, me paraît être le résultat de l'action du ferment du pus sur l'économie. Cet agent est introduit par les voies respiratoires et exerce ses ravages comme les ferments qui sont entraînés des marécages par l'air atmosphérique. Ceux-ci produisent les fièvres paludéennes et d'autres maladies ; celui du pus produit la fièvre hectique. Avec le coaltar, on peut supprimer les suppurations abondantes qui font tant de victimes et la cause de l'infection. Par cette application, on donne plus de sécurité aux opérés et on assainit les salles. Quittons ces régions élevées de la science où l'esprit de l'homme aime à chercher, dans l'espoir de découvrir les secrets de la nature.

L'action toxique énergique du coaltar sur les végétaux et sur les animaux inférieurs m'indiquait de nombreuses applications, soit à l'industrie et à l'agriculture, soit à la thérapeutique et à l'histoire naturelle. J'ai déjà fait connaître d'importants résultats de ces applications. En voici le résumé.

Les plantes, les arbres et les grains dans la terre peuvent être protégés efficacement contre un grand nombre d'animaux. Des résultats que j'ai fait connaître à l'Académie des sciences peuvent faire espérer que le coaltar préviendra le développement de la maladie des pommes de terre. J'ai en ce moment d'autres expériences faites sur des treilles malades et sur les pommes de terre. J'en ferai connaître le résultat. Les escargots, les limaces, les fourmis et d'autres animaux nuisibles ne passent plus sur le sol où l'on a répandu de la terre en poudre contenant 2 ou 3 p. % de coaltar.

Le bas prix d'une semblable préparation la fera adopter, je l'espère, par les agriculteurs [1].

---

[1] Depuis que j'ai publié les résultats de mes expériences, M. Paul Thenard en a fait connaître un important qui les confirme (*Académie des sciences*). Il a préservé un champ de colza des ravages

Plusieurs maladies parasitaires, dont quelques-unes avaient résisté à des traitements longs et énergiques, ont été guéries rapidement.

Des liquides infects qui étaient sécrétés par la peau (transpiration fétide des pieds) ; des ozènes et un grand nombre d'autres plaies fétides ont été rapidement désinfectés.

Les ravages de la gangrène ont été plusieurs fois arrêtés comme par enchantement, et, de l'aveu de plusieurs de nos célébrités médicales des hôpitaux[1], des malades qui paraissaient voués à une mort certaine ont rapidement guéri.

Des cancers ulcérés ont été considérablement améliorés.

Une plaie dont la cicatrisation avait résisté pendant plus de vingt ans à des traitements rationnels a été guérie en un mois.

Des fractures comminutives, des plaies compliquées de nécrose ont très-bien guéri.

Des gingivites chroniques, des salivations mercurielles, des ulcères scrofuleux, des plaies de toute nature, si elle n'ont pas toujours guéri, ont toujours été améliorés.

Une blennorrhagie qui avait résisté pendant longtemps à tons les traitements recommandés, a guéri rapidement.

Je viens de le faire prendre avec le plus grand succès pour désinfecter l'urine d'un malade atteint de la pierre, qui a eu des abcès urineux et dont l'urine était muco-puru-

de l'altise en le couvrant d'une couche de poudre coaltarée. Seulement il a employé de la sciure de bois à la place de terre.

[1] Voir *Moniteur des sciences médicales*, 10 août 1861.

lente et d'une grande fétidité. Un gramme d'émulsion, mère du coaltar saponiné, administré matin et soir dans un verre de tisane, a suffi pour obtenir la disparition de la mauvaise odeur en quarante-huit heures, et après ce temps écoulé l'urine était à peine floconneuse.

Des brûlures graves qui avaient résisté aux moyens ordinaires ont rapidement guéri.

Des applications multipliées ont été faites aux sciences anatomiques. Des essais nombreux qui ont été faits au Muséum, il résulte que l'émulsion du coaltar saponiné possède la propriété de conserver les chair dans toute leur fraîcheur. La matière nerveuse de la moelle, qui est en général si prompte à se décomposer, ne subit aucune altération en sa présence. Un autre fait remarquable, c'est que cette émulsion étendue d'eau permet la macération des tissus.

Le coaltar détruit les moisissures et empêche leur développement. On sait que le chlorure de zinc n'exerce aucune action sur elles et que les cadavres, après l'embaumement avec ce sel, s'en couvrent rapidement.

Le coaltar empêche la chute des poils et des plumes, et favorise le dessèchement. Ces propriétés me l'ont fait conseiller comme un moyen taxidermique facile et économique.

En terminant cette énumération rapide, je dois dire que l'heureuse association de la saponine et de l'alcool avec le coaltar en fait un composé spécial dans lequel ces deux substances jouent un rôle important.

L'alcool, qui sépare les principes actifs du coaltar, en

augmente l'énergie. L'émulsion au cinquième contient vingt pour cent de ces principes.

La saponine est très-adoucissante. Elle dissout les matières grasses. Par elle les tissus vivants sont nettoyés et détergés avec une innocente énergie. Le coaltar ne désinfecte pas seulement les plaies ou toute autre matière en décomposition ; il les met à l'abri d'une altération ultérieure. C'est de cette manière que cette préparation ramène les tissus malades dans les limites de l'état normal, et qu'elle favorise leur cicatrisation.

Je ne me suis pas contenté d'étudier toutes les questions théoriques et pratiques que je viens de relater. J'ai cherché à quel principe le coaltar doit toutes les propriétés rapportées dans ce résumé.

Le coaltar doit-il ses propriétés désinfectante, anti-putride et toxique, à un seul principe ?

MM. Calvert, Parisel et Bouchardat pensent que l'acide phénique est le principe auquel le coaltar doit ses propriétés désinfectantes et anti-putrides. M. Bobeuf croit que toutes les huiles acides de cette substance possèdent cette propriété. Il faudrait pour cela qu'il fût bien établi qu'il contient d'autres acides que l'acide phénique ; nous verrons dans un instant que l'aniline, qui est une substance alcaline, possède aussi cette propriété.

M. Chalvet (*Gaz. des Hop.*, loc. cit.) et d'autres personnes pensent que c'est au charbon que cette substance contient qu'est due son action désinfectante.

2

L'analyse que j'ai donnée du coaltar saponiné, et l'étude que j'ai faite de ses composants m'a conduit aux résultats suivants.

L'alcool exerce une action comme antiputride, ce fait est bien connu, de même que le charbon agit comme désinfectant ; cette dernière substance y existe en trop petite quantité pour qu'on pût raisonnablement lui rapporter les effets remarquables que j'ai constatés. Il faut en tenir compte, mais dans une très-minime proportion.

La naphtaline, la benzine, l'acide phénique et l'aniline forment la plus grande partie du coaltar, j'étudiai ces corps comparativement.

La naphtaline retarde un peu les fermentations, mais ne les empêche pas.

La benzine rectifiée et l'acide phénique possèdent à un haut degré la propriété d'arrêter et de prévenir les fermentations spontanées. Ces substances exercent une action toxique très-énergique sur les plantes et les animaux dont j'ai parlé.

A l'époque où je publiai mon travail sur le coaltar saponiné (1860), n'ayant pas d'aniline à ma diposition, je n'ai pas pu étudier les propriétés de cette substance. Depuis j'ai comblé cette lacune.

J'ai examiné l'action de cet alcali volatil sur des dissolutions d'eau sucrée additionnée de levure de bière, sur des matières putréfiées et sur des substances très-altérables. J'ai aussi étudié l'action de cette substance sur les plantes et sur des insectes. Toutes ces expériences m'ont donné les résultats suivants.

La levure de bière perd ses propriétés de ferment en présence d'un sixième en poids d'aniline, tandis qu'elle conserve sa propriété fermentescible en présence d'un dixième de cet alcali.

La fermentation putride de matières animales, telles que l'urine et de la chair musculaire, a été empêchée avec un pour cent d'aniline.

La putréfaction a eté arrêtée dans des matières animales avec deux pour cent de cette substance qui a substitué son odeur aux gaz putrides. Dans certains cas il est résulté une odeur désagréable.

Des feuilles et des plantes herbacées entières ont été badigeonnées avec de l'aniline. Leur mort instantanée, démontrée par leur flétrissure, en a été la conséquence.

Enfin des coléoptères, des araignées, des cloportes et des fourmis enfermés dans d'assez grandes boîtes en carton, dont l'intérieur avait été imprégné d'aniline, sont morts rapidement. Ces boîtes étaient criblées de trous faits avec de grosses épingles, pour permettre la circulation de l'air. Je dois dire aussi que l'aniline avait été appliquée de façon à ce que ces animaux ne soient soumis qu'à ses émanations.

C'est donc à l'aniline, à la benzine et à l'acide phénique qu'il faut rapporter la plus grande somme d'action du coaltar. il est probable que d'autres hydrocarbures qui existent dans cette substance possèdent aussi des propriétés analogues.

Je me suis attaché dans ce résumé rapide à mettre sous les yeux du lecteur tous les faits qui sont le plus importants. Je n'ai pas parlé de certaines questions de détail, ni d'autres faits qui ont aussi de l'importance. Je renvoie à mes publications ceux qui voudraient en prendre connaissance [1].

J'arrive maintenant à l'objet de ce nouveau travail. Un fait important qui a été signalé par tous les auteurs qui se sont occupés du coaltar, c'est la composition très-variable de cette substance. M. Calvert a publié une analyse comparative des goudrons fournis par les houilles suivantes :

	Prod. volat. Benzine.	Acide phéniq.	Carbure neutre.	Parafine.	Nephtaline.	Pith.
Boghead.	12.	3.	30.	41.	».	14
Cannell.	9.	14.	40.	»	45.	22
Newcastle.	2.	5.	12.	»	58.	23
Staffordshire.	5.	9.	35.	»	22.	29

D'après M. Bobeuf [2], 1,800 kilogr. de goudron de houille provenant de l'usine du gaz parisien, donnent à la distillation 80 kil. d'huiles légères, tandis que la même quantité de goudron fournie par l'usine de la barrière de Fontainebleau

---

[1] Voir: 1° *du Coaltar saponiné*, juin 1860; 2° Considérations sur e rôle des infusoires et des matières albuminoïdes dans la fermentation, la germination et la fécondation (*Académie des sciences et Moniteur des sciences médicales*, octobre 1860); 3° Applications de l'acide phénique et de son mode d'action dans la désinfection (*Académie des sciences*, journal *l'Institut et Cosmos*, mars 1861); 4° Nouvelles Observations sur l'emploi du coaltar saponiné (*Moniteur des sciences médicales*, mai et août 1861); 5° de l'Acide phénique (*Moniteur des sciences médicales*, octobre et novembre 1861.)

[2] Mémoire à l'Académie des sciences, 9 septembre 1859.

et par celle de Chartres donnent : la première 100 kilog., et la seconde 150 à 160 kilog. d'huiles légères. Cette diversité de composition est de nature à compromettre les résultats si importants qui ont été obtenus. Aussi m'en suis-je vivement préoccupé. Si nous possédions un moyen de titrer le coal-tar, comme il en existe pour d'autres substances, j'en aurais conseillé l'emploi [1]. Mais pour ce corps, dont la composition est si complexe et qui paraît devoir ses principales propriétés à trois de ses composants au moins, il est permis de craindre qu'un bon procédé de titrage se fasse longtemps attendre.

D'après tout ce qui précède, puisque l'aniline, la benzine et l'acide phénique possèdent à un haut degré les principales propriétés désinfectantes, antiputride et toxique du coaltar, la logique conduit à proposer l'une de ces substances pour le remplacer. La benzine est à peu près insoluble dans l'eau. Son odeur est pénétrante. Elle est très-irritante et d'un maniement difficile. Ce n'est donc pas elle qu'il faut prendre.

L'aniline est soluble dans l'eau, mais elle est moins énergique que l'acide phénique. Cet acide est considéré comme à peine soluble dans l'eau. Je démontrerai plus loin que

---

[1] Pour le coaltar saponiné, qui est surtout destiné à l'usage médical, j'ai donné le conseil à M. Le Beuf de doser les éléments qui entrent dans sa composition et de le préparer directement avec eux pour donner aux médecins un composé qui soit toujours le même.

c'est une erreur, et que l'eau a la température de 15 à 18°
peut dissoudre 5 p. % de son poids d'acide pur. Runge
avait reconnu sa solubilité dans ce liquide, mais à un degré
moindre. J'ai été bien heureux lorsque j'ai découvert ce
fait. Si on se rappelle que les poudres désinfectantes ne
contiennent que 2 à 3 p.% de coaltar que, d'avantages présente cette solution. Quelle différence pour l'énergie et pour
la facilité d'emploi ! Nous verrons dans le cours de ce travail l'importance de la découverte de ce fait.

L'acide phénique peut-il remplacer partout le coaltar?

L'acide phénique isolé est beaucoup plus énergique que
le coaltar. On peut avec lui faire des applications qui seraient impossibles avec le coaltar. Sa volatilité, qui peut
être utilisée avec de grands avantages dans certains cas,
devient un inconvénient dans d'autres. Sa combinaison avec
les éléments du coaltar le retient et lui permet d'agir plus
longtemps. Pour un certain nombre d'applications, je ferai
ressortir ces inconvénients. Un grand avantage que possède
l'acide phénique, c'est de pouvoir être obtenu cristallisé et
d'offrir un agent dont la composition est invariable. Dans le
pansement des plaies, son action énergique sur les tissus et
sa volatilité offrent des inconvénients. De l'eau contenant seulement cinq millièmes de cet acide détermine, sur les plaies
récentes, une cuisson assez vive. Mais dans les plaies de mauvaise nature où l'altération des tissus est profonde, il peut
rendre de grands services. La limpidité de sa solution lui
perme de pénétrer plus facilement les tissus que l'émulsion

mère de coaltar. Dans des plaies gangréneuses profondes, une solution d'acide phénique à 5 p. % m'a paru agir avec plus d'énergie que l'émulsion mère de coaltar. Mais je crois que pour le pansement des plaies en général, l'émulsion de coaltar saponiné lui est préférable. J'ai fait des essais avec des solutions d'acide phénique additionnées de saponine dans les proportions où M. Le Beuf la fait entrer dans le coaltar, avec cette différence que je n'y ajoutai point d'alcool. Préparé de cette manière, la cuisson qu'il détermine est moins vive et la détersion des plaies est plus facile. On pourra l'employer dans certains cas, concurremment avec le coaltar saponiné. Mais pour les plaies des animaux cette préparation, en raison de son bon marché, lui fera sans doute donner la préférence. Nous verrons plus tard que la médecine vétérinaire, à mon invitation, a déjà fait de nombreuses applications de l'acide phénique.

Dans ma brochure sur le coaltar saponiné, j'ai déjà commencé l'histoire de l'acide phénique que je publie aujourd'hui [1], puisque dans des expériences nombreuses j'ai démontré que c'était à cet acide et, à la benzine que cette substance devait ses principales propriétés. Aussi, pour qu'il n'existe point de lacunes dans ce nouveau travail, serai-je obligé de rapporter des faits que j'ai déjà publiés et de traiter de nouveau des questions que j'ai déjà traitées dans mes publications sur le coaltar saponiné. Il ne pouvait en être autrement, puisque mon but était de rechercher si l'acide phénique peut remplacer cette substance. Il fallait de toute nécessité étudier toutes ces questions que j'avais déjà traitées, pour juger si cette substitution était possible. J'ai fait des expériences comparatives, j'en ai institué de nouvelles très-nombreuses. Les résultats que j'ai obtenus ont confirmé tout ce que j'ai avancé dans mes précédentes publications. Les questions que j'avais déjà traitées le sont avec de plus grands développements. Des expériences nouvelles que j'ai faites sur les végétaux, les animaux, les ferments, les venins, les virus, les miasmes, et deux découvertes importantes ; l'une qui démontre que les microzoaires sont indispensables à la germination ; l'autre qui fait voir que les miasmes putrides sont des corps reproducteurs d'êtres vivants. De plus, de nombreuses et très-importantes applications nouvelles ont été faites avec succès à diverses branches de la science. Je crois avoir donné les moyens de résoudre plusieurs questions d'hygiène publique et de guérir rapidement plusieurs maladies rebelles. Enfin des vues que j'ai développées sur la pathologie générale me paraissent donner à ce travail un intérêt réel et nouveau. Si, un peu hardi, j'ai osé aborder les difficultés de la science, je n'ai pas oublié de m'attacher à le rendre pratique. Les services que l'acide phénique me paraît appelé à rendre à toutes les classes de la société m'en faisaient un devoir [1]. Heureux si j'ai pu atteindre le but qui est ma seule ambition, *être utile*.

[1] Ce travail a été publié en grande partie dans le *Moniteur scientifique* du docteur Quesneville (voir livraisons d'octobre 1862, mai et juin 1863).

Le titre de ce travail indique les diverses questions qui y seront traitées. J'aurais pu ne m'occuper que des recherches et des applications nouvelles que j'ai faites, mais cet acide est encore si peu connu que j'ai cru devoir les faire précéder d'un résumé succinct de son histoire. De cette manière, j'aurai réuni tout ce qui a été fait d'important sur l'acide phénique.

DE L'ACIDE PHÉNIQUE

CHAPITRE PREMIER

DE L'ACIDE PHÉNIQUE.

COMP. $C^{12} H^6 O$, HO.

Historique. — Préparation. — Propriétés.

L'acide phénique (de φαινω, j'éclaire) a été découvert
en 1834 par Runge [1], qui lui a donné le nom d'acide
carbolique. Laurent [2], qui a étudié ce corps et qui a
fait connaître une partie de ses combinaisons, le désigne sous le nom de phénique et d'hydrate de phényle, parce qu'il hésitait à le ranger parmi les acides
d'un radical qu'il nomme phényle. Gerhardt [3] lui a
donné le nom de phénol. Enfin cet acide a encore

[1] *Annales* de Poggendorf, tome XXXI, page 69; tome XXXII,
page 308.

[2] *Annales de chimie et de physique*, troisième série, tome III,
page 195.

[3] *Revue scientifique*, tome X, page 210.

reçu les noms d'alcool phénique, de spyrol et de salicone [1]. Malgré ces appellations différentes qui sont un embarras pour la science, le nom d'acide phénique paraît généralement adopté.

Il a été synthésé par M. Berthelot, en faisant passer des vapeurs d'alcool ou d'acide acétique dans un tube de porcelaine chauffé au rouge. Cet acide a été obtenu dans la distillation sèche du benjoin, de l'acide quinique, de la résine du *xanthorrea hastilis*, du *castoreum* et du chromate de pélosine. Gerhardt l'a obte nu du dédoublement de l'acide salicylique sous l'influence de la chaux et de la baryte. Stœdeler a trouvé que les urines de l'homme, du cheval et de la vache en contenaient des quantités facilement appréciables. Il existe aussi dans la créosote [2] du commerce, mais c'est de l'huile du gaz de l'éclairage par la

---

[1] M. Chevreul, à propos de la communication de M. Calvert à l'Académie des sciences (octobre 1859), dit : Ceux qui pensent que les difficultés inhérentes aux sciences naturelles sont assez grandes pour ne pas les augmenter, n'hésiteront pas à blâmer les dénominations irréfléchies données à un même corps.

[2] La substance que l'on vend dans le commerce sous le nom de créosote n'est souvent que de l'acide phénique plus ou moins pur. Mais la véritable créosote, extraite du goudron de bois par Reichenbach, est un corps parfaitement distinct. C'est à cette dernière créosote que le vinaigre de bois, l'eau de goudron, la suie et la fumée de bois doivent leurs propriétés antiseptiques. (Gerhardt, tome III, page 18.) D'après M. Fairlie et M. Scrugham, cette créosote serait une combinaison d'acide phénique et d'hydrate de crésyle.

houille, qui le contient en quantité considérable, qu'on l'obtient.

Préparation. — On soumet à la distillation fractionnée de l'huile du gaz de l'éclairage ; on verse sur la portion qui a passé entre 160 et 190° une dissolution de potasse caustique saturée à chaud, ainsi que de la potasse en poudre. On obtient une masse cristalline que l'on sépare par décantation de la portion encore fluide.

En la dissolvant dans l'eau, il se forme deux couches, l'une huileuse et légère, l'autre dense et aqueuse. On sépare cette dernière et on la neutralise par l'acide chlorhydrique : aussitôt une huile devient libre, c'est l'acide phénique. Pour avoir ce produit très-pur, on le fait digérer sur du chlorure de calcium fondu, on le soumet à plusieurs distillations successives, puis on le refroidit très-lentement de manière à le solidifier en cristaux que l'on conserve à l'abri de l'air. (Malaguti.) Runge traitait l'huile par du lait de chaux. Le procédé par la potasse est de Laurent.

Propriétés. — Cet acide est incolore, cristallisé en paillettes ou en longues aiguilles rhomboïdales [1]. Son odeur rappelle celle de la créosote. Il attaque fortement la peau des lèvres et des gencives. Sa densité

---

[1] Cet acide placé dans un flacon se sublime en longues aiguilles d'un blanc éclatant. Il se colore en brun sous l'influence de l'air et de la lumière. **J. L.**

est de 1,065°. Il brûle avec une flamme rougeâtre, bout entre 187 et 188°, et ne rougit pas le papier de tournesol, qu'il tache à la manière des huiles. Les cristaux fondent à 34 ou 35°. Il est soluble dans l'eau. La moindre trace d'humidité le liquéfie. Il est très-soluble dans l'alcool, l'éther et l'acide acétique. Il est aussi très-soluble dans la glycérine, les huiles volatiles, les huiles fixes et les graisses. Nous verrons plus loin que la glycérine, les huiles fixes et les graisses modifient ses propriétés.

Voici ce que dit Liébig (*Chimie organique*, t. III, p. 88 et suivantes) : « La manière dont ce corps se comporte avec les matières organiques est extrêmement intéressante et mérite que nous l'examinions avec quelques détails. L'indigo s'y dissout à 100° avec une couleur bleue ; la solution peut se mélanger avec l'alcool et l'éther sans en être altérée, mais elle se décolore au bout de quelques heures. Le caoutchouc et le succin ne s'y dissolvent pas ; la colophane s'y dissout complétement ; le copal s'y dissout en un vernis épais et filant, complétement soluble dans un excès d'acide carbolique (phénique) ; celui-ci s'en dégage peu à peu à l'air en laissant un vernis brillant qui présente encore de la mollesse au bout de six mois.

« Les parties végétales récemment coupées se flétrissent très-promptement dans une solution d'acide carbolique aqueuse et saturée. Frottée dans l'œil, cette solution cause une très-vive douleur ; mélangée au sang, elle le coagule. Elle exerce une action très-véneuse sur les sangsues et les poissons ; ces animaux y périssent sans convulsions dans l'espace de quelques minutes ; leurs cadavres se dessèchent à l'air sans entrer en putréfaction.

« Une solution étendue de gélatine n'est pas troublée par la solution aqueuse d'acide carbolique ; mais, quand elle est concentrée, il s'y produit un trouble laiteux qui disparaît par l'addition de l'eau. La gélatine sèche ne se gonfle pas dans une solution d'acide carbolique, mais elle se convertit en une masse blanche, gluante et visqueuse. L'albumine est coagulée par cette solution en une masse blanche, filamenteuse, qui se dissout dans l'eau en présence d'un excès d'albumine ; la combinaison insoluble se dessèche en une matière cornée et transparente. Le lait (la caséine) n'est point coagulé par l'acide carbolique ; il ne s'en sépare que quelques flocons. Le fromage fort perd toute son odeur dans la solution de cet acide en devenant mou et onctueux.

« Une peau animale, épilée par du lait de chaux, blanchit du côté des poils quand elle séjourne dans la solution d'acide carbolique (phénique). Après la dessiccation, elle devient cornée et transparente ; par le séjour dans l'eau, elle devient de nouveau molle et glissante comme une peau fraîche, mais elle ne se putréfie plus. Une peau de mouton qui n'a pas été préparée avec de la chaux se comporte différemment : la solution d'acide carbolique lui donne la consistance du cuir et lui prend la propriété de se ramollir dans l'eau. Une vessie de cochon blanchit dans cette solution et devient, par la dessiccation, plus transparente et plus cassante. Le bœuf cru y prend une couleur brune et se dessèche ensuite en une masse dure qui ne se ramollit plus par la cuisson [1].

« La viande et le poisson pourris perdent instantanément leur mauvaise odeur quand on les plonge dans la solution d'acide carbolique ; les excréments humains se comportent de même ; l'urine, mélangée avec cette solution, ne se putréfie plus. Dans tous ces cas, l'acide carbolique produit une combinaison avec les matières animales. »

Toutes ces propriétés remarquables, que j'ai copiées à dessein dans l'ouvrage de Liébig, imprimé en 1844, me serviront dans un instant pour juger une question de priorité.

L'acide phénique se combine aisément avec les oxydes métalliques. Ses sels, à base de potasse, de soude et d'ammoniaque, conservent toujours une

---

[1] Un morceau de chair musculaire de porc, dont la surface avait été enduite d'un mélange à parties égales d'acide phénique et d'huile d'œillette, s'est parfaitement conservé, a acquis la dureté du bœuf et a retrouvé toute sa souplesse dans l'eau. J. L.

réaction alcaline. Ils sont très-peu stables. L'eau décompose le phénate de potasse. L'acide carbonique les décompose en dégageant de l'acide phénique. Tous les phénates solubles communiquent au bois de pin, qu'on en imprègne, la propriété de prendre une couleur bleu foncé une demi-heure ou une heure après avoir été trempé dans l'acide chlorhydrique.

L'acide phénique forme, avec plusieurs métalloïdes, des composés très-intéressants pour les chimistes.

L'acide phénique réduit plusieurs sels métalliques, notamment ceux d'argent et de cuivre. L'acide azotique le transforme en acide picrique.

En voyant des propriétés si importantes bien constatées, je me suis demandé pourquoi on n'avait pas cherché à les appliquer. D'abord je dirai que l'acide phénique, comme tous les corps que la chimie crée ou découvre chaque jour, a commencé par orner les collections. Le vrai motif de cet abandon me paraît être dans l'opinion qui existait sur son peu de solubilité dans l'eau. D'après cette croyance, son maniement étant très-difficile, on a cru que de grandes applications ne seraient pas possibles. De plus, on ne savait pas qu'avec une très-faible dose on peut produire de grands effets. Quoi qu'il en soit, il est certain qu'à la fin de 1859 on ne trouvait pas d'acide phénique dans le commerce ; mes premières expériences ont été faites avec une petite quantité que je devais à l'obligeance de M. Dussard. Il était liquide. Depuis, j'en ai fait demander chez presque tous les fabricants de produits chimiques de Paris. Ils n'en avaient pas. Jai été obligé d'en faire préparer exprès deux kilogrammes avec lesquels j'ai fait toutes mes expériences.

L'attention s'est reportée sur l'acide phénique à l'époque (août 1859) où MM. Corne et Demeaux proposèrent leur poudre composée de plâtre et de coaltar pour la désinfection des plaies.

A l'occasion de leur communication, un manufacturier anglais, M. Calvert, écrivit à l'Accadémie des sciences pour appeler sur cet acide l'attention de la commission chargée d'étudier les désinfectants. Dans cette note, il rapporte qu'en 1851 des cadavres ont été injectés à Manchester avec une dissolution faible de cet acide et qu'ils se sont parfaitement conservés pendant plusieurs semaines sans altération ; qu'à la [même époque, un morceau de cheval, trempé dans cet acide et exposé aux intempéries des saisons, s'est conservé pendant plus de trois ans sans décomposition ; qu'un millième de cet acide suffit pour conserver l'urine fraîche pendant plusieurs semaines ; que des peaux d'animaux frottées intérieurement avec cet acide se sont conservées sans vermine pendant plusieurs années; enfin qu'il en a fait l'application pour empêcher la fermentation gallique ou la conversion de l'acide tannique en acide gallique [1]. D'après cet auteur, la parafine, la benzine, la naphtaline et l'huile lourde de houille, n'ont que peu de pouvoir antiseptique [2], tandis que l'acide phénique possède cette propriété au plus haut degré. Comme on le voit, la note de M. Calvert, à part l'application faite à la conservation des cadavres et celle pour prévenir la fermentation gallique, est la reproduction de faits connus depuis longtemps.

A l'époque où je lus à l'Académie des sciences (juin 1860) le résumé de mes recherches sur le coaltar et l'acide phénique, M. Bobeuf écrivit à cette Académie pour réclamer la priorité sur MM. Corne et Demaux et sur moi pour les applications des produits du coaltar pour désinfecter les matières animales. A ce moment, mon travail était sous presse, je ne pus répondre que par un mot à cette prétention. Aujourd'hui je tiens à traiter ce point historique. N'ayant pas trouvé la description des travaux de M. Bobœuf dans les recueils scientifiques que j'ai consultés, je me suis procuré la

---

[1] Pour cette dernière application, il a publié un mémoire dans *l'Edinburgh new Philosophical,* journal, 1855.

[2] Il doit s'être glissé quelque erreur dans la rédaction, car il existe dans l'huile lourde une grande quantité d'aniline et d'acide phénique. Ces substances possèdent à un haut degré la propriété antiputride.

copie imprimée de quatre brevets d'invention, de perfectionnement et d'addition qu'il a pris.

Le premier (17 mars 1856) est pour un procédé de fabrication de l'acide picrique, qu'il a amélioré, car avant lui on préparait cet acide, d'après le procédé de Laurent, par la réaction de l'acide nitrique sur les huiles du goudron. Seulement il eut l'idée de saponifier ces huiles, ce qui permit de les séparer de quelques combinaisons. Ce sont ces huiles plus pures qu'il a employées à la fabrication de l'acide picrique. Le second brevet (15 octobre 1856) a pour objet l'exploitation de la séparation immédiate et complète des huiles saponifiables que les huiles minérales contiennent. Le troisième brevet (15 juillet 1857) est pour un grand nombre d'applications dont je parlerai plus loin, des huiles essentielles, végétales et minérales saponifiées ou naturelles. Le quatrième brevet (14 juillet 1858) est une addition au troisième. Enfin j'ai pris connaissance du mémoire qu'il a adressé à l'Académie des sciences le 22 avril 1861.

Il résulte pour moi de la lecture de ces documents :

1° Que M. Bobeuf a amélioré le procédé de préparation de l'acide picrique ;

2° Qu'il a proposé l'acide picrique aluné pour le tannage des cuirs ;

3° Enfin qu'il a mis en pratique la saponification

pour séparer immédiatement les huiles acides végétales ou minérales de leurs mélanges.

Quant à la priorité qu'il réclame pour les applications à la désinfection des matières organiques et pour
la destruction des insectes, je renvoie M. Bobeuf, et
tous ceux qui voudraient juger cette question, à mon
introduction et à tout ce que je viens de dire sur l'acide
phénique. Les propriétés désinfectante, antiputride
et insecticide du goudron minéral et de l'acide phénique étaient connues bien longtemps avant la prise
des brevets de M. Bobeuf, de même que des applications de ces substances comme désinfectant antiputride et insecticide avaient été faites avant que M. Bobeuf n'ait pensé à se faire breveter pour exploiter
leurs propriétés. J'ajouterai que pour un assez grand
nombre de faits annoncés dans ses brevets, M. Bobeuf
ne me paraît pas avoir suivi la voie expérimentale,
parce que, comme je le démontrerai plus loin, il conseille des applications de l'acide phénique et des
phénates qui sont impossibles. Ceux qui suivraient à
la lettre tous ses conseils le regretteraient amèrement.

M. Velpeau (*loc. cit.*) n'a pas cru devoir étudier
l'action de l'acide phénique. Il dit : « Que ce soit
« l'acide phénique ou carbolique comme le croit
« M. Calvert, ou bien l'acide rosolique, brunolique,
« l'aniline, la picoline, etc., du coaltar qui désinfec-

3.

« tent, peu importe au fond. La science le dira un
« jour (page 21 du Rapport, février 1860). »

M. Bouchardat (*Ann. de thérap.*, 1860) dit : « Cet
« acide exerce une action très-puissante sur tous les
« êtres qui vivent dans l'eau. Je suis convaincu qu'on
« l'emploiera au lieu de goudron de houille, dont la
« composition est très-variable. J'estime qu'il n'en
« faudrait pas ajouter une partie sur mille de plâtre
« pour obtenir un poudre désinfectante. »

M. Parisel [1], dans un intéressant mémoire, après
avoir signalé les propriétés de l'acide phénique,
ajoute : « Il nous semble qu'il est impossible qu'un
corps si actif ne soit pas appelé à jouer un rôle important dans la thérapeutique. » Il a proposé une formule pour remplacer la poudre de coaltar de MM. Corne
et Demeaux. Je la reproduirai plus loin.

Ici se termine l'historique de l'acide phénique. Il
permet de juger quel était l'état de la science sur ce
corps remarquable avant mes recherches.

Maitenant je vais faire connaître les expériences que
j'ai faites pour éclairer son histoire. Je les commen-
terai, puis je traiterai de ses applications.

Solubilité de l'acide phénique dans l'eau. — L'acide
phénique, qui tache [2] et salit tout ce qui le touche, à la

---

[1] *Dérivés du goudron de houille,* 1860.

[2] L'acide phénique offre un très-grand avantage sur le coaltar
et sur les huiles lourdes de goudron. Ces dernières substances

manière des huiles, qui produit sur la peau une véritable brûlure, est difficile à manier. Jusqu'à présent
on pensait qu'il était à peine soluble dans l'eau. De là
sans doute les différents mélanges pulvérulents pro-
posés par M. Bouchardat et par M. Parisel pour rendre son emploi plus facile. Cette croyance me paraît
devoir être attribuée à ce qu'on employait de l'acide
liquide. On sait que c'est à l'état liquide que Runge
l'avait obtenu. Il avait constaté que l'on pouvait l'obtenir cristallisé, mais il ne s'était pas rendu compte
des circonstances qui permettaient de l'obtenir en cet
état. L'acide liquide contenant d'autres principes du
goudron est beaucoup moins soluble dans l'eau que
l'acide pur qui est cristallisé. Comme on ne trouvait que de l'acide liquide dans les collections, de
là l'opinion que cet acide était à peine soluble dans
l'eau. Toutefois Runge avait constaté que l'eau à
plus de 20 degrés centigrades peut dissoudre 3,26
d'acide cristallisé. Il avait aussi fait connaître les
principales propriétés de cette solution. Je me suis
demandé pourquoi on n'avait pas profité de l'importance de cette solubilité dans l'eau. Cela me paraît
tenir, je le répète, à ce qu'on employait l'acide liquide, qui est un corps impur et très-peu soluble

produisent des taches permanentes, tandis que celles que forme
l'acide phénique ne sont que passagères. Il doit cette propriété à
sa volatilité.

dans l'eau. Puis on ne connaissait pas le mode d'action de cet acide.

Pour les recherches que j'avais entreprises, je tins à n'employer que de l'acide cristallisé. Dans divers essais j'avais constaté que l'eau dissout une notable proportion d'acide cristallisé. L'importance que j'attachais à ce fait me fit rechercher avec soin son degré de solubilité. Si l'eau pouvait en dissoudre une quantité suffisante pour désinfecter les matières putrides, prévenir les fermentations et pour détruire les animaux nuisibles, j'arrivais à faire connaître un fait important. Dans ces conditions, l'acide phénique devenait facile à employer. A la simplicité du moyen s'ajoutait l'économie de la préparation, et de très-nombreuses et de très-importantes applications pouvaient en être faites.

L'acide que que j'avais employé dans mes essais était cristallisé et présentait tous les caractères de l'acide pur. Mais je ne m'en tins pas à cette apparence, parce que j'avais été trompé une fois sur la pûreté de l'acide que j'avais expérimenté.

Mon ami M. Cloëz voulut bien en faire l'analyse élémentaire. Il obtint le résultat suivant :

Carbone. . . .	75, 13
Hydrogène. . .	7, 43
Oxygène. . . .	17, 44
=	100

La composition de l'acide phénique, calculée d'après la formule $C^{12} H^6 O^2$ exige pour cent parties :

Carbone. . . . 76, 590
Hydrogène. . .   6, 383
Oxygène. . . . 17, 44
          = 100

L'acide analysé comme on le voit contenait seulement un léger excès d'eau. On peut donc le considérer comme de l'acide pur. Nous avons reconnu en même temps, dans une éprouvette d'essai et par la balance, que l'eau à +15 peut dissoudre 5 pour cent de cet acide. Cette solubilité peut être augmentée dans de notables proportions en y ajoutant 5 ou 10 pour cent d'alcool ou d'acide acétique à 8°.

Si au lieu d'alcool on emploie la teinture de quillaya saponaria employée par Le Beuf pour émulsionner le coaltar et un grand nombre d'autres substances, on peut faire prendre à l'eau autant d'acide phénique que l'on veut en augmentant la quantité de cette teinture [1].

[1] Pour l'emploi en grand, dès que l'on fait intervenir l'alcool, on augmente le prix de la préparation. Augmentation de prix, dans ce cas, est à peu près synonyme d'abandon du moyen. Si dans des cas exceptionnels on avait besoin d'un liquide qui contînt une grande quantité de cet acide, on pourrait avoir recours à la décoction de bois de Panama (quillaya saponocria) préparée avec quatre pour cent d'écorce. L'acide phénique se divise, et s'amulsionne dans ce liquide, mais l'émulsion n'est pas stable. Il suffit d'agiter le liquide pour la reproduire.

La solution aqueuse à 5 pour cent d'acide est très-énergique. Je propose de l'appeler *eau phéniquée saturée*. Elle coagule l'albumine. Elle est un violent poison pour les végétaux et les animaux inférieurs. Elle arrête et prévient les fermentations spontanées et par suite l'infection. En un mot, on retrouve dans cette solution, à un haut degré, les propriétés principales de l'acide phénique.

CHAPITRE II

ACTION DE L'ACIDE PHÉNIQUE SUR LES VÉGÉTAUX ET SUR LES ANIMAUX.

Les expériences assez nombreuses que j'ai faite sur les végétaux et sur les animaux, pour étudier le mode d'action du coaltar, m'ont ouvert un vaste champ d'étude. Les résultats que j'ai obtenus et que j'ai déjà fait connaître, mont convaincu que l'étude de l'acide phénique sur les êtres vivants à tous les degrés de l'échelle serait des plus intéressantes. La solution aqueuse de l'acide phénique étant aussi limpide que celle de l'eau, et cet acide pouvant l'abandonner à une douce chaleur, offre un avantage sur le coaltar pour cette étude. Je tenais à connaître son action physiologique sur les animaux. Les applications que je me proposais de faire à l'agriculture pour la destruction des petits animaux et végétaux nuisibles me conduisirent à étudier le degré de résistance que les différentes parties des végétaux pouvaient présenter à l'action de cet acide. Il fallait arriver à préciser la dose que l'on pouvait employer pour détruire les parasites, sans nuire au végétal ni à l'animal dont ils font leur pâture. Enfin, en étudiant l'action de cet acide sur les végétaux et sur les animaux à tous les degrés de l'échelle, je tenais à démontrer l'action puissante que cet acide exerce sur les phénomènes de la vie. Nous verrons que c'est la propriété la plus remarquable qu'il possède, et que la manifestation de la vie embryonnaire est impossible en présence de doses impondérables de cet acide.

J'ajouterai que cette étude me permettra de démontrer que les ferments sont des êtres vivants.

Végétaux.— Graines.— Germination. — J'ai communiqué à l'Académie des sciences, le 22 octobre 1860, des expériences que j'ai faites avec le coaltar sur la germination. Il résulte de ces expériences que les graines ne germent pas dans la terre contenant 2 à 3 pour cent de goudron de houille, avec l'aide d'un arrosage convenable et une température de 20 à 25° centigrades. Ce premier fait démontré, j'en fis connaître un autre très-intéressant, c'est que le coaltar ne tue pas la graine, puisque plusieurs de celles-ci qui avaient séjourné pendant quarante jours dans cette terre coaltarée, mais sans avoir été arrosées, ont très-bien germé et végété dans de bonne terre, après avoir été lavées dans de l'eau tiède additionnée d'une petite quantité de carbonate de soude. J'ai fait remarquer dans mon mémoire que les résultats de ces expériences donnent lieu à une question d'autant plus importante que ces graines, qui ne germent pas en présence du coaltar, n'ont en aucune façon perdu leur faculté germinative. Elle n'a donc pas été détruite par le goudron. Pourquoi donc ne germent-elles pas en présence de cette substance? Serait-ce qu'elle rend impossible ou plus difficile l'action de l'oxygène sur la graine, ainsi que M. Chevreul l'a observé relativement au phosphore en présence de la vapeur d'essence de térébenthine? Serait-ce que le coaltar empêche le développement d'infusoires spéciaux à la présence desquels serait nécessairement liée l'impulsion des mouvements moléculaires qui sont le principe du développement de la graine? Tel est le raisonnement que j'ai soumis à l'appréciation de l'Académie. Je penchai pour la seconde hypothèse, bien que je n'aie pas vu d'une manière indubitable ces infusoires. J'invoquai à l'appui les expériences que je fis pour prévenir les fermentations spontanées, qui me paraissent être des phénomènes du même ordre. Enfin j'invoquai les faits extraordinaires de graines qui ont germé très-longtemps après leur récolte.

Tous ces faits et ces raisonnements me firent supposer que la graine, bien que fécondée, ne peut se développer par elle-même. Elle serait en quelque sorte le nourrisson des infusoires.

En étudiant les propriétés de l'acide phénique, j'ai dû répéter ces expériences si intéressantes. Je tenais à constater son action sur la germination. Sa volatilité et sa solubilité dans l'eau simplifie beaucoup l'expérience. Avec lui on peut soumettre la graine à son action et le faire disparaître avec la plus grande facilité. Il suffit de laver les graines dans un courant d'eau froide et de l'exposer ensuite à l'air pour enlever l'acide qu'elle a absorbé.

EXPÉRIENCES.

A. Des lentilles, des haricots, de l'orge et de l'avoine [1] qui avaient séjourné pendant cinq jours dans des éponges imbibées d'eau phéniquée au centième ont été retirés et lavés à grande eau. En cet état, je les replaçai dans d'autres éponges imbibées d'eau de fontaine. Elles n'ont pas germé.

B. Ces mêmes graines ayant séjourné pendant vingt-trois jours dans des éponges imbibées d'eau phéniquée au centième, en vase clos, ont été retirées et abandonnées à l'air libre pendant cinquante-trois jours. Elles n'ont pas été lavées. Ces graines se sont bien conservées. Les haricots étaient ridés et les len-

---

[1] Pour être certain d'avoir de bonnes graines, je les choisis avec soin. De plus, je les sonmets à l'épreuve de l'eau bien connue des agriculteurs. Je ne prends que celles qui vont au fond de ce liquide. Enfin chaque expérience a pour contrôle une expérience comparative.

tilles avaient acquis une coloration brune prononcée. Elles n'offraient plus ni l'odeur ni la saveur de l'acide phénique. Je les plaçai dans de bonne terre et les arrosai avec soin. Elles n'ont pas germé. L'eau phéniquée au centième détruit donc la faculté germinative de la graine. Je pense que ce résultat est dû à la combinaison qu'il forme avec tous les tissus.

C. De l'orge, de l'avoine, des haricots et des lentilles ont été immergés dans de l'eau contenant deux millièmes d'acide phénique. Après un, deux et trois jours de séjour dans ce liquide, les graines ont été lavées avec soin et exposées à l'air pendant trois jours pour que l'acide phénique pùt se volatiliser. Alors je les plaçai dans des éponges imprégnées d'eau de fontaine. Toutes ont germé, mais les germes ont apparu vingt-quatre heures plus tard que ceux des graines de même espèce qui n'avaient pas subi l'action de l'acide phénique.

D. De l'orge, de l'avoine, des haricots et des lentilles ont été placés dans des éponges imbibées d'eau phéniquée au millième dans des vases hermétiquement bouchés et contenant une grande quantité d'eau. La germination n'a pas eu lieu. Je dois dire que cette expérience a été faite au mois de novembre dans une chambre dont la température a varié de 11 à 13 degrés centigrades.

E. Dans une autre expérience disposée de la même

manière, avec cette seule différence que le vase était ouvert, ce qui permettait la volatilisation de l'acide phénique et l'entrée de l'air extérieur, la germination a été retardée de plusieurs jours; mais elle s'est effectuée et la végétation a suivi son cours habituel.

F. **De** l'orge, de l'avoine, des lentilles et des haricots qui avaient séjourné pendant cinq jours dans de l'eau phéniquée au millième, en vases hermétiquement bouchés, ont été lavés avec soin dans l'eau pure. Après cette lotion je les abandonnai pendant trois jours à l'air libre. En cet état, je les plaçai dans des fragments d'éponges humectés avec de l'eau de fontaine dans une chambre dont la température à varié de 18 à 20 degrés centigrades. Des expériences comparatives furent faites avec des graines de même espèce qui n'avaient pas subi l'action de l'acide phénique. Il n'y eut pas de différence sensible dans les unes ni dans les autres pour l'époque d'apparition des germes. Au bout de quarante-huit heures, on reconnaissait dans l'orge et l'avoine un commencement de germination. Toutes ces graines ont donné des tiges verdoyantes comme dans les conditions ordinaires. Il résulte de ces expériences que les graines ne germent pas si l'eau indispensable à leur végétation contient un ou deux millièmes d'acide phénique. On pourrait croire *a priori* que ce résultat est dû à la mort de l'embryon. On vient de voir qu'il n'en n'est rien, puisque des graines qui avaient été immergées pendant trois jours dans l'eau contenant deux millièmes d'eau phéniquée, et d'autres qui avaient été immergées pendant cinq jours dans ce même liquide qui en contenait un millième, ont toutes germé et végété lorsque après cette opération préalable elles ont été placées dans les conditions favorables à la germination. On ne saurait méconnaître que le long séjour de ces graines dans ces deux liquides aurait été plus que suffisant pour les tuer, si c'était de cette manière que l'acide phénique agit. Puisque ce n'est pas en tuant l'embryon que cet acide agit, quel est donc son rôle? Avant de le faire connaître, faisons remarquer que ces expériences telles que je viens de les rapporter sont très intéressantes pour la physiologie végétale. Je ne connais pas de substance qui empêche la germination sous les influences suivantes : air, eau, lumière et température ambiante de 12 à 36 degrés centigrades[1], et qui permette ensuite à la graine de germer et de végéter. A quoi attribuer ce résultat remarquable? c'est ce que je vais maintenant rechercher.

[1] Ce sont les deux températures extrêmes qui ont été constatées dans mes expériences, que j'ai répétées à dessein à différentes époques de l'année. La température élevée rend le résultat plus difficile à obtenir avec l'eau au millième. Cela tient à ce qu'à 36 degrés les infusoires se développent avec la plus grande facilité et à ce qu'il est difficile d'empêcher un peu d'acide phénique de se volatiliser. Mais en employant deux millièmes d'acide, l'expérience réussit très-bien.

Nous verrons plus loin (action de l'acide phénique sur les ferments) que les fermentations spontanées n'ont pas lieu en vases clos en présence d'un millième d'acide phénique, et que si le vase est en communication directe avec l'atmosphère, ce qui permet la volatilisation de l'acide, la fermentation est seulement retardée. Bientôt elle commence et se poursuit comme dans les conditions ordinaires. Nous venons de voir qu'il en est de même pour la germination. Nous démontrerons plus loin que les ferments qui provoquent les fermentations spontanées sont des infusoires. Je vais démontrer que ce sont ces petits êtres qui provoquent la germination.

Démonstration que les infusoires sont indispensables à la germination. — Examinons d'abord la germination dans les conditions ordinaires. Lorsqu'on place des haricots, des pois, des lentilles, de l'orge ou de l'avoine sur des fragments de porcelaine ou d'éponge humides, et que l'on observe chaque jour au microscope ce qui se passe, voici ce que l'on constate : Au bout de vingt heures, à une température de 30 degrés centigrades, on observe de nombreux *bacterium termo* et *punctum* dans le liquide et sur le testa. A ce moment de l'expérience la graine et son embryon sont encore durs et cornés. La vie ne s'y révèle pas encore. Au bout de quarante-huit heures on y trouve, indépendamment des bacterium, des vibrions lineole et rugule [1] et des monas lens. La graine se ramollit. A ce moment, si on l'ouvre avec soin, on trouve sur son endosperme et sur l'amande un grand nombre des infusoires que je viens de nommer. Alors l'embryon commence à ressusciter. La radicule se gonfle, et bientôt tous les phénomènes de son développement suivent leur cours. J'ai suivi l'expérience pendant quinze jours en entretenant le sol humide. D'autres infusoires sont apparus. J'ai constaté la présence des amibes et celle de plusieurs espèces de monadiens. Au moment où j'ai cessé l'examen, une tige de haricot avait trente centimètres de haut. A aucune époque de la végétation je n'ai trouvé d'infusoire dans les tissus du végétal. Ces faits étant bien constatés, je me suis demandé si ces petits êtres n'auraient pas été apportés par les fragments de porcelaine, les éponges ou l'eau de fontaine. Pour juger ce point de la question, je chauffai au rouge pendant deux heures les mêmes fragments de porcelaine. Après leur refroidissement, j'y plaçai les mêmes graines et j'arrosai les fragments avec de l'eau distillée préparée dans le laboratoire de M. Chevreul. J'ai constaté la présence des mêmes infusoires en aussi grand nombre dans le liquide et dans la graine aux mêmes heures que dans l'expérience précédente. Ce n'est donc pas

---

[1] J'ai trouvé plusieurs fois sur l'endosperme de l'orge des vibrions avant la germination.

aux fragments de porcelaine, ni aux éponges, ni à l'eau qu'il faut attribuer leur présence. La graine seule a pu fournir en si peu de temps tous les infusoires sus nommés. Enfin il me restait encore un examen à faire, c'était de rechercher les infusoires dans les graines qui ne germaient pas en présence d'un ou de deux millièmes d'acide phénique. Cette recherche a été négative. Là où il n'y avait pas de germination il n'y avait pas d'infusoires, tandis que dans les graines qui avaient été soumises pendant trois ou cinq jours à l'action de l'eau phéniquée et qui germaient ensuite, la germination était précédée du développement des infusoires dont je viens de parler. Ainsi, quelle que soit la manière d'opérer, les infusoires précèdent la germination, et lorsque ce phénomène n'a pas lieu en présence de l'acide phénique, il ne s'en développe pas. Si au contraire la dose de cet acide n'est pas assez forte pour les tuer ou pour empêcher leur développement, ils apparaissent, et avec eux la germination se manifeste. Il me semble que rien ne manque à la démonstration.

Mucédinées (moisissures). — Les mucédinées sont rapidement détruites par l'acide phénique. L'air chargé d'une petite quantité de cet acide suffit pour produire cet effet.

Leurs spores ne végètent pas sur des matières organiques qui contiennent un millième de cet acide.

On peut s'assurer de cette action par des expériences bien simples.

Il suffit d'abandonner dans un grand bocal en communication directe avec l'air atmosphérique un morceau de chair musculaire. Celle-ci s'altère, se couvre
de moisissures, et l'air du bocal devient infect. Si
dans cet état on fait tomber par gouttes, au fond du
vase, une petite quantité d'acide phénique sans toucher
aux moisissures, celles-ci ne tardent pas à s'affaisser
et à se dessécher. En même temps la mauvaise odeur
disparaît.

Si l'on enlève avec précaution un gâteau de moisissures développé sur un suc d'herbes et qu'on le place
sur du suc frais de la même plante contenant un millième d'acide phénique en vase clos, les moisissures
meurent, tandis que, placées sur le même suc ne contenant pas d'acide phénique, elles continuent à se développer.

Enfin si, recueillant les spores de ces mucédinées,
on les répand à la surface d'un suc d'herbes contenant
un millième d'acide phénique pur, il ne se développe
pas de moisissures; mais si l'ensemencement se fait
sur du suc d'herbes pur, elles se développent rapidement.

Lorsque j'étudierai l'action de l'acide phénique sur
les ferments, je reviendrai sur ces faits.

Végétaux herbacés et arbustes.— L'acide phénique

pur tue instantanément les spongioles, les tiges, les feuilles et leurs pétioles, les fleurs et leurs pédoncules, et même les fruits. Si l'on met à nu avec précaution les spongioles d'une plante vivace ou d'un arbrisseau et qu'on les arrose avec de l'acide phénique ou des phénates dissous et concentrés dans l'eau, ces végétaux meurent rapidement.

L'eau contenant un millième d'acide phénique cristallisé ne fait mourir aucune des parties des végétaux que je viens de mentionner. Mais si l'eau contient un demi pour cent d'acide, un grand nombre de fleurs meurent lorsqu'elles ont été imprégnées de cette solution. Les feuilles en général résistent à l'action de ce dernier liquide [1].

L'eau phéniquée au centième, et à plus forte raison l'eau contenant cinq pour cent d'acide (*eau phéniquée saturée*) tue les feuilles, les fleurs et le raisin.

Les parties des végétaux qui sont tuées par cet acide se dessèchent rapidement et se conservent long-temps sans altération à l'air libre.

Ces expériences, qui paraîtront peut-être plus amusantes qu'utiles, sont très-importantes, comme nous le verrons plus tard pour les applications de l'acide

---

[1] Il y a des feuilles sur lesquelles l'eau n'adhère que difficilement. Il serait possible dans ce cas que l'on soit trompé sur cette action. Mais si l'on prend des précautions pour les imprégner de cette eau, elles ne résistent pas.

phénique. C'est pour mesurer l'action de cet acide que je les ai entrepris :

Action de L'ACIDE PHÉNIQUE *sur les animaux.*

J'ai étudié l'action de l'acide phénique sur les microzoaires et sur un grand nombre d'autres animaux appartenant aux quatre grandes divisions de Cuvier. Je vais successivement faire connaître les expériences que j'ai faites, puis je les interpréterai.

Zoophytes. — *Microzoaires* ou *protozoaires.* — J'ai constaté qu'une quantité impondérable d'acide phénique suffit pour faire mourir les microzoaires suivants :

Spermatozoïdes.	Amibes.	Rotifères.
Bacterium.	Monadiens.	Vorticelle.
Vibrions.	Eugléniens.	
Spirillum	Parameciens,	

Dans plusieurs expériences, j'ai constaté qu'une lame de verre que l'on a plongée dans de l'eau saturée d'acide phénique, puis essuyée, retient assez de cet acide pour les faire mourir ou les rendre immobiles [1].

Si dans un liquide animal putrefié contenant en quantité des bacterium, des vibrions et des monadiens, on ajoute un millième d'acide phénique, tous

[1] On obtient le même résultat avec de la benzine rectifiée.

ces petits êtres meurent rapidement, la fermentation putride s'arrête, et si le vase est en communication avec l'air atmosphérique, la désinfection en est la conséquence. Par les grandes chaleurs le résultat est difficile à obtenir. Dans mes expériences sur les ferments je reviendrai sur ce fait.

Ascarides lombricoïdes. — Ces petits animaux meurent rapidement dans de l'eau contenant un demi pour cent d'acide phénique.

Lombrics terrestres. — Je pris dans la terre une vingtaine de ces vers de diverses dimensions. Les plus petits étaient longs de trois à quatre centimètres et les plus grands en avaient vingt environ. Je répandis au fond d'un grand pot une vingtaine de gouttes d'acide phénique pur. Je couvris ce vase avec de la mousseline sur laquelle je plaçai tous ces lombrics. Ils se trouvaient à quinze centimètres de distance de l'acide. Ce n'était donc que ses émanations mêlées avec une assez grande quantité d'air qui pouvaient les atteindre. J'ajouterai que l'expérience se faisait dans un grand jardin à la campagne. En moins d'une minute, ces lombrics prirent une teinte violacée très-foncée, leur peau se rida et leurs mouvements, d'abord précipités, se ralentirent. Cinq minutes après, ils étaient tous morts. Deux de ces vers que j'avais séparés des premiers une minute après les avoir soumis aux émanations de l'acide phénique sont morts aussi rapidement que ceux qui étaient restés exposés aux émanations de l'acide phénique.

Cette expérience me paraît démontrer qu'une minute d'action de l'air chargé de vapeur d'acide phénique suffit pour faire mourir ces animaux [1].

Articulés:

Sangsues.	Cousin.	Grillon.
Lombrics.	Puces.	Altise et sa larve.
Cloportes.	Pucerons.	Coccinelles.
Sarcopte de la gale.	Punaises.	Capricorne.
Araignées.	{ Fourmis et	Cantharides.
Myriapodes.	{ leurs œufs.	Bousier.
Morpions.	{ Papillons.	Hanneton et sa larve
Poux.	{ œufs et chenilles.	Carabe doré.
Mouche commune.	Criquets.	Perce-oreilles.

Mollusques.

Escargots.	Grande limace grise.
Petite limace grise.	Limaces rouges.

Vertébrés.

Poissons.	Mammifères. { Souris.
Grenouilles.	{ Chiens.
Salamandres aquatiques.	{ Cheval.
	{ Homme.

[1] Cette expérience a été faite pour démontrer aux vétérinaires qu'il serait possible de combattre, peut-être efficacement, les affections vermineuses des voies respiratoires avec cet acide. Tous les médecins qui se sont occupés de pathologie comparée savent combien sont grands les ravages occasionnés par le *strongylus micrurus* et d'autres vers qui apparaissent par épizooties. Jusqu'à présent on n'a pas encore trouvé de remède efficace pour les combattre. Il est donc rationnel d'essayer cet acide.

4.

Tous ces animaux, excepté ceux qui appartiennent à la classe des mammifères, sont rapidement tués par une petite quantité de cet acide.

Les œufs de fourmis, de perce-oreilles, et ceux de plusieurs espèces de papillons meurent si on les arrose une seule fois avec de l'eau contenant un demi pour cent d'acide phénique.

Les larves des papillons et du hanneton (chenilles, mans) et d'autres meurent en quelques minutes si on les arrose avec de l'eau saturée d'acide phénique (5 pour cent). Leur mort est moins prompte si l'eau ne contient qu'un pour cent d'acide.

Tous les animaux appartenant aux articulés, excepté les sangsues et les lombrics qui figurent sur la liste précédente, ont été placés dans des boîtes en carton percées de nombreux trous d'épingles sur toutes leurs faces, et dont l'intérieur avait été complétement enduit d'acide phénique. Le carton offre un avantage pour ces expériences : l'acide phénique le pénètre et sa surface graisse à peine le doigt qui le parcourt. Il n'y a donc pas d'action directe sur les téguments de l'animal. C'est par les organes respiratoires qu'il agit. Tous ces animaux meurent rapidement dans ces conditions. Quelques-uns, comme les pucerons, les charançons, les fourmis et les punaises, meurent en une minute. D'autres, comme le hanneton, la cantharide, résistent plus longtemps ; pas un n'a vécu dans ces boîtes plus de dix minutes.

Si l'on plonge un insecte dans de l'eau contenant un millième d'acide phénique et qu'on le retire aussitôt, l'animal paraît engourdi et comme paralysé. Mais si en cet état on le laisse à l'air libre, il se ranime peu à peu et revient à la santé. Cette action de faibles doses pourra être utilisée pour leur étude. Les mollusques indiqués dans la liste précédente meurent s'ils subissent pendant une minute l'action de l'eau phéniquée au millième.

Les poissons, les grenouilles, les têtards, les larves de salamandres aquatiques et les sangsues meurent en quelques instants dans de l'eau contenant cinq pour cent d'acide phénique. Ils meurent aussi, mais plus lentement, dans l'eau phénique au millième.

Les membres antérieurs des grenouilles se paralysent les premiers, et peu à peu ces animaux deviennent immobiles. Si en ce dernier état on les retire du liquide toxique et qu'on les place à l'air, après quelques instants les contractions du cœur, qui étaient suspendues, reviennent, mais à des distances éloignées. Il semble qu'en perdant de l'acide phénique par évaporation la vie se ranime. En cet état, l'animal peut languir pendant une heure, mais la mort arrive fatalement. La sensibilité est considérablement affaiblie dès les premiers moments de l'action de l'acide, tandis que la contraction musculaire persiste. Si l'on met le cœur de la grenouille à découvert, on constate que la suspension des battements a lieu pendant la diastole. MM. les docteurs Vulpian et Phélipeaux ont constaté avec moi, au Muséum, ces derniers faits.

Mammifères. — J'ai étudié l'action de cet acide sur des souris, le cochon d'inde, des chiens, sur le cheval, et aussi sur l'homme.

Applications externes. — *Action sur la peau.* — Si l'on applique de l'acide phénique pur sur la peau rosée d'un cochon d'inde, à l'aide d'un pinceau, elle devient d'un blanc laiteux en quelques instants. Peu à peu cette coloration disparaît ; l'épiderme se ride, se sèche, et la teinte laiteuse est remplacée par une coloration brune qui persiste pendant assez longtemps.

Sur la peau de l'homme on observe les phénomènes suivants :

Immédiatement après l'application d'une couche mince de cet acide, on ressent une cuisson assez vive qui dure environ une heure. L'épiderme se ride, puis, en même temps, on aperçoit la formation d'un corps blanc qui s'étend à toute la partie occupée par l'acide. On suit sa formation avec facilité. Cette coloration blanche me paraît résulter de l'action de l'acide phénique sur l'albumine du corps muqueux ; elle disparaît peu à peu et est remplacée rapidement par une congestion qui persiste une vingtaine de jours.

Cette congestion offre tous les caractères d'une inflammation intense (rougeur, chaleur, gonflement). Si l'on déchire un peu de l'épiderme qui paraît soulevé comme dans la vésication par l'ammoniaque, il ne s'écoule point de sérosité. Cette différence me paraît résulter de la coagulation de l'albumine. L'épiderme se détache peu à peu, et lorsque son exfoliation est complète, une tache brune, plus ou moins foncée, suivant les sujets, témoigne pendant assez longtemps de l'action énergique de cet acide.

Dans les essais assez nombreux que j'ai faits sur mes bras et sur ceux de plusieurs de mes amis, les mêmes résultats ont été observés. La durée de la cuisson n'a jamais dépassé une heure. La rougeur de la peau a persisté pendant une vingtaine de jours, et jamais d'inflammation ne s'est développée après son application. Cependant, d'après tous les caractères que je viens de donner, on ne peut méconnaître que l'acide phénique peut produire sur la peau une veritable brûlure au second degré. Nous avons vu que je considère le pus comme un produit de sécrétion et de fermentation.

L'acide phénique empêche toutes les fermentations spontanées. Serait-ce à cette action qu'il faut attribuer l'arrêt de l'inflammation ? Quoi qu'il en soit, cette action me paraît précieuse à connaître. Je reviendrai sur ce sujet dans les applications de cet acide comme rubéfiant.

J'ai aussi étudié sur la peau l'action de l'acide phénique mélangé avec parties égales des substances suivantes : alcool, éther, glycérine, huiles fixes, graisse de porc et acide acétique à huit degrés.

Le mélange avec l'alcool atténue un peu l'action de l'acide. Mais comme rubéfiant ce mélange (parties égales) me paraît être la préparation la plus convenable à employer. En effet, l'acide pur est cristallisé. Il faut le soumettre à une douce chaleur pour le liquéfier, afin de rendre son application plus facile; son mélange avec parties égales d'alcool le maintient à l'état liquide. C'est un avantage auquel il faut encore ajouter les suivants : la cuisson est moins vive, et la rubéfaction est à peu près la même qu'avec l'acide pur. Enfin il ne laisse pas de traces de son action sur la peau. Je porte des macules sur les bras qui ont été produites il y a deux ans par l'acide pur; tandis que les points qui ont été touchés avec le mélange dont je viens de parler n'ont conservé que très-peu de temps les faibles traces de son action. Ce résultat est important à connaître pour les praticiens, parce qu'ils pourront éviter de tatouer leurs malades.

La glycérine et les huiles fixes annulent presque complétement cette action rubéfiante. Il en est de même pour l'éther qui, en se volatilisant rapidement, entraîne une grande partie de l'acide phénique.

Le mélange avec parties égales de graisse détermine seulement une légère rubéfaction. Enfin celui fait avec parties égales d'acide acétique, au contraire, augmente la douleur et l'action sur la peau. Connaissant l'action qu'exerce l'acide acétique sur l'épiderme et sur le derme, ce résultat n'a rien de surprenant. Mais j'étais loin de m'attendre à l'influence de la glycérine, des huiles fixes et de la graisse, surtout dans les proportions (parties égales) où ces substances ont été employées. Je ne doute pas que dans ces cas il y eût une combinaison, parce que de l'huile d'olive contenant cinq pour cent de cet acide n'a pas empêché la putréfaction de la viande. Au bout de trois jours d'imprégnation de ce mélange, les asticots l'ont envahie. Les résultats différents que j'ai obtenus prouvent combien il faut tenir compte des excipients les plus simples en apparence dans l'art de formuler.

Action de l'acide phénique sur les membranes muqueuses. — D'après ce que je viens de dire de l'action de l'acide phénique sur la peau, on prévoit quelle peut être celle qu'il exerce sur les membranes muqueuses. Cuisson vive, racornissement de l'épithélium, coloration laiteuse, tels sont les phénomènes que l'on observe après l'application de l'acide pur. La cuisson ne dure pas aussi longtemps que sur la peau, surtout sur celles qui sont le siége d'une abondante sécrétion. Cela tient sans doute à l'élimination de l'acide et à l'atténuation de son action qui résulte de son mélange avec le liquide sécrété. L'épithélium revient assez vite à l'état normal.

Introduction de l'acide phénique par les voies respiratoires. — *Souris.* — Quatre souris ont été placées dans deux boîtes en bois de vingt centimètres carrés, percées de petits trous sur toutes leurs faces et enduites complétement à l'intérieur d'acide phénique. Une petite provision d'aliments fut introduite dans les boîtes en même temps que ces animaux. Quatre jours après, elles étaient bien vivantes et ne paraissaient point avoir souffert des émanations de cet acide.

Cheval de moyenne taille. — Grâce à la bienveillance de M. L. Krafft, directeur de l'abattoir municipal, il m'a été permis de faire deux expérience sur des chevaux destinés à être abattus. Mon ami M. Gratiolet était présent. Il a aussi assisté à un grand nombre de mes expériences, m'a aidé de ses conseils et a constaté avec moi bien des fois leurs résultats.

Trente grammes d'acide phénique pur ont été répandus sur une poignée d'étoupe et renfermés dans un sac de toile, dans lequel a été emprisonné le museau du cheval. Cet animal a respiré de la sorte de l'air chargé d'acide phénique dont la volatilisation était accélérée par un soleil très-chaud. L'expérience se faisait dans une grande cour en plein soleil. Elle a duré une heure trente minutes. L'animal, pendant ce temps, n'a paru éprouver aucune sorte d'incommodité ; ni les yeux, ni les oreilles, ni le thorax n'étaient le siége de mouvements indiquant une angoisse quelconque. Au terme de l'expérience, c'est-à-dire au bout d'une heure trente minutes, l'animal paraissait être dans un état de santé parfait.

Ces expériences prouvent que les animaux supérieurs peuvent respirer pendant longtemps sans danger les émanations d'acide phénique. Les ouvriers qui préparent l'acide phénique ne sont pas incommodés par ses émanations.

Depuis environ quatre ans que je fais des expériences avec le coaltar et ses composants, je n'ai jamais été incommodé par leurs émanations. Je dirai plus : ma santé n'a jamais été aussi bonne. Est-ce une coïncidence? Est-ce dû à l'effet de leurs émanations? Je ne conclus pas. Je constate le fait. Toutefois je dois dire qu'ayant respiré plusieurs fois à dessein, pendant environ dix minutes, les émanations de l'acide phénique j'éprouvai de la sécheresse à la gorge et jusque dans le larynx ; ma tête était un peu lourde, mais ces effets se dissipaient promptement.

J'ai fait respirer à des phthisiques au troisième degré, jusqu'à quatre fois par jour, pendant cinq mi-minutes chaque fois, de l'air d'un bocal au fond duquel étaient placées une vingtaine de gouttes d'acide phénique. Les malades trouvaient que cet agent produisait la sensation de sécheresse de la gorge et du larynx dont je viens de parler. L'odeur des crachats était modifiée et leur quantité un peu diminuée, mais aucun ne m'a accusé d'autres symptômes. Nous verrons plus loin ces émanations exercer une action désinfectante sur l'humeur sécrétée dans le cas d'ozène.

Emploi à l'intérieur. — J'ai étudié l'action de l'acide phénique à l'intérieur sur des chiens, sur un cheval et sur l'homme.

Chiens.—J'ai administré cet acide à dix chiens. De son côté, M. Gratiolet en a fait prendre à deux autres pour démontrer son action remarquable à plusieurs de ses amis. Les résultats de ces douze expériences ont toujours été à peu près les mêmes. Les doses qui ont été administrées à ces animaux ont varié depuis un gramme jusqu'à deux grammes suivant le volume du chien. De plus, cet acide a été administré sous diverses formes qui ont modifié son mode d'action.

Ces formes ont été les suivantes :

1° En solution dans l'eau ;

2° Pur, enveloppé dans des capsules gélatinense ;

3° En bols préparés avec de la farine de blé ;

4° Enfin, mélangé dans du fromage d'Italie.

A. *En solution dans l'eau.* — L'eau pouvant dissoudre cinq pour cent d'acide cristallisé, je n'ai pris que juste la quantité de ce véhicule nécessaire pour sa dissolution. Ainsi un gramme d'acide était dissous dans vingt grammes d'eau ; quinze décigrammes dans trente grammes, et deux grammes dans quarante grammes. C'était donc toujours des dissolutions saturées qui étaient employées.

Voici les symptômes qu'ont présentés les chiens qui ont pris ces solutions. Une à deux minutes après l'ingestion, les chiens tombent sur le flanc en proie à une violente agitation ; de la salive s'écoule en abondance, presque tous ont toussé. Les muscles de la poitrine, de l'abdomen et des membres sont agités convulsivement. La sensibilité tégumentaire est conservée, mais à un faible degré ; celle de la conjonctive et de la cornée est abolie. Dans une expérience que j'ai faite au Muséum, grâce à la bienveillance de M. Flourens, avec MM. les docteurs Vulpian et Phélipeaux, ses aides naturalistes, la sensibilité était complétement abolie. Il est vrai que ce chien avait pris trois grammes environ d'acide dissous dans l'eau. Le nerf sciatique fut mis à découvert et saisi avec une pince sans que l'animal sentît cette pression si douloureuse à l'état normal. Ces animaux n'ont point vomi ; ils n'ont pas eu non plus d'évacuation d'urine ni de matières. Tous ont rendu de l'acide phénique par l'expiration.

Lorsque l'angoisse est un peu apaisée, ces animaux essaient de se relever ; mais les membres sont paralysés, puis ils se meuvent peu à peu. Chez les uns, c'est le train de devant qui est revenu le premier; tandis que chez d'autres c'est le train de derrière. Vingt à trente minutes suffisent pour que ces symptômes formidables se dissipent en grande partie. Alors les chiens se relèvent, se promènent en chancelant, et vingt-quatre heures après ils mangent et ne paraissent plus rien éprouver. Toutefois, le chien de M. Flourens, qui a pris environ trois grammes d'acide phénique, a succombé trois jours après à une pneumonie. Cet animal nous a donné beaucoup de peine pour l'ingestion de l'acide. La solution a été versée dans le pharynx pour le forcer à l'avaler. Il y a eu un peu d'acide perdu à la première ingestion; ne voyant pas les symptômes ordinaires se produire, j'administrai une nouvelle dose d'acide qui produisit les effets que j'ai rapportés.

M. le docteur Vulpian a bien voulu faire l'autopsie de cet animal. L'examen nécroscopique a été fait avec le plus grand soin. Il n'a pas trouvé d'ulcération ni de rougeur extraordinaire dans l'estomac, ni dans l'intestin.

Le foie, la rate et les reins n'offraient absolument rien d'anormal.

Les organes respiratoires présentaient les lésions suivantes :

La trachée et les bronches étaient le siége d'une inflammation purulente avec pseudo-membranes.

Les poumons présentaient des noyaux disséminés de pneumonie.

Réflexions. — Les lésions que présentaient les organes respiratoires étaient-elles le résultat d'une intoxication? Doit-on les attribuer à la pénétration de l'acide dans les bronches au moment de l'ingestion, ou bien ce chien était-il malade à notre insu?

L'élimination la plus puissante de l'acide phénique se fait par les voies respiratoires. Il n'y aurait donc rien d'extraordinaire si cet acide y provoquait des désordres. Mais je ferai remarquer que ce chien est le seul sur douze qui ait présenté ces lésions. Tous les autres, après avoir présenté les symptômes formidables que j'ai rapportés, sont rapidement revenus à la santé. D'un autre côté, toutes les applications de cet acide concentré, qui ont été faites sur les téguments et sur des plaies graves, n'ont pas provoqué d'inflammation suppurative. Bien plus, quand l'inflammation existait, loin d'être augmentée, elle a été puissamment modifiée et même arrêtée. Tous ces faits me font penser que l'animal était malade avant l'expérience [1].

Si nous avions fait pénétrer de l'acide dans le larynx, l'animal en aurait beaucoup souffert et nous en aurions été avertis par les symptômes qu'il aurait présentés.

[1] Les chiens qui servent aux expériences au muséum proviennent de la fourrière. On ne les connaît pas.

Les symptômes que provoque l'acide phénique étant bien reconnus, il fallait faire plus, c'était de constater les lésions organiques qui les provoquent au moment où ils présentent leur plus grande intensité. Pour cela, un chien fut sacrifié dix minutes après l'ingestion de l'acide. C'est en effet dans le premier quart d'heure que l'action est la plus énergique.

Pour juger l'action d'un médicament sur un animal que l'on sacrifie, le procédé que l'on emploie pour le faire mourir peut induire en erreur sur l'état des organes. Avec l'asphyxie ou la strangulation, nous aurions provoqué des lésions qui ne nous auraient pas permis de conclure. En les faisant mourir par hémorrhagie, on peut faire disparaître des congestions que le médicament aurait provoquées. Mais les symptômes principaux qu'ont présentés les animaux nous paraissant provenir d'une action sur le système nerveux, et, nous rappelant que chez ceux qui meurent d'hémorrhagie les vaisseaux du cerveau conservent leur sang, nous avons préféré ce genre de mort. L'aorte fut ouverte, et après un temps écoulé suffisant pour que le sang soit coagulé, nous commençâmes l'autopsie avec mon ami M. Gratiolet, et M. Bourrel [1], vétérinaire distingué de Paris.

---

[1] Je ne saurais assez remercier ce savant vétérinaire qui a mis à ma disposition un assez grand nombre de chiens pour faire mes expériences.

Elle donna les résultats suivants :

1° La muqueuse buccale offre un aspect laiteux (*Action de l'acide sur l'albumine*);

2° La muqueuse de tout le tube digestif ne présente pas de lésions appréciables;

3° Le foie, la rate et les reins, *idem;*

4° Le larynx, la trachée et les poumons ne présentent rien d'appréciable;

5° Le cerveau, qui a été enlevé avec le plus grand soin, présente les lésions suivantes :

Les vaisseaux de cet organe dans son ensemble sont manifestement congestionnés. Il y a de l'injection capillaire en avant, au coude de la racine des circonvolutions, sur les côtés, sur la circonvolution inférieure et sur celle qui l'enveloppe; enfin en arrière sur les quatre circonvolutions.

Les artères cérébelleuses sont congestionnées, mais la congestion la plus grande a lieu dans l'espace interpédonculaire, sur la protubérance, et par dessus tout sur le bulbe.

Le corps calleux est sain. La voûte, *idem.*

Le plexus choroïde est assez congestionné.

Les tubercules quadrijumeaux sont congestionnés à la périphérie.

Rien dans les ventricules.

La substance du cerveau est saine.

Moelle.— La moelle, sans présenter une congestion

égale à celle du cerveau, a les gros troncs de ses méninges au niveau du renflement cervical en particulier et au renflement lombaire manifestement congestionnés.

La substance de la moelle ne l'est pas.

Les muscles exhalaient une forte odeur d'acide phénique.

Le sang, examiné dans le cœur et dans les vaisseaux, n'était pas coagulé.

B. *Action de l'acide phénique pur administré dans des capsules gélatineuses.* — Deux grammes d'acide pur ont été administrés dans des capsules de Lehuby. Le chien parut souffrir, se promenait sans cesse, le train de derrière était moins fort que celui de devant, mais il ne tomba pas. Il ne se coucha pas non plus. Une demi-heure après l'ingestion il était beaucoup plus calme et plus solide sur les membres postérieurs. Deux heures après l'animal était tranquille. Dans la journée il prit des aliments. Le lendemain il jouait avec les autres chiens.

C. *Acide phénique converti en bols avec de la farine de blé.* — Trois chiens prirent l'acide sous cette forme. Ils ont été beaucoup moins impressionnés. Ils se promenaient sans cesse avec une démarche un peu chancelante. Ils toussèrent et rendirent beaucoup de salive. Peu à peu ils devinrent calmes, et dans la journée ils prirent des aliments.

D. *Acide phénique administré dans du fromage d'Italie.* — Trois chiens prirent chacun deux grammes d'acide phénique incorporés dans environ trente grammes de fromage d'Italie. Ces animaux mangent ce mélange avec avidité et ne présentent aucun des symptômes que je viens de rapporter. L'animal court, joue, comme s'il n'avait pas pris d'acide phénique.

MM. Bourel, Gratiolet, Phélipeaux et Vulpian, qui ont constaté l'action de l'acide phénique dissous dans l'eau, étaient étonnés de ce résultat.

Cheval de moyenne taille. — Cinquante grammes d'acide phénique pur ont été dissous dans un litre d'eau et introduits en cet état dans l'estomac de l'animal. Deux minutes après l'ingestion la pauvre bête est tombée sur le flanc gauche, foudroyée en quelque sorte. Alors il se livra à des mouvements désordonnés que je vais décrire.

1° Les oreilles sont fortement couchées et ramenées en arrière. Cette position est constante.

2° Les deux yeux à demi fermés s'ouvrent et se ferment alternativement d'une manière si rapide que les paupières semblent palpiter.

3° Les narines sont dilatées, frémissantes ; l'animal respire avec angoisse. Il jette en abondance (par ses narines) une écume sanguinolente.

4° Les lèvres sont écartées, bien que les mâchoires soient serrées, elles sont dans une agitation perma-

5.

nente semblable à un tremblement convulsif. La bouche ne rejette aucun liquide.

5° Le thorax exécute des mouvements rapides ; les côtes palpitent ; les muscles de l'abdomen sont en convulsion permanente.

6° Les membres antérieurs et postérieurs sont au début dans une agitation perpétuelle. Une heure après l'ingestion, des périodes de calme et d'agitation se succèdent.

7° Il n'y a aucune déjection, soit urineuse, soit fécale.

8° La sensibilité de la peau est conservée.

Il y avait deux heures que ces symptômes se prolongeaient. L'animal paraissait moins souffrir. Mais la nuit approchait. Il fut abattu pour en faire l'autopsie. Elle donna les résultats suivants :

1° Rien de notable dans la bouche.

2° Fosses nasales rouges.

3° Œsophage contracté et rouge à sa périphérie.

4° *Estomac.* Toute sa muqueuse est énormément congestionnée et épaissie ; il ne contient plus de liquide.

5° *Intestin grêle.* Plein de mucosités, grandes plaques congestionnées presque violettes, éparses dans sa continuité.

6° *Gros intestin.* Idem.

8° *Rectum.* Rosé, moins enflammé que le gros intestin.

9° *Trachée.* Rosée et même violacée.

9° *Poumons.* Tuberculeux par places. Ecchymosés en beaucoup de points, surtout du côté gauche, sur lequel l'animal était couché. Ces congestions sanguines ne coïncident pas avec les foyers tuberculeux.

Nous n'avons pas eu le temps d'examiner le cerveau.

Le sang examiné dans le cœur et dans les vaisseaux n'était pas coagulé.

ACTION SUR L'HOMME.

Un homme de vingt-quatre ans portait depuis plusieurs années un tœnia. Il usa, sans succès, d'un grand nombre de moyens.

L'action énergique qu'exerce l'acide phénique sur les animaux inférieurs, action que j'avais constatée sur un tœnia vivant que venait de rendre un chien chez M. Bourrel, me fit essayer de l'en débarrasser avec cet acide. J'agis avec une grande prudence. Un gramme seulement d'acide pur dissous dans un litre d'eau de fontaine fut pris par verre à vingt minutes de distance, le matin à jeun. Aucun effet appréciable n'en résulta. J'interrogeai le malade avec soin. Il me répondit qu'il n'avait absolument rien éprouvé. Il en a été de même pour son tœnia, que je lui ai fait rendre plus tard avec l'écorce de grenadier. J'ai rapporté cette expérience pour servir de guide à ceux qui voudraient faire l'essai de ce médicament sur l'homme. J'ai pris moi-même pendant huit jours un litre d'eau phéniquée au millième par jour, sans en être incommodé. Je ressentis seulement un peu de chaleur à l'estomac. Je dois dire que je suis depuis longtemps gastralgique. Cette eau, que je prenais à jeun et mélangée avec mon vin aux repas, me faisait rendre de l'acide phénique toute la journée par les voies respiratoires. Mon urine m'a paru aussi exhaler l'odeur de cet acide.

MODE D'ACTION DE L'ACIDE PHÉNIQUE SUR LES VÉGÉTAUX ET SUR LES ANIMAUX.

Un fait général remarquable qui ressort de mes expériences, c'est l'action toxique, énergique, que l'acide phénique exerce sur les végétaux et sur les animaux inférieurs.

Végétaux.—Lorsqu'on examine l'action de cet acide sur une feuille semi-transparente, on constate facilement qu'il coagule l'albumine, et que le parenchyme et l'épiderme se contractent. On constate aussi ces effets sur plusieurs des autres parties des végétaux dont j'ai parlé. Cette action permet d'expliquer pourquoi les microphytes et les microzoaires, dont les tissus sont si délicats, meurent si rapidement en sa présence.

Animaux.—Tous les animaux à peau nue et ceux qui vivent dans l'eau meurent plus rapidement que ceux dont la vie est aérienne et qui ont une enveloppe solide. Cette différence me paraît résulter de la puissance d'absorption qui est beaucoup plus grande chez les premiers que chez les derniers.

Lorsqu'on observe l'action de l'eau phéniquée saturée (5 p. %, d'acide) sur les poissons, les grenouilles, les têtards ou d'autres animaux à peau nue, on reconnaît que ce tégument se flétrit, sé resserre rapidement et devient laiteux. Ce dernier effet résulte de la coagulation de l'albumine. Les branchies des poissons et des larves de salamandres prennent aussi cette coloration blanche. J'ai dit précédemment que l'acide phénique coagule le sang.

La coagulation de l'albumine que j'observais me fit supposer que la mort de ces animaux pourrait bien être le résultat de la coagulation de leur sang. Pour vérifier cette hypothèse, j'examinai son action sur les branchies des larves de salamandres qui, comme on le sait, permettent de voir avec une grande facilité, à l'aide du microscope, la circulation du sang. M. Gratiolet, si habitué à toutes ces recherches, voulut bien constater avec moi les résultats de cette action. Nous reconnûmes que l'eau phéniquée saturée arrête brusquement la circulation, sans altérer ni la forme ni l'aspect des globules. Tout le changement consiste dans leur immobilité. Dans la coagulation du sang par les acides minéraux, les globules sont déformés. Ici rien de pareil. D'ailleurs, dans les autopsies des chiens et du cheval que j'ai rapportées, nous avons constaté que le sang n'était pas coagulé. Ce n'est donc pas de cette manière que l'acide phénique les fait mourir. L'action de l'acide phénique sur les globules du sang semble donner raison aux auteurs qui pensent que ces globules sont des êtres vivants. Si cette hypothèse est l'expression de la vérité, ce serait sur le principe même de la vie de ces globules que l'acide phénique agirait, puisqu'il n'y a de changé que leur immobilité. On peut aussi se demander si l'arrêt de la circulation n'est pas la conséquence de l'action de l'acide phénique sur la contractilité des vaisseaux.

Quoi qu'il en soit, l'acide phénique, en raison de son action énergique sur les organismes inférieurs, de la propriété qu'il possède d'empêcher, par de très-faibles doses, la manifestation de la vie dans les graines, dans les œufs, et, comme nous le verrons plus loin, dans les fermentations, peut être considéré comme le réactif propre à distinguer les phénomènes de la vie de ceux qui sont purement chimiques. Revenons à notre appréciation.

Les insectes qui ont été soumis à l'action de faibles doses paraissent asphyxiés. Ils sont immobiles. Puis peu à peu, sous l'influence de l'air, ils exécutent d'abord quelques mouvements avec difficulté et ne tardent pas à recouvrer toute leur agilité.

Les chiens sont aussi violemment impressionnés. Ils tombent comme foudroyés [1]; la sensibilité générale est considérablement diminuée, et elle était abolie sur le chien de M. Flourens, puis peu à peu, et rapidement, ils reviennent à l'état normal. Les congestions que nous avons constatées sur les centres nerveux rendent très-bien compte des effets observés. La disparition graduelle des symptômes me paraît tenir à la volatilisation de l'acide.

Il est probable que le cheval qui a été abattu, et dont j'ai fait l'autopsie, ne serait pas mort. Les expériences que j'ai faites sur les chiens permettent de le croire. Les congestions que nous avons observées dans ses organes se seraient probablement dissipées comme elles l'ont fait sur les chiens.

La chute presque instantanée des animaux qui ont pris l'acide phénique en dissolution dans l'eau me paraît tenir à une violente douleur gastrique et à la rapidité avec laquelle il est absorbé et porté sur les centres nerveux. C'est donc sur le système nerveux que l'acide phénique agit principalement. Il faut tenir compte de l'état de congestion constaté dans plusieurs

---

Nous avons vu qu'un à deux grammes d'acide dissous dans l'eau suffisent, selon le volume des chiens, pour obtenir ce résultat.

autres organes. Mais lorsqu'on voit les chiens revenir si rapidement à la santé, après avoir présenté des symptômes effrayants pour leur existence, les lésions de ces organes ne me paraissent pas jouer un rôle important.

L'acide phénique me paraît appelé à prendre place dans la matière médicale à côté de l'alcool et de l'éther.

Ces expériences donneront un nouvel appui à l'opinion des chimistes qui considèrent cet acide comme un alcool.

Influence qu'exerce le mode d'emploi de l'acide phénique sur son action. — Nous avons vu que les émanations de cet acide mélangées avec de l'air atmosphérique peuvent être respirées pendant longtemps sans danger par les mammifères. Ce fait était important à constater pour les applications nombreuses que j'ai déjà faites de cet acide et pour celles que je proposerai.

Nous avons vu que l'acide phénique pur introduit dans l'estomac dans des capsules gélatineuses ou converti en bols avec de la farine, produit des effets différents de celui qui est administré en dissolution dans l'eau. Cette différence est si grande que l'on ne croirait pas qu'il s'agit du même médicament ; mais lorsqu'on l'incorpore dans le fromage d'Italie, son action est complétement détruite, car les chiens ne changent rien à leurs habitudes après l'avoir pris. Ils jouent et mangent comme à l'état normal. A quelle cause attribuer ces différences? L'acide phénique pur se combine très-facilement avec les substances albuminoïdes et avec les tissus vivants ou morts. Nous avons vu aussi que son mélange avec les corps gras annule à peu près son action rubéfiante. Le fromage d'Italie contient une grande quantité de graisse. C'est à elle principalement et à la combinaison de l'acide avec la fibrine que l'on doit attribuer l'annulation de ses propriétés. Dans la préparation avec la farine de blé, il est vraisemblable qu'une partie de l'acide s'est combinée avec le gluten et que cette combinaison a modifié son mode d'action. Mais dans l'expérience où l'acide a été introduit pur dans l'estomac à l'aide de capsules gélatineuses, il n'y avait pas de combinaison. Cependant l'effet produit ne ressemble pas à celui qu'a déterminé l'acide dissous dans l'eau: Voici comment, je crois, on peut expliquer ces effets différents.

Il est incontestable que l'acide phénique pur se combine plus facilement que sa solution aqueuse avec les substances albuminoïdes et avec les membranes muqueuses. Mais c'est précisément celui qui a le plus d'énergie qui produit le moins d'effet. Ces différences me paraissent tenir à ce que la solution aqueuse est facilement et rapidement absorbée, tandis qu'il n'en est pas de même pour l'acide pur. Il est probable qu'aussitôt que cet acide touche la membrane muqueuse de l'estomac il provoque, comme sur la muqueuse buccale, une sécrétion abondante très-chargée d'albumine avec laquelle il se combine. Comme la combinaison est insoluble, de là des effets différents. Quoi qu'il en soit, ces résultats sont très-remarquables et bien dignes de fixer l'attention des médecins. Ils apprennent, comme je l'ai déjà dit, combien il faut tenir compte des excipients, même les plus simples, dans l'art de formuler.

CHAPITRE III

ACTION DE L'ACIDE PHÉNIQUE SUR LES FERMENTS, LES
VENINS, LES VIRUS ET LES MIASMES.

L'action de l'acide phénique sur les ferments, les
venins, les virus et les miasmes est si remarquable,
qu'elle peut servir à démontrer la nature de tous ces
agents. Aussi, après avoir mis en évidence cette action,
me suis-je attaché à faire cette démonstratton.

Pour traiter cette question avec méthode, voici
l'ordre que je suivrai pour son étude. J'examinerai
l'action de l'acide phénique :

1° Sur les ferments qui se produisent dans les matières que la vie a abandonnées (fermentations spontanées) ;

2° Sur les ferments qui se forment pendant la vie
(myrosine, synaptase, diastase, pectase, etc.) ;

3° Sur les venins, les virus et sur les miasmes.

Comme on le voit, pour cette étude, j'accepte la
question des ferments telle qu'elle est exposée dans
les ouvrages des chimistes ; mais je me réserve d'examiner si tous ces agents sont des ferments, quelle est
leur nature, et s'il existe des moyens de les distin-

guer. Les points qui intéressent ces questions qui ne seront pas traités dans ce chapitre le seront successivement dans la partie consacrée aux applications.

A. — *Action de l'acide phénique sur les ferments qui se forment dans les matières que la vie a abandonnées.* — On sait depuis longtemps que les matières végétales ou animales que la vie a abandonnées s'altèrent promptement au contact de l'air, dans de certaines conditions d'humidité et de température. On a donné à cette altération le nom de *fermentation* et à l'agent qui la provoque celui de *ferment.*

Aujourd'hui tout le monde est d'accord sur les phénomènes que présentent les fermentations spontanées ; ce n'est que sur la nature des ferments que les opinions diffèrent. C'est donc sur ce dernier point que je vais appeler l'attention.

Examinons d'abord les faits. Leur interprétation viendra ensuite. Un millième d'acide phénique suffit pour empêcher la formation des ferments qui provoquent les fermentations spontanées. Mais pour obtenir ce résultat et pour que l'effet soit durable avec cette faible proportion, il faut opérer en vases clos. Sans cette précaution, l'acide phénique se volatilise, malgré sa dissolution dans l'eau ; alors la matière, ayant perdu sa protection, se trouve ramenée aux conditions naturelles et fermente. J'ai constaté ces faits sur de l'urine, du moû de raisin, des sucs d'herbes, des dissolutions d'œufs, de la viande et sur des oiseaux entiers [1]. Je rapporterai seulement trois de ces expériences où l'action de l'acide phénique est mise en grande évidence ; les voici.

A. — Un œuf frais fut dissous dans deux cents grammes d'eau de fontaine. Cette dissolution fut placée dans un bocal à large ouverture, d'un litre de capacité, dont tout l'intérieur avait été enduit, à l'aide d'un pinceau, d'une couche légère d'acide phénique. Dans cet état, je le fermai avec du parchemin et l'abandonnai pendant deux mois dans une température de 18 à 20° centigrades. Après ces deux mois d'expérience, la saveur du liquide était celle de l'œuf frais. On percevait aussi faiblement celle de l'acide phénique. Un très-léger dépôt d'albumine coagulée s'était formé.

Cette expérience est très-intéressante pour étudier la nature des ferments. Je ferai seulement remarquer pour le moment que le liquide était en communication avec l'air et que presque toute la matière albumineuse est restée intacte, n'ayant pas été attaquée par l'acide phénique. Ce n'est donc pas en se combinant avec l'albumine que cet acide a empêché la fermentation.

---

[1] J'ai aussi empêché la fermentation de l'urine, du moût de raisin, du suc d'herbes et de la dissolution d'œufs en enduisant l'intérieur des vases avec de la benzine rectifiée ou avec du goudron de houille.

B. — Cinq cents grammes de viande fraîche de bœuf furent placés dans un bocal de 1,200 grammes de capacité dont l'intérieur, comme dans l'expérience précédente, avait été enduit, à l'aide d'un pinceau, d'une couche d'acide phénique : le vase fut bouché avec un liége bien ajusté, lequel a été enduit d'acide phénique et entièrement recouvert de cire à cacheter les bouteilles. J'ai introduit la viande dans ce vase avec précaution pour éviter son contact avec l'acide.

Cette expérience a été répétée six fois. Elle n'a réussi complétement que trois fois. Dans l'une, la viande s'est conservée pendant six mois, et dans les deux autres, au bout de huit mois elle présentait l'aspect rosé de la viande fraîche. Quelques points qui avaient touché l'acide phénique avaient pris une teinte blanchâtre. J'ai extrait la viande d'un des vases après huit mois de séjour, elle avait une odeur prononcée d'acide phénique. Lavée dans de l'eau de fontaine et cuite avec des choux, cette viande, qui a été goûtée par plusieurs personnes, a été trouvée passable. L'acide phénique pourrait donc être employé à la conservation de la viande fraîche. Avec lui on serait sûr de ne pas introduire de ferment dans l'économie, ce qui serait un grand avantage sur les autres moyens de conservation en usage. Seulement la difficulté de la conservation par ce moyen, c'est d'empêcher la communication du vase avec l'air, pour empêcher la volatilisation de l'acide phénique. Dans les trois expériences où la conservation n'a pas été longue, on ne trouvait plus d'acide phénique. Il s'était donc échappé des vases. L'odeur putride qui s'échappait du bocal à travers le bouchon prouvait sa communication avec l'air.

C. Deux moineaux que je venais de tuer furent placés entiers dans deux bocaux différents dont la paroi interne et les bouchons avaient été enduits d'acide phénique ; les bouchons furent entièrement recouverts de cire à cacheter. L'expérience commença au mois de juin. Au bout d'un mois, un des deux bocaux offrait à travers son bouchon une odeur putride, preuve de sa communication avec l'air. L'autre fut extrait trois mois après. Il ne présentait pas de traces d'altération. Les tissus étaient frais et les plumes aussi solidement fixées que le premier jour.

J'ai fait d'autres expériences sur des saucissons et de la viande de porc en les enduisant avec un mélange fait avec parties égales d'huile d'œillette et d'acide phénique. Ils se sont desséchés et parfaitement conservés. M. Calvert a publié qu'un millième d'acide phénique suffit pour empêcher la fermentation gallique. Cela est exact. J'ai vérifié l'expérience, mais à cette dose à l'air libre la protection de l'acide phénique n'est pas longue si la température est élevée.

Ces expériences démontrent que l'acide phénique

empêche les fermentations spontanées. Puisque les fermentations sont précédées de la formation de ferments, ces agents ne prennent donc pas naissance en présence de cet acide.

Expériences qui démontrent que l'acide phénique détruit les ferments. — 1° Quinze grammes de levure de bière ont été pétris pendant quelques instants dans de l'eau saturée d'acide phénique (cinq pour cent) et introduits ensuite dans cent cinquante grammes d'eau fortement sucrée. Malgré la température la plus favorable (vingt à vingt-cinq degrés centigrades), au bout de huit jours on n'observait pas le moindre signe de fermentation.

Autre expérience sur la levure de bière.

2° Sucre blanc. .	5	grammes.
Eau	50	grammes.
Levure de bière.	0 50	centigrammes.

Ces substances ont été introduites dans un flacon de cent grammes de capacité dont l'intérieur avait été enduit d'acide phénique à l'aide d'un pinceau. Le vase, bouché avec soin, a été recouvert d'une couche épaisse de cire à cacheter depuis le bouchon jusqu'au goulot. Trois mois après on n'observait aucun phénomène de fermentation. J'avais préparé deux flacons de la même manière. Aujourd'hui, plus de trois ans après la mise en expérience, celui que je conserve n'a pas encore fermenté [1].

Dans ces bocaux il y a autant d'air que de liquide, puisque le vase est à moitié rempli ; ce n'est donc pas l'air qui manque. Cependant la fermentation n'a pas lieu. Le ferment est donc détruit ou réduit à l'impuissance. Je dois dire, pour éviter toute objection, qu'une expérience comparative faite avec la même levure, dans les mêmes conditions, a provoqué très-rapidement la fermentation. On ne peut donc pas accuser la qualité de la levure.

3° Du caséum recueilli dans les matières fécales d'un malade a été abandonné dans l'eau jusqu'à ce que la fermentation l'ait réduit en bouillie.

4° Du sang de bœuf en putréfaction depuis quatre mois ;

5° De la viande de bœuf en putréfaction dans l'eau depuis trois mois ;

6° Enfin des matières fécales ont été traitées par l'acide phénique. Toutes ces matières étaient infectes. Celles des troisième, quatrième et cinquième expériences étaient dangereuses à respirer.

Toutes ces matières traitées par l'acide phénique ont

[1] Des expériences semblables ont été faites avec la benzine rectifiée et le goudron de houille. Elles m'ont donné les mêmes résultats.

6

cessé de fermenter. Tous les infusoires (*bacterium*, *vibrions*, *monades*, etc.) qui grouillaient dans ces liquides sont morts instantanément en présence de l'acide phénique. Ces deux phénomènes (arrêt de la fermentation et mort des infusoires) sont concomitants. Les gaz putrides se dégagent peu à peu et en très-peu de temps la matière n'offre plus que l'odeur de l'acide phénique (une très-petite quantité d'acide phénique suffit pour obtenir ce résultat)[1]. Mais si en cet état la matière reste en communication directe avec l'air atmosphérique, peu à peu l'acide phénique se volatilise, et lorsqu'il a disparu la matière fermente de nouveau et les infusoires cités plus haut reparaissent. C'est donc l'air qui les a apportés, puisque tous ceux qui étaient dans la matière ont été détruits au commencement de l'expérience.

Une expérience bien simple peut démontrer qu'il en est ainsi. Si, après avoir introduit l'acide phénique dans la matière putride, on empêche sa communication directe avec l'atmosphère en bouchant hermétiquement

---

[1] J'ai fait à la caserne du quai d'Orsay avec mon ami M. Rapatel, capitaine du génie, une expérience sur une fosse d'aisances qui devait être vidée les jours suivants. Elle contenait quinze mètres cubes de matières. Deux cents grammes d'acide phénique pur ont été dissous dans une vingtaine de litres d'eau et répandus dans cette fosse. Quelques minutes après, l'odeur avait complétement disparu ; mais deux jours après la mauvaise odeur a commencé à reparaître. Cette faible dose représente environ un centigramme d'acide par litre de matière à désinfecter.

le vase, cette matière n'est pas désinfectée et on ne retrouve pas un seul infusoire vivant. Débouche-t-on ce vase, la mauvaise odeur disparaît assez rapidement. L'acide phénique se volatilise peu à peu, et, après un temps plus ou moins long, selon la température, la fermentation reparaît et avec elle les infusoires.

Je reviendrai plus loin sur ces faits importants.

Action de l'acide phénique sur les ferments qui se forment pendant la vie dans les tissus des végétaux et des animaux. — Indépendamment des ferments qui se manifestent au contact de l'air dans les matières privées de la vie, les chimistes en admettent d'autres qui se produisent pendant la vie des végétaux. La myrosine, la synaptase, la diastase et la pectase sont dans ce cas.

Quelques savants considèrent la ptyaline, que l'on a nommée diastase salivaire, et la pepsine, comme des ferments. Le titre de ce paragraphe me paraît donc bien justifié.

Action de l'acide phénique sur la fermentation sinapisique. — La fermentation sinapisique résulte de l'action de la matière albuminoïde du sinapis nigra (myrosine) sur le myronate de potasse.

Si l'on prend de la farine de moutarde préalablement séchée à l'étuve, de manière à ce qu'aucune action ne pût être attribuée à l'humidité atmosphérique, et qu'on la délaie dans de l'eau à quinze degrés saturée d'acide phénique, la transformation du myronate de potasse a lieu aussi rapidement qu'avec l'eau ordinaire.

Action de l'acide phénique sur la fermentation benzoïque ou benzoïlique.—Cette fermentation résulte de l'action de la matière albuminoïde des amandes (blanc des amandes, synaptase) sur l'amygdaline. Elle donne naissance à l'huile volatile d'amandes amères composée d'hydrure de benzoïle et d'acide cyanhydrique. Si l'on réduit en pâte des amandes amères bien sèches avec de l'eau saturée d'acide phénique, l'huile volatile d'amandes amères se forme comme avec de l'eau ordinaire. Si pour varier l'expérience on délaie un peu de blanc des amandes et de l'amygdaline dans de l'eau phéniquée saturée, la transformation se produit comme précédemment.

Action de l'acide phénique sur la fermentation glucosique. — La fermentation glucosique résulte de l'action de la diastase sur la dextrine.

Pour étudier cette action, j'ai pris cinq grammes d'orge germée que j'ai réduite en pâte dans un mortier de porcelaine et délayée ensuite dans de l'eau à 75 degrés. Après un moment de contact, j'ai passé la liqueur avec expression et j'ai ramené le liquide à 75 degrés. Ce liquide a été divisé en deux parties : dans l'une, j'ai délayé une cuillerée d'amidon ; dans l'autre, une égale quantité de cette substance. Seulement

l'amidon de cette dernière a été préalablement délayé
dans de l'eau saturée d'acide phénique (un gramme de
cet acide a été employé). Ces deux liquides ont été fil-
trés après refroidissement. Tous deux ont été sans
action sur l'eau iodée. Les deux liqueurs traitées par
le réactif de Barreswill ont réduit le sel de cuivre. Il
y a donc eu transformation de l'amidon en glucose.
D'où il suit que l'acide phénique ne s'est point opposé
à la transformation qu'on appelle *fermentation glucosique.*

*Action de l'acide phénique sur la fermentation
pectique.*—Trois pots contenant chacun cent grammes
de suc de groseilles, que l'on venait d'extraire, ont
été mis en expériences. Le premier a été abandonné à
lui-même. Dans les deux autres, on a ajouté dans l'un
dix centigrammes (soit un millième), et dans l'autre
un gramme (soit un centième) d'acide phénique. Dans
ces trois vases la fermentation pectique s'est produite
comme à l'ordinaire. Il y a même eu un fait intéressant que nous avons observé. Les trois gelées présentaient une différence dans chaque pot. La plus belle
comme aspect, comme couleur et comme consistance,
était celle qui s'était formée en présence d'un centième d'acide phénique. La moins belle était celle qui
s'était produite dans les conditions ordinaires. Enfin
cette dernière se couvrit rapidement de moisissures,
tandis que le suc qui avait été additionné d'un pour

cent d'acide phénique, n'en présentait pas un mois après. La gelée était aussi belle que le premier jour.

Ces expériences démontrent que l'acide phénique n'empêche pas la fermentation pectique [1].

Quant à l'action de cet acide sur la pepsine, il est permis de croire qu'il n'entrave pas celle de cette substance, puisque des chiens auxquels j'ai administrés deux grammes d'acide incorporés soit dans de la farine de blé, soit dans du fromage d'Italie ont bien digéré ces aliments.

Ainsi donc l'acide phénique n'empêche pas les fermentations sinapisique, benzoïque, glucosique, pectique, et ne paraît pas entraver l'action de la pepsine. C'est donc un second caractère différentiel que l'on pent ajouter à celui que je viens de donner sur le mode de formation de ces ferments.

Nous verrons plus loin qu'il en existe d'autres et que ces substances diffèrent essentiellement par leur origine, leur nature et par leurs propriétés des ferments qui se forment dans les matières privées de vie. Nous verrons que ce sont des agents chimiques qui agissent en vertu de l'affinité.

Action de l'acide phénique sur la fermentation

---

[1] Je dois des remercîments à M. Chaumelle, pharmacien distingué de Paris, qui a bien voulu mettre son laboratoire à ma disposition pour faire ces expériences et constater avec moi leurs résultats.

grasse.—Lorsqu'on examine l'origine des corps gras, on voit que toutes les parties des végétaux et des animaux peuvent en fournir. Dans les végétaux, ce sont principalement les graines et les fruits qui fournissent ceux qui sont le plus employés. Dans les animaux, les tissus, les liquides en circulation et ceux qui sont sécrétés par les organes en contiennent. Les matières grasses qui font partie des tissus, des végétaux et des animaux sont renfermées dans des cellules. Celles qui sont en circulation et celles que les organes secrètent sont mélangées avec des substances albuminoïdes. Il est donc à peu près impossible que dans leur extraction les corps gras n'entraînent pas des portions de ces matières avec elles. L'humidité naturelle et atmosphérique s'y ajoutant, ces corps se trouvent dans les conditions des matières qui peuvent donner naissance aux infusoires et fermenter. M. Boussingault, dans une expérience faite sur une grande échelle, s'est assuré que les graines oléagineuses abandonnées à la fermentation produisent un développement de chaleur considérable accompagnée de la conversion de la matière grasse neutre en acide gras libre. Mais, comme je le dirai plus loin, il ne me paraît pas exister de fermentation spontanée sans l'intervention des matières albuminoïdes et des infusoires. Si les corps gras étaient chimiquement purs, ils pourraient s'oxyder, mais ils ne fermenteraient pas. La transformation de la matière grasse neutre en acide libre dans les conditions que j'ai signalées me paraît due au mouvement de décomposition qui, dans ces grandes opérations de la nature, atteint tant d'autres corps contenus dans les matières organiques. Par exemple, les sulfates ne fermentent pas, et cependant la fermentation les transforme en sulfure, comme M. Chevreul l'a si bien démontré. Si l'huile pure fermentait facilement, on ne s'en serait point servi pendant longtemps pour prévenir l'altération de liquides très-fermentescibles, tels qne les sucs de coings, de cerises, de groseilles et de nerpruns que les pharmaciens conservent pendant une année pour les besoins de la médecine[1]. Les corps gras animaux servent aussi à la conservation des matières animales. C'est en empêchant le passage de l'air que ces substances me paraissent agir, et parce qu'elles n'offrent pas un milieu convenable pour le développement des infusoires. Le beurre, si prompt à rancir, doit ce privilége aux matières animales, principalement à la caséine qu'il retient. C'est lui que j'ai choisi de préférence pour juger l'action de l'acide phénique sur la fermentation grasse (il est bien entendu que je n'admets cette fer-

---

[1] Aujourd'hui l'huile est remplacée par la méthode d'Apert. Mais il y a trente-six ans, c'était le procédé employé pour la conservation de ces sucs.

mentation qu'avec les réserves que j'ai faites un peu plus haut).

Expériences.— 30 grammes de beurre très-frais ont ont été lavés à deux reprises avec le plus grand soin dans de l'eau distillée et partagés en deux portions. La première a été introduite dans un flacon que l'on a bouché. La seconde a été placée dans un autre flacon de même dimension, avec cette différence que sa paroi interne a été enduite d'acide phénique. Le beurre qui n'était pas protégé par cet acide était rance au bout de huit jours. Six semaines après, la rancidité était extrême; tandis que celui que protégeait l'acide phénique, après le même temps écoulé, offrait la saveur du beurre frais mélangée de celle de l'acide phénique. L'odorat ne percevait point l'odeur du beurre rance. Dans ce cas les organes du goût et de l'odorat valent bien des réactifs.

§. *Les ferments qui naissent après la mort des végétaux et des animaux sont-ils de même nature que ceux qui se forment dans les tissus pendant la vie ? Les venins, les virus et les miasmes sont-ils des ferments ?*

Avant de chercher à répondre à ces différentes questions, la première chose à faire, c'est de définir ce que c'est qu'un ferment.

Lorsqu'on étudie dans les auteurs l'histoire des ferments, on constate qu'à part l'hypothèse très-ancienne qui les considère comme des êtres vivants, la science en était réduite sur leur nature à des conjectures. En 1840, Liébig [1] considéra les fermentations comme un mouvement communiqué. Il développa cette hypothèse avec un grand talent. Il fit des rapprochements ingénieux. Il cita et invoqua pour l'appuyer un principe de mécanique formulé depuis longtemps par Laplace et Berthollet, savoir : « Une « molécule étant mise en mouvement par une force « quelconque peut communiquer ce mouvement à « une autre molécule qui se trouve en contact avec « elle. » Or, dit-il, nous savons que le ferment est un corps en décomposition dont les molécules sont à l'état d'équilibre détruit, à l'état de mouvement. D'après lui, toute substance azotée (albuminoïde) capable d'être influencée par l'air et de communiquer son ébranlement moléculaire à d'autres matières qui se trouvent en contact avec elle, peut être considérée comme ferment. Comme on le voit, cette hypothèse est séduisante; aussi a-t-elle été généralement adoptée. Mais si l'on avait réfléchi avant de l'admettre, on aurait facilement reconnu que par le mouvement communiqué, Liébig n'apprenait rien de nouveau. Le nom de fer-

---

[1] *Chimie organique*, tome I. Introduction.

mentation donné dès la plus haute antiquité à ce mouvement spontané qui s'opère dans les liqueurs aqueuses, végétales ou animales, indique que c'est la première chose qui a frappé les anciens observateurs. Ce n'était donc, à ce point de vue, qu'une nouvelle manière de présenter la question. La nouveauté de cette théorie consiste dans le rôle que le savant chimiste fait jouer aux matières albuminoïdes. C'était la première fois que la composition chimique des ferments était définie.

Je vais démontrer que cette théorie offre des contradictions choquantes et qu'elle est impuissante pour expliquer les phénomènes les plus importants des fermentations.

Pour que la discussion que je vais établir pût être suivie par tout le monde, je rappellerai brièvement les conditions principales, essentielles au développement des fermentations spontanées.

On sait que l'humidité, une température de 15 à 40° centigrades, sont les conditions les plus favorables à leur production. On sait aussi qu'à zéro et au-dessus de la température propre à la coagulation de l'albumine il n'y a point de fermentation possible. Les matières à l'état de siccité ne fermentent pas.

La levure de bière que l'on a fait bouillir dans l'eau et celle que l'on a triturée pendant longtemps dans un mortier, perd sa propriété de ferment.

La fermentation n'a pas lieu dans les gaz hydrogène, azote, ni dans l'acide carbonique. Un assez grand nombre de poisons arrêtent et préviennent les fermentations spontanées.

Tels sont les faits les plus importants de l'histoire des fermentations.

J'ajouterai que les matières privées de la vie, placées dans les conditions les plus favorables pour se décomposer, n'entrent jamais brusquement en fermentation. Il existe toujours un certain temps, qui peut être de plusieurs jours, entre la cessation de la vie et le commencement de la décomposition. Celle-ci peut être avancée par des conditions atmosphériques particulières, les temps orageux, par exemple; mais malgré les meilleures conditions dans lesquelles la matière est placée, il s'écoule toujours un certain nombre d'heures avant que la fermentation s'y établisse. J'appellerai ce premier temps des fermentations, période d'incubation.

Les ferments se reproduisent et se multiplient. La fermentation de la bière en offre un exemple bien remarquable. Dans la fermentation du jus de raisins, le ferment naît spontanément, se multiplie et meurt.

Ceci posé, signalons d'abord les contradictions qui existent dans la théorie de Liébig.

La myrosine, la diastase, la synaptase et la pectase ne sont pas, au moment de leur action, altérées par l'oxygène. Il y a plus, c'est que si cette altération existait, elles perdraient le pouvoir d'opérer les fermentations dont j'ai parlé.

Ces substances opèrent instantanément leurs transformations. Il n'y a point, comme pour les ferments des fermentations spontanées, de période d'incubation.

La fermentation glucosique s'opère à 75 degrés, or à cette température il n'y a point de fermentaiont spontanée possible.

Si, comme je l'ai fait, on prend de la farine de moutarde séchée à l'étuve, complétement inodore, et qu'en cet état on la délaie dans de la glace fondante ou dans de l'eau bouillante, l'huile volatile, dans ces deux conditions, se forme instantanément. On en obtient moins, il est vrai, qu'à une température de 20 à 30 degrés ; mais enfin le phénomène se produit. C'est l'important pour la question que je discute.

Si l'on réduit en pâte les amandes amères dans de la glace fondante ou dans de l'eau bouillante, l'huile volatile se forme aussi instantanément. Si pour varier l'expérience on fait dissoudre de l'amygdaline dans de l'eau à zéro ou dans de l'eau bouillante et qu'on y ajoute de la synaptase (ou du blanc d'amandes douces), l'huile volatile d'amandes amères se forme aussi instantanément. Or à zéro et à cent degrés il n'y a jamais de fermentation spontanée. La diastase, la myrosine et la synaptase ne sont donc pas de même nature que

7

les ferments qui provoquent les fermentations spontanées. Ces faits permettent d'expliquer pourquoi l'acide phénique n'empêche pas les fermentations glucosique, sinapique, benzoïque et pectique.

La fermentation pectique est un phénomène de même nature que les précédents. En effet, on sait que la pectase transforme rapidement la pectine en acide pectosique, puis en acide pectique. Il n'y a point de période d'incubation. Elle n'est accompagnée d'aucun dégagement de gaz. Elle peut s'opérer à l'abri de l'air. Tous ces caractères essentiels de la fermentation pectique la distinguent des fermentations spontanées. De plus, comme les précédentes, l'acide phénique ne l'empêche pas.

Continuons à démontrer les contradictions. Liebig considère les virus, les venins et les miasmes comme des ferments. J'ai déjà dit que le fait de la reproduction et de la multiplication des ferments, dans les fermentations spontanées, était bien acquis à la science. Mais pour les maladies virulentes et pour celles qui sont produites par des miasmes, c'est bien autre chose. Il suffit pour les miasmes de se rappeler les ravages d'une épidémie. Pour les virus, comme le dit mon ami le docteur Clerc[1], une seule pustule varioleuse, « un seul bouton vaccinal, un seul chancre syphili-

---

[1] *Traité théorique et pratique de la syphilis,* page 3.

« tique, contiennent assez de virus pour propager et
« étendre la variole, la vaccine et la syphilis à l'espèce
« humaine tout entière. »

Alors comment comprendre qu'une matière pût à
la fois se décomposer, se recomposer et se multiplier
dans de si grandes proportions. Cet argument seul
suffirait selon moi pour renverser cette théorie.

Je vais maintenant démontrer qu'elle est impuissante pour expliquer le plus grand nombre des phénomènes que présentent les fermentations.

Je suis surpris que la température choisie, indispensable pour que ces transformations se manifestent,
n'ait pas frappé l'attention de tous les chimistes.
Toutefois, M. Dumas, faisant sans doute allusion à ces
conditions, dit : « Les fermentations sont toujours des
« phénomènes de même ordre que ceux qui caracté-
« risent l'accomplissement régulier des actes de la vie
« animale. » (*Chimie appliquée aux arts*, tome VI,
page 304.)

L'oxygène, qui se combine si facilement, est bien
capricieux dans les fermentations. Comment comprendre que cette combinaison ne puisse s'effectuer qu'au-
dessous de la température où l'albumine se coagule et
au-dessus de zéro ? Cependant dans l'évaporation des
sucs végétaux au contact de l'air à 100 degrés, l'oxygène se combine avec la matière extractive. Pourquoi
donc la fermentation n'a-t-elle pas lieu ? Je sais bien

que l'on explique ce fait par la coagulation de l'albumine. Mais pour que cette explication soit valable, il faudrait que l'albumine coagulée fût à l'abri de la putréfaction, et c'est ce qui n'a pas lieu.

Pourquoi la levure qui a bouilli dans l'eau et celle qui a été triturée ont-elles perdu leur propriété de ferment?

Pourquoi la farine de moutarde et les amandes amères que l'on triture pendant plus longtemps que la levure conservent-elles leurs propriétés?

Pourquoi la myrosine, la synaptase, la diastase et la pectase provoquent-elles instantanément les fermentations dont j'ai parlé, tandis que les fermentations spontanées n'ont jamais lieu qu'après une période d'incubation ?

Pourquoi les fermentations n'ont pas lieu dans l'hydrogène, l'azote, l'acide carbonique ni dans les matières organiques desséchées?

Pourquoi des oiseaux entiers couverts de leurs plumes, de la viande de boucherie, des œufs dissous dans l'eau, des sucs d'herbes, du moût de raisin, et de l'eau sncrée additionnée de levure de bière ne fermentent pas dans des vases, remplis d'air, dont l'intérieur a été enduit d'une couche mince d'acide phénique.

Il est impossible de répondre à toutes ces questions, ni d'expliquer tous ces faits d'une manière satisfaisante par la théorie de Liébig, tandis qu'en admettant que les microphytes et les microzoairs sont le *primum movens* des phénomènes des fermentations, tont s'explique et s'enchaîne.

Les ferments sont-ils des êtres vivants?— Depuis longtemps on a attribué à des insectes et à des animalcules la cause des fermentations. « Les anciens, étonnés de voir les matières en putréfaction se remplir d'une multitude incroyable d'animaux, crurent que la vie prenait naissance dans le sein de la mort par une sorte de conversion et que la corruption ainsi que la génération étaient les deux limites où la vie venait aboutir et commencer dans l'immensité des âges. (Virey.)

Ces idées ont été combattues par un grand nombre de savants qui ont démontré que la génération ne vient pas de la corruption, que la mort ne produit pas la vie et que des êtres organisés ne sont pas formés par la désorganisation. Redi, Lœuwenhœck, Valisneri, Spallanzani et d'autres ont démontré que les insectes ne naissent point de la pourriture, mais plusieurs dans la pourriture, lorsque leurs œufs y ont été déposés.

La découverte du microscope, qui a servi à détruire l'opinion erronée des anciens, a été le point de départ d'une opinion nouvelle que l'on attribue au savant jésuite Athanaze Kircher. La présence des animalcules dans toutes les matières en décomposition leur fit attribuer les phénomènes des fermentations. Le levain ou ferment, dans cette opinion, n'est qu'un paquet d'œufs de ces animalcules qui se développent, qui pullulent dans les matières organiques où ce ferment est introduit.

A notre époque, plusieurs savants ont aussi étudié cette question avec le microscope. Leurs recherches ont porté sur la levure de bière, ce ferment si puissant et que l'on se procure si facilement en grande quantité. Ils ont reconnu qu'elle est entièrement formée de corpuscules ovoïdes d'un centième de millimètre de diamètre ; souvent leur pourtour semble garni de petits appendices ; dès que la fermentation est en train, ces corpuscules s'agitent en tous sens, et si la substance soumise à la fermentation est mêlée d'une matière albuminoïde, ils deviennent plus volumineux et semblent s'accroître par des appendices latéraux. Cette observation a conduit Desmazières à considérer la levure comme un être organisé qu'il a désigné sous le nom de *mycoderma cerevisiæ*. Cagniard-Latour, Turpin, Schwann et Mitscherlich l'ont considéré comme un champignon se développant dans la fermentation par voie de bourgeonnement.

M. Dumas, après avoir rapporté les faits observés par Cagniard-Latour et Turpin, dit : « S'ils étaient démontrés, il faudrait bien admettre dans tous ces phénomènes de véritables actes vitaux et une reproduction par voie de bourgeonnement telle qu'on la rencontre dans le règne végétal. L'existence d'un être vivant démontré par là serait confirmée par cette remarque que dans la fermentation incomplète, celle qui est excitée dans une matière non azotée, par conséquent impropre à la fermentation, la levure perd ses propriétés; que si au contraire on ajoute au mélange une substance caséeuse, albumineuse ou charnue, le développement du ferment marche aussitôt et une dose nouvelle de ferment se retrouve après l'opération. Ainsi, avec une nourriture convenable le ferment engendre le ferment. » (*Chim. app. aux arts*, t. 6, p. 311.) Dans les généralités qu'il donne sur les fermentations, le savant chimiste dont je viens de rapporter les paroles pour démontrer qu'il n'était pas encore convaincu que les ferments sont des êtres vivants, paraît cependant pencher pour cette hypothèse, car voici ce qu'il dit (page 305, t. 6): Dans toute fermentation apparaît comme agent principal une matière azotée, organisée, qui semble vivre et se développer.

Un chimiste distingué, M. Blondeau, vient tout récemment (*Moniteur scientifique et industriel* du docteur Quesneville, septembre 1863) de réclamer son droit de priorité à la démonstration du rôle important que jouent les mycodermes dans les phénomènes chimiques naturels. Tout en reconnaissant l'importance de ces recherches et leur antériorité sur des travaux qui ont été publiés dans ces dernières années sur le rôle chimique des mycodermes, je dois dire que Desmazières, Cagniard-Latour, Turpin, Schwann et Mitscherlich avaient avant lui fait connaître que la fermentation de la bière était le résultat de la vie d'un mycoderme.

Jusque-là, les auteurs dont je viens de citer les noms ont étudié le ferment dans les matières qui le recèlent. Mais d'où vient-il? Déjà Virey, en traitant des ferments, a posé cette question. Il dit : « L'on ne voit pas facilement d'où ces êtres tirent leur naissance. Soutenir, avec les partisans de la panspermie, que les œufs d'une multitude d'insectes, d'animalcules, de plantes, voltigent dans l'atmosphère et que, déposés dans des substances solides ou liquides propres à faire éclore ces œufs et ces semences, il en naisse des animaux et des plantes, cela peut être très-vraisemblable, mais cela n'explique point la formation des animalcules spontanément, dans des vases bien fermés, parmi des liquides qui se putréfient et qui auparavant ne contenaient aucun animalcule microscopique. » (*Dictionnaire des sciences médicales*, tome XV, page 63.)

Schultze et Schwann [1] soutinrent que les décom-

---

[1] *Annales* de Poggendorf, tome XLI, page 184.

positions spontanées des matières végétales et animales sont le résultat du développement de certains germes qui, d'abord répandus dans l'atmosphère, se déposent dans ces matières, s'y développent à leurs dépens et provoquent ainsi leur altération. Les germes, d'après eux, seraient le *primum movens* des phénomènes de fermentation et de putréfaction. Cette opinion a été admise par plusieurs professeurs allemands (Ure, Helmoltz, etc.). Elle est fondée sur les faits suivants : Lorsqu'on chauffe un ballon contenant de la viande et de l'eau, de manière à chasser tout l'air par l'ébullition, et qu'on n'y fait ensuite arriver que de l'air obligé de traverser de l'acide sulfurique concentré ou un tube rempli de fragments de porcelaine, le tout chauffé au rouge, la viande ne se putréfie pas. Elle se conserve parfaitement pendant quelques semaines, même par les chaleurs de l'été. On obtient le même résultat avec le moût de raisin, qui ne fermente pas dans ces conditions, et il ne se produit ni infusoires ni moisissures.

C'était la première fois que l'opinion des panspermistes était démontrée expérimentalement. On ne saurait nier l'importance de ces expériences, qui ont été vérifiées depuis par des savants français de premier ordre. Puisqu'en détruisant les germes ou mieux les corps reproducteurs des microphytes et des microzoaires, sans changer la nature des éléments de l'air, on empêchait tout à la fois les phénomènes chimiques et la reproduction des infusoires, c'était transformer l'hypothèse en réalité. Nous ferons connaître d'autres expériences qui rendent plus saisissante la démonstration. Mais Schultze et Schwann auront l'éternel honneur d'avoir fait les premiers cette démonstration. Leurs expériences auraient porté la conviction dans tous les esprits, si elles n'avaient été contestées par des expériences mal faites.

H. Schrœder et Th. V. Dusch ont écrit que le lait récemment bouilli se coagule, s'aigrit et se putréfie tout aussi bien dans l'air tamisé que dans l'air non tamisé. Mais ils n'ont trouvé dans ce liquide putréfié ni infusoires ni moisissures.

De la viande non trempée dans l'eau simplement chauffée au bain-marie ne s'est pas conservée non plus dans l'air tamisé. Comme dans le lait, ils n'ont pas trouvé d'infusoires.

Ils se sont servi de coton pour intercepter les germes. Le coton est un très-mauvais moyen pour juger cette question. Il retient une certaine portion de poussières atmosphériques, c'est incontestable, mais il est impossible qu'il retienne les granules qui donnent naissance aux ferments.

C'est donc une expérience faite dans de mauvaises conditions. Cependant on s'en est servi pour combattre les résultats annoncés par Schultze et par

Schwann. Ce fait de l'absence de moisissures et de microzaires dans le lait et la viande putréfiés dans l'air tamisé me paraît difficile à admettre. J'ai examiné au microscope un grand nombre de liquides et de solides putréfiés dans des conditions différentes, jamais je n'ai trouvé ces matières exemptes d'êtres vivants.

Ce fait a aussi été constaté par tous ceux qui ont étudié au microscope les matières putréfiées. Seulement la présence de ces petits êtres était considérée, par le plus grand nombre, comme fortuite. Gerhardt, qui soutient l'opinion de Liebig, dit : « La présence de ces êtres microscopiques est entièrement fortuite et s'explique si l'on songe que l'eau la plus pure n'en est jamais exempte, à moins d'être portée à une température qui en détruise les germes, et d'être entièrement préservée du contact de l'air qui les y apporte. »

Plus bas il ajoute : « Dans tous les cas, ces êtres organisés ne sont jamais les causes déterminantes des fermentations ou des putréfactions. Des infusoires, des vers, des moisissures ou des champignons s'y développent lorsque ces germes déjà contenus dans les matières avant la décomposition, ou apportés du dehors pendant qu'elle s'opère, trouvent un terrain favorable à leur développement. » (*Chimie organique,* tome IV, page 543.—1856.)

Dans une discussion qui eut lieu à l'Académie des sciences à propos d'une note communiquée par M. Ponchet (6 décembre 1858) sur des protoorganismes nés spontanément dans l'air artificiel et dans l'oxygène, des faits importants pour la question qui nous occupe ont été produits.

M. Milne Edwards a fait de nombreuses expériences relatives à l'hétérogénie, et dans tous les cas la production des infusoires se fit en raison inverse de la précision de l'expérience et de la rigueur des précautions dont il s'etait entouré. Jamais aucune génération d'aucune sorte ne se produisit quand il abandonnait à la température ordinaire des infusions renfermées avec de l'air dans des tubes fermés à la lampe, et qu'on avait, dans cet état, plongés dans l'eau bouillante assez longtemps pour que, l'équilibre de température s'établissant, on fût assuré d'avoir tué tous les germes.

M. Quatrefages soutint qu'il n'est pas nécessaire de faire appel à l'hétérogénie pour expliquer ces myriades d'animalcules dont les infusions fourmillent ; l'atmosphère est pour ainsi dire imprégnée de leurs germes et d'œufs infiniment petits dont il croit avoir constaté la présence dans les résidus pulvérulents qu'abandonnent sur les filtres les pluies d'orage. On conçoit aisément dès lors, dit-il, de quelles subtiles précautions il faut s'entourer pour éviter avec certitude l'introduction des germes dans les appareils en apparence les mieux conçus, car il ne faut pas en laisser pénétrer un seul, parce que ce germe unique gâterait tout ; un globule inaperçu peut peupler en quelques heures une infusion, tant est grande la rapidité de la génération des infusoires.

M. Claude Bernard a fait une expérience de la manière suivante. Il remplit en partie deux ballons d'une légère dissolution de gélatine sucrée ; il en chassa tout l'air par l'ébullition ; il le laissa rentrer par le refroidissement mais directement, dans l'un, tandis qu'il rentrait dans l'autre par l'intermédiaire d'un tube de porcelaine chauffé au rouge. Les deux ballons furent ensuite fermés à la lampe. Dans le premier ballon apparurent bientôt des *penicilium glaucun* qui se montrèrent au bout de dix jours en pleine fructification. Le second ballon, qui s'était rempli d'air brûlé, n'offrait au bout de six mois aucune trace de proto-organisme. Ainsi l'air atmosphérique avait apporté des germes dans le premier ballon. Telle fut la conclusion de M. Ch. Bernard. Il confirmait donc l'opinion de ses collègues, et M. Dumas vint la confirmer à son tour. Comme on le voit, toutes ces expériences venaient confirmer les résultats obtenus par Schultze et par Schwann. La question en était là lorsque deux ans plus tard (6 février 1860) M. Pasteur vint se mêler à cette grande discussion. Ce savant fit entrer la question dans une voie nouvelle. A l'aide d'une expérience ingénieuse il put recueillir les poussières atmosphériques. Il les examina au microscope, chercha à distinguer les germes des grains d'amidon à l'aide de l'acide sulfurique. Cette récolte faite, il ensemença ces poussières dans des liqueurs sucrées albumineuses. Ces appareils étaient disposés avec les plus grandes précautions pour être certain qu'ils ne pussent, après le refroidissement, recevoir autre chose que de l'air calciné. Alors, il les fermait à la lampe. Ces liqueurs furent placées dans une étuve à température constante de vingt-huit à trente-deux degrés centigrades. Au bout de vingt-quatre à trente-six heures il vit apparaître des bacterium, des ascophora, des penicilium, des aspergillus et bien d'autres encore. Cette expérience intéressante, dit M. Figuier, est l'argument le plus puissant qui ait été fourni contre les générations spontanées. Trois mois plus tard (7 mai), M. Pasteur communiqua à l'Académie des sciences un nouveau mémoire intitulé *Origine des ferments. Nouvelles expériences relatives aux générations spontanées.* Dans ce travail, l'auteur, rappelant celui dont je viens de donner une analyse sommaire, dit : « J'ai prouvé avec une rigueur qui n'a été l'objet que de contestations apparentes [1] : 1° que « les particules solides charriées par l'air atmosphé-« rique étaient l'origine de toutes les productions

---

[1] L'auteur fait allusion aux critiques de M. Pouchet, dont je parlerai dans un instant.

« végétales et animales propres à la liqueur en ques-
« tion (eau sucrée albumineuse) ; 2° que ces parti-
« cules examinées au microscope sont des poussières
« amorphes constamment associées à des corpuscules
« dont la forme, le volume et la structure annon-
« cent qu'ils sont organisés à la manière des œufs
« des infusoires ou des spores des mucédinées.

Deux expériences nouvelles sont produites dans ce travail. A la liqueur albumineuse sucrée ont été substitués l'urine et le lait. Le mode opératoire a été le même. L'urine qui a été mise en contact avec de l'air calciné s'est conservée sans altération, sans présenter d'êtres organisés ; tandis que celle dans laquelle M. Pasteur introduisit des poussières de l'air présenta, au bout de trente-six heures, les mêmes infusoires que ceux qu'il constatait dans l'urine abandonnée à l'air libre. C'était donc une confirmation de ses premières expériences.

Le lait a présenté une particularité remarquable. Celui qui a bouilli pendant quelques minutes et qui a reçu, à mesure qu'il se refroidissait, de l'air calciné, lui a donné des infusoires. Est-ce donc, dit M. Pasteur, qu'il y aurait dans des conditions particulières des générations spontanées ? Nous allons voir combien cette conclusion serait erronée. Que l'on fasse bouillir le lait non plus deux minutes, mais trois, quatre, cinq minutes, on verra le nombre des ballons

où le lait se caille par le fait de la présence des infusoires, diminuer progressivement au fur et à mesure
que l'ébulliton aura été plus prolongée. Et enfin, si
l'on pratique l'ébullition de 110 à 112 degrés, jamais
le lait ne donnera d'infusoires. Par conséquent, s'ils
prennent naissance dans les premières expériences,
c'est évidemment que la fécondité des germes des vibrions n'est pas entièrement détruite, *même au sein
de l'eau*, à une température de 100 degrés qui dure
quelques minutes, et qu'elle l'est d'avantage par une
ébullition plus prolongée à cette température et sup-
primée entièrement à la température de 110 à 112 degrés. Ce lait se conserve sans altération et présente
tous les caractères du lait frais. Y ajoute-t-on des
poussières atmosphériques, il se caille, s'altère, et le
miscroscope y montre des productions végétales et
animales. Plus loin, il dit : La théorie des ferments
généralement admise et qui, dans ces dernières années, avait reçu un nouvel appui par les écrits ou les
travaux de divers chimistes, me paraît donc de plus
en plus en désaccord avec l'expérience. Le ferment
n'est pas une substance morte, sans propriétés spécifi-
ques déterminées. C'est un être dont le germe vient de
l'air. Ce n'est pas une matière albumineuse que l'oxygène a altérée. La présence des matières albumineuses
est une condition indispensable de toute fermentation,
parce que le ferment à besoin d'elles pour vivre. Elles

sont nécessaires à titre d'aliment du ferment. Le contact de l'air, commun à l'origine, est également une condition indispensable des fermentations, mais c'est à titre de véhicule des germes des ferments. Quelle est la nature propre de ces germes? N'ont-ils pas besoin d'oxygène pour passer de l'état de germes à l'état de ferments adultes tels qu'ils se trouvent dans les produits en voie de fermentation ? Je ne suis pas encore fixé sur ces graves questions (*loc. cit.*). »

Depuis ces publications, M. Pasteur en à fait plusieurs autres. Il a provoqué la fermentation butyrique avec des vibrions ; il attribue la fermentation acétique au *mycoderma aceti*. Les mycodermes seraient les distributeurs de l'oxygène dans un grand nombre de circonstances. Les vibrions seraient les ferments de la putréfaction. Ils vivraient d'acide carbonique et les bactériums d'oxygène. Ce dernier corps serait un poison pour les vibrions. La putréfaction se ferait en vases clos. Les tissus ne seraient pas putréfiées dans la gangrène, etc.

A mon grand regret, j'ai été forcé de réfuter presque toutes ces assertions, dont plusieurs sont en contradiction avec ce qu'enseignent les zoologistes, les physiologistes et les chimistes. Dans un récent mémoire [1], j'ai démontré qu'il n'est pas philosophique

----

[1] Voir *Moniteur scientifique* du docteur Quesneville, 1er novembre 1863.

d'admettre un ferment spécial pour chaque corps qui se produit dans les fermentations ; que si l'on admet un ferment particulier pour la production de l'alcool, de l'acide acétique, lactique, butyrique, etc., il faudra, pour être logique, en admettre un pour chaque corps qui se forme dans ces décompositions naturelles. J'ai démontré qu'il n'existe point de ferment spécial pour chaque espèce de fermentation ; que le rôle des micro-phytes et des microzoaires est, comme je l'ai soutenu devant l'Académie des sciences (octobre 1860), de ramener la matière à un état plus simple qui permette de nouvelles combinaisons, et aussi pour débarrasser la surface du sol, qui finirait par être encombrée ; que l'on peut faire de l'alcool, de l'acide acétique et beaucoup d'autres corps avec des microphytes, des bactériums, des vibrions, des spirillum et des monades; que la présence de ces petits êtres dans tel ou tel liquide est une question de milieu ; que la composition de la substance est la cause de leur ordre d'apparition; que l'on peut à volonté changer l'ordre de leur développement. Par exemple, en plaçant une matière animale dans de l'eau contenant un ou deux centièmes d'acide tartrique, citrique, lactique ou malique, ce ne sont plus des bactériums, des vibrions, etc., qui apparaissent, mais des microphytes, et quand ceux-ci ont transformé la plus grande partie de l'acide, les bactériums et les vibrions se développent dans ce même liquide. On a une fermentation putride qui a commencé avec un ferment végétal qui se continue avec lui, et plus tard avec des ferments animaux. Réciproquement, en saturant l'acide d'une substance végétale dans laquelle des mycodermes se développent, on voit apparaître des animalcules, et lorsque ceux-ci ont rendu la liqueur acide, des microphytes, apparaissent. J'ai démontré que les vibrions meurent dans l'acide carbonique ; que la putréfaction n'a pas lieu en vases clos. Elle commence parce qu'il existe de l'oxygène dans l'eau, dans l'air et dans les substances mises en expérience, qui permet aux êtres vivants d'y naître et d'y vivre un certain temps. Mais lorsque ce corps est consommé, elle s'arrête et tous les animalcules deviennent immobiles. Des expériences indubitables le prouvent. Enfin j'ai établi que la gangrène humide est une putréfaction.

J'ai tenu à rapporter tout ce que M. Pasteur a fait d'important sur les ferments et sur les fermentations, parce que dès 1859, pendant qu'il opérait, je faisais des expériences en suivant une voie essentiellement différente de la sienne et qui m'a conduit à démontrer aussi que les ferments sont des êtres vivants. Cette méthode, dont je parlerai dans un instant, m'a permis de distinguer les ferments proprement dits, qui sont des êtres vivants, des matières azotées qui opèrent des transformations chimiques et qui agissent en vertu de l'affinité.

Revenons à notre sujet. Les expériences de M. Pasteur sur la génération spontanée jetèrent le trouble dans le camp des savants qui croient à l'hétérogénie. M. Pouchet, son plus ardent défenseur, et MM. Montegazza, Joly et Musset contestèrent non-seulement les résultats obtenus par M. Pasteur, mais aussi ceux de Schultze de Schwann et des savants académiciens qui ont pris part à la discussion soulevée à l'Institut à propos de la note de M. Pouchet, dont j'ai parlé. Je ne rapporterai que les arguments principaux qu'ils ont fait valoir. Ils soutinrent que des infusoires se développent dans des matières chauffées à 100 degrés et maintenues en présence de l'air lavé dans l'acide sulfurique, de l'air calciné et même du gaz oxygène. M. Pasteur, qui avait d'abord nié ce résultat, fut obligé de le reconnaître. Pressé par la critique de M. Pouchet de montrer ces germes dont M. Pasteur avait dit que leur volume et leur structure annoncent qu'ils sont organisés à la manière des œufs des infusoires ou des spores, des mucédinées, il fut obligé de reconnaître que le plus habile naturaliste ne saurait distinguer les germes des organismes inférieurs. M. Pouchet attaqua aussi vigoureusement l'opinion de M. Pasteur, qui admet que les germes peuvent résister pendant plusieurs minutes à l'action de l'eau bouillante.

Je n'aurais jamais cru, dit-il, que l'on pût inscrire

une telle assertion dans les annales de la physiologie du dix-neuvième siècle.

Il ajoute : M. Pasteur trouverait-il en France un seul physiologiste qui osât, avec lui, soutenir que des œufs de microzoaires peuvent braver une température qui cuit ceux d'une poule !

Je ne voudrais pas me mêler à ce grand débat, que M. Gratiolet [1], en appréciant la valeur scientifique des adversaires, a appelé un combat de géants. La question que je traite n'a rien à faire avec l'hétérogénie. Si les ferments sont des êtres vivants, qu'ils naissent spontanément ou qu'ils proviennent de germes, ou mieux de corps reproducteurs comme j'espère le démontrer ; sont-ils ou ne sont-ils pas les moteurs des phénomènes que présentent les fermentations spontanées ? l'importance de la question est là. Cependant il est intéressant de savoir d'où ils viennent. Comme les expériences qui ont été faites pour étudier l'hétérogénie sont invoquées pour démontrer que ces agents mystérieux viennent de l'air atmosphérique, je ne puis me dispenser d'en dire quelques mots.

Les arguments que fait valoir M. Pouchet et les partisans de l'opinion qu'il défend sont sérieux. Je m'arrêterai seulement aux deux points principaux.

[1] Ce savant a résumé cette grande discussion avec son impartialité et son talent habituels (Voir *Moniteur scientifique*, 1er et 15 avril 1860).

Si dans des matières organiques chauffées à cent degrés et maintenues dans de l'air calciné, il se produit des proto-organismes, et que dans des expériences semblables il ne s'en forme pas entre les mains d'expérimentateurs comme Schultze, Schwann, Ure, Helmholtz, Milne-Edwards, Chevreul, Cl. Bernard, Dumas et Pasteur, il est permis de se demander pourquoi. M. Quatrefages, en insistant sur les subtiles précautions dont il faut s'entourer, parce que l'introduction d'un germe unique dans les appareils gâterait tout, me paraît avoir fait connaître la cause de ces résultats opposés. Il est certain pour moi que ce sont des corps reproducteurs qui pénètrent dans les appareils à l'insu des expérimentateurs ou qui existent dans les substances employées. Dans certains cas, la résistance vitale de ces germes à la chaleur est peut-être aussi une cause des résultats différents qu'ils obtiennent. On ne comprend pas pourquoi, dans les expériences contradictoires, il ne se produit pas d'infusoires. S'il en naît dans un cas, pourquoi ne s'en produit-il pas dans l'autre ? Comme le dit M. Gratiolet, la génération spontanée est ou n'est pas. J'ajouterai : si elle est, des organismes devraient se produire dans les liqueurs où il ne s'en produit pas. On ne peut pas invoquer l'état des matières, puisqu'il suffit d'y introduire des poussières atmosphériques pour qu'en moins de quarante-huit heures de nombreux proto-organismes y apparaissent. Quant à la résistance vitale des œufs et des spores à cent degrés , ce point a été examiné. M. Milne-Edwards reconnaît que les germes d'infusoires desséchés résistent à de hautes températures. Il invoqua, dans la discussion dont j'ai parlé, la grande autorité de M. Chevreul et celle de M. Doyère. Ce dernier n'a pu faire perdre l'aptitude à la réviviscence que présentent les tardigrades desséchés qu'en portant la chaleur à cent quarante degrés, M. Payen s'est assuré avec M. de Mirbel que les sporules de l'oïdium aurantiacum ne perdent la faculté germinative qu'à une température de cent quarante degrés. En présence de ces résultats, dit M. Gratiolet, qui oserait dire que la température de cent degrés à laquelle M. Pouchet a soumis les particules de foin qu'il introduisait dans les appareils, a suffi pour détruire les germes dont on peut les supposer remplis (*loc. cit.*) ?

Dans la discussion de cette brûlante question, on a, ce me semble, oublié certains faits importants pour la défendre. On sait que des animaux et beaucoup de végétaux supérieurs peuvent se reproduire avec un fragment de leur être. A cette question adressée à M. Pasteur, et qu'on m'a aussi adressée depuis, montrez-les donc, ces germes ! on peut répondre qu'un assez grand nombre d'être vivants peuvent se reproduire avec d'autres parties que les œufs ou les graines.

Si les spores ou les œufs de microzoaires sont rares dans l'atmosphère, on ne peut pas conclure de cette rareté à la génération spontanée. Des microphytes réduits à une cellule sont des végétaux complets. Puisqu'une écaille, un œil, un fragment de feuille peuvent reproduire un végétal supérieur ; puisque des fragments de certains zoophytes peuvent reproduire les êtres d'où on les sépare, il me semble qu'un fragment de cette cellule du mycoderme ou un fragment de bacterium, de vibrion, etc., peuvent bien aussi servir à leur reproduction. Ne sait-on pas que des infusoires réduits à l'état de poussière depuis plusieurs années reviennent à la vie lorsqu'on les délaie dans l'eau. M. Leveillé n'a-t-il pas démontré que des mycelium qu'il conservait depuis vingt ans dans sa collection ont végété comme s'ils eussent été frais ? Les champignons ont plusieurs corps reproducteurs. Pourquoi refuser à la cellule du mycoderme ou d'autres végétaux inférieurs des corps reproducteurs qui seraient un produit de leurs cellules. Ce n'est pas une raison parce que nous ne les connaissons pas de nier qu'ils existent. Nous verrons plus loin que les gaz provenant des matières en putréfaction contiennent en abondance des granules de deux à trois millièmes de millimètre de diamètre et des spores. Ces granules provoquent la putréfaction immédiate des matières organiques fraîches et donnent immédiatement naissance aux mêmes infusoires qui fourmillent dans les substances qui les ont fournis. Ces granules sont évidemment des organes reproducteurs. Cette découverte, qui selon moi devient un argument puissant contre l'hétérogénie, explique la quantité prodigieuse de corps reproducteurs que contient constamment l'atmosphère et qui lui sont fournis par les matières en putréfaction. J'ai déjà fait revivre des bacteriums desséchés, et j'étudie le temps qu'ils pourront conserver la faculté de revenir à la vie. Je fais aussi des expériences avec des moisissures desséchées ; mais il serait trop long de les rapporter ici.

M. Pouchet dit : « Nous implorons des voies nouvelles. Nous pretendons que les expériences chimiques sont impuissantes. La preuve manifeste que les ballons hermétiquement scellés et l'air calciné n'apportent aucune lumière réelle à la question, c'est qu'en les employant, les expérimentateurs ont obtenu des résultats diamétralement opposés. » Comme on vient de le voir, les expériences de M. Pasteur et de ses devanciers ont reçu de rudes attaques.

Nouvelle méthode pour étudier la nature des ferments. — M. Pouchet demande des voies nouvelles ; celle que je suis depuis bientôt quatre ans pour étudier la nature des ferments m'appartient. Elle n'a pas encore été, que je sache, mise en pratique par d'autres. Seulement elle ne pourra pas servir beaucoup pour éclairer la question de l'hétérogénie, parce qu'en présence des substances que j'emploie aucun développement d'organisme n'est possible ; cependant elle peut servir à démontrer que l'air contient en abondance des corps reproducteurs. Pour la question que je traite, cette méthode me paraît avoir plusieurs avantages sur celle de Schwann, suivie et perfectionnée par M. Pasteur et par tous ceux qui ont étudié l'hétérogénie.

Je remplace l'action destructive du feu par l'action toxique du coaltar de la benzine et de l'acide phénique. C'est ce dernier que je préfère, parce que son maniement est plus facile et parce qu'il est plus énergique que les deux autres.

Les avantages de cette méthode sont :

1° De n'exiger aucun appareil spécial,

2° De permettre d'opérer à l'air libre,

3° De ne jamais fournir de résultats douteux,

4° De permettre d'étudier les ferments sur l'homme et sur les animaux pendant la vie.

Le mode opératoire consiste, comme on l'a vu dans les expériences que j'ai faites sur les ferments, à mettre de l'acide phénique en présence des matières fermentescibles et de l'y maintenir sans se préoccuper du contact de l'air.

Des chimistes de premier ordre m'ont objecté que l'acide phénique pourrait bien devoir sa propriété an-

tiputride à la combinaison qu'il forme avec l'albumine en la coagulant ; peut-être aussi à ce qu'il empêche la combinaison de l'oxygène, comme l'a observé
M. Chevreul pour le phosphore en présence de l'essence de térébenthine.

J'ai déjà répondu à ces deux objections dans des
publications antérieures, mais, comme je tiens à réunir dans ce travail tout ce qui intéresse la question des
ferments, je vais les reproduire en examinant le
mode d'action de l'acide phénique sur ces agents.

*Mode d'action de l'acide phénique sur les fer-
ments.* — L'acide phénique coagule l'albumine. Reichenbach attribue la propriété antiseptique de la
créosote à ce même mode d'action. Dans la conservation des substances organiques par la méthode d'Appert, c'est aussi à la coagulation de l'albumine que
l'on attribue la perte de la propriété fermentescible.
Les partisans de la théorie de Liébig, pour tout dire,
admettent que l'albumine coagulée perd ses propriétés
de ferment.

Mais on n'a pas réfléchi que l'albumine coagulée se
putréfie, et tout le monde sait que les substances alimentaires que l'on conserve par la méthode d'Appert
se putréfient aussi dès qu'elles ont le contact de l'air.
De plus, dans les expériences que j'ai faites avec l'a-
cide phénique sur une dissolution d'œuf, sur de la
viande et sur des oiseaux entiers, l'acide n'a pu se

combiner qu'avec une très-minime proportion de l'albumine des matières, puisqu'il n'y avait pas mélange. L'oiseau couvert de ses plumes n'a pas permis d'autre action qu'à la surface de son corps, et j'ai déjà fait remarquer que presque toute l'albumine de l'œuf en dissolution était intacte. Il n'y a eu que la partie en contact avec la paroi du vase enduite d'acide phénique qui s'est coagulée. Alors pourquoi celle qui n'est pas atteinte dans la viande, dans l'oiseau et dans l'œuf ne se putréfie-t-elle pas? ce n'est donc pas à cette propriété que l'acide phénique doit de prévenir leur décomposition. D'ailleurs j'ai obtenu le même résultat avec la benzine rectifiée, qui n'exerce aucune action sur l'albumine. Serait-ce que l'acide phénique empêche la combinaison de l'oxygène? J'ai fait avec M. Cloëz deux expériences pour répondre à cette objection.

Dans deux tubes de dix-huit à vingt centimètres de long et de trois centimètres de diamètre, nous avons placé à leur partie supérieure, dans l'un un morceau de potassium, et dans l'autre un fragment de sodium. Ces deux métaux ont été fixés à l'aide d'une tige de fer galvanisé et les tubes placés sur le mercure. Alors nous avons introduit dans chaque tube environ un gramme d'acide phénique, à l'aide d'une ampoule de verre qu'il a suffi d'agiter avec le mercure pour la briser. La température était d'environ vingt degrés centigrades. De cette manière, le potassium et le sodium se trouvaient entourés d'un air atmosphérique saturé de vapeur d'acide phénique. Vingt-quatre heures après cette disposition, les deux métaux avaient absorbé de l'oxygène de l'air, ce qui était rendu évident par la perte de leur brillant, leur aspect, et par la colonne de mercure qui avait monté dans les tubes.

Depuis, j'ai fait une expérience avec le phosphore.

Dans deux flacons d'un litre de capacité, j'ai suspendu à l'aide, d'un fil de fer fixé dans leurs bouchons, deux petits bâtons de phosphore de deux centimètres de long. L'un de ces flacons ne reçut aucune préparation, tandis que la paroi intérieure de l'autre fut complétement enduite d'acide phénique. Une petite communication avec l'air était ménagée dans les bouchons des deux flacons. Le phosphore a présenté les mêmes phénomènes en présence de l'acide phénique qu'en dehors de lui. Il est resté lumineux en dégageant des vapeurs blanches. Enfin, après huit jours de ce premier essai, une nouvelle quantité d'acide phénique fut ajoutée au flacon, et le lendemain un corps incandescent fut porté sur le phosphore, qui brûla avec la même rapidité et avec la vive lumière que tout le monde a observée lorsque ce phénomène se produit dans l'air atmosphérique.

Ces expériences me paraissent démontrer que l'acide phénique n'empêche pas la combinaison de l'oxygène puisque le potassium, le sodium et le phosphore se sont combinés en sa présence comme dans les conditions ordinaires.

M. Robin, qui a étudié à un point de vue général la matière organisée, a posé le principe suivant : « Les poisons aussi bien que les antiseptiques empêchent ou entravent l'action de l'oxygène humide sur les êtres organisés. Parmi les substances que M. Robin a expérimentées se trouve l'huile lourde de houille qui contient une grande quantité d'acide phénique. D'après ce que je viens de démontrer pour l'acide phénique, on voit qu'il n'entrave pas la combinaison de l'oxygène. M. Robin a constaté un fait vrai pour les matières organiques ; ces corps ne se combinent pas en présence du goudron de houille, de la benzine ou de l'acide phénique. Mais si tout phénomène chimique cesse, ce n'est pas parce que ces substances empêchent la combinaison de l'oxygène, c'est parce qu'elles tuent les microphytes et les microzoaires qui provoquent la fermentation putride. Toute combinaison s'arrête en présence de leurs cadavres comme elles cessent après la mort dans les végétaux et dans les animaux supérieurs. M. Robin a aussi observé que la même substance qui est un poison pour un animal vivant devient un principe préservateur pour cet animal mort. Cela est très-vrai. Seulement je ferai observer que ces deux résultats ne sont opposés qu'en apparence. Dans les deux cas ‚c'est la vie qui est détruite par un empoisonnement. L'action est donc identique. C'est ce que je vais démontrer.

Démonstration que les ferments sont des êtres vivants. — Lorsqu'on étudie au microscope la marche d'une fermentation spontanée dans une macécration aqueuse de matière végétale ou animale neutre et non chargée d'huile volatile, voici ce que l'on constate : pendant les premières heures, à une température de 25 à 30 degrés centigrades, on ne découvre que des débris organiques, divers cristaux, des corps gras et quelques corps amorphes ; puis des granules dont le nombre augmente graduellement. Au bout de vingt-quatre à quarante-huit heures, ces derniers existent en assez grande abondance, les uns sont isolés, un grand nombre sont agglomérés (décrits par M. Pouchet).

L'apparition de ces granules coïncide toujours avec les phénomènes chimiques. Alors des bactérium, vibrions, spirillum et des monades ne tardent pas à manifester leur existence, et les phénomènes chimiques progressent. Ils sont en raison directe de leur développement. Quelle est la nature de ces granules ? Ce sont les corps reproducteurs des microzoaires en voie de développement. Nous verrons plus loin que l'on retrouve de ces granules en abondance dans les émanations des matières putrides. Si l'examen microscopique porte sur des liqueurs naturellement acides (oseille, fruits des rosacées, raisin, etc.), on constate aussi, indépendamment des débris organiques des granules nombreux qui deviennent semi-transparents, et au bout de vingt-quatre à quarante-huit heures on constate de nombreuses cellules de formes diverses qui se développent et qui donnent naissance à cette nombreuse série de champignons connus sous le nom de mucédinées. Tel est le résultat que donne l'examen pendant les premiers jours. Dans les matières neutres on peut trouver, d'après Dujardin, jusqu'à cinquante espèces d'infusoires pendant la putréfaction d'une seule substance. J'en ai trouvé une trentaine.

J'ai dit que les phénomènes chimiques et la manifestation de la vie des infusoires sont concomitants. Si dans une liqueur neutre en putréfaction on ajoute un centième d'acide phénique (une dose moindre suffit), tous les animalcules meurent instantanément et l'arrêt de la fermentation est aussi brusque que leur mort. Si le vase communique avec l'air, la mauvaise odeur se dégage peu à peu et en quelques minutes la matière est désinfectée; au contraire, si le vase est bouché, la fermentation s'arrête, mais la désinfection n'a pas lieu. L'acide phénique, comme le coaltar et la benzine, n'exerce aucune action sur les gaz fétides. C'est sur la cause qui les produit, *le ferment*, qu'il agit. Il n'exerce aucune action non plus sur les acides butyrique, valérique, succinique ni sur le musc, dont il masque seulement les odeurs.

Si l'on abandonne à l'air libre la matière liquide dont la fermentation putride a été arrêtée et les infusoires tués, cette matière ne subit aucune altération nouvelle, tant qu'elle contient de l'acide phénique : mais lorsque cet agent protecteur s'est complétement volatilisé, la fermentation reparaît, et avec elle les infusoires.

Ces expériences me paraissent démontrer que les infusoires sont le *primum movens* des phénomènes chimiques des fermentations. Elles démontrent de plus que leurs corps reproducteurs existent dans l'air.

En effet, puisque dans la première partie de l'expérience tout ce qui vivait a été tué, les microphytes et les microzoaires qui se sont développés plus tard, après la disparition de l'acide phénique, n'ont pu être apportés que par l'air atmosphérique ; c'est pour cela que les matières que la vie vient d'abandonner se conservent sans altération, en présence de l'acide phénique au contact de l'air, parce que les germes ou mieux les corps reproducteurs sont tués à mesure qu'ils y sont déposés.

Bien que cette démonstration me paraisse complète, j'invoquerai, en raison de l'importance de cette question, les expériences que j'ai faites sur les végétaux et sur les animaux, et surtout celles que j'ai faites

sur la germination, sur les microphytes et sur les mycrozoaires pour leur donner plus de poids (v. p. 60
et 63).

J'ai démontré qu'une dose impondérable d'acide
phénique suffit pour tuer sur-le-champ les microzoaires
et que des mucédinées en état de fructification meurent rapidement en présence des émanations de cet acide. Les doses qui tuent ces petits êtres sont les mêmes
qui préviennent les fermentations. En effet, nous avons
vu que des spores de mucédinées répandues sur du suc
d'herbes contenant un millième d'acide phénique, ont
été tuées, puisqu'aucune végétation n'en a été la conséquence, tandis que les spores provenant de ces
mêmes moisissures semées sur le même suc d'herbes,
mais ne contenant pas d'acide phénique, ont rapidement végété dans des proportions considérables.

Ainsi rien ne manque à la démonstration : partout
où des microzoaires, des microphytes ou leurs corps
reproducteurs sont en présence de l'acide phénique,
la vie s'éteint, et avec elle disparaissent les phénomènes
chimiques.

Maintenant nous pouvons expliquer avec la plus
grande facilité tous les phénomènes des fermentations
devant lesquels la théorie de Liebig reste impuissante.

La température la plus favorable aux fermentations
est celle qui convient le mieux à la manifestation de
la vie. Il n'y a point de fermentation à zéro ni à cent

dégrés, parce qu'à ces températures les fonctions des êtres vivants sont suspendues ou détruites. Il en est de même pour les matières à l'état de siccité.

La période d'incubation, la naissance, la multiplication et la mort des ferments sont les attributs des êtres organisés.

La levure de bière que l'on a fait bouillir dans l'eau et celle que l'on a triturée ont perdu leurs propriétés, parce que dans le premier cas les microphytes ont été détruits par la chaleur et broyés dans le second.

La conservation des matières dans les expériences que j'ai faites est due à la mort des infusoires ou de leurs germes.

Les fermantations n'ont pas lieu dans l'hydrogène, l'azote ni dans l'acide carbonique, parce que l'entretien de la vie est impossible dans ces gaz.

La myrosine, la synaptase, la diastase, la pectase et la pepsine sont des agents chimiques. Les transformations que ces substances provoquent diffèrent essentiellement de celles que produisent les ferments. Elles opèrent instantanément les changements moléculaires dont j'ai parlé. Sous ce rapport je les comparerais volontiers aux composés minéraux qui décomposent l'eau dès qu'ils sont en sa présence.

Ces substances peuvent être triturées pendant longtemps sans perdre leurs propriétés, parce qu'elles ne sont pas organisées ni vivantes. C'est pour cette raison qu'elles n'ont point de période d'incubation, qu'elles ne se reproduisent pas et qu'elles provoquent des combinaisons à des températures où la manifestation de la vie est impossible.

Il existe donc une ligne de démarcation bien tranchée entre les uns et les autres.

ACTION DE L'ACIDE PHÉNIQUE SUR LES VENINS.

Expériences. — Je fis piquer l'oreille d'un cochon d'Inde par deux abeilles qui y laissèrent leurs aiguillons. Quelques minutes après je les enlevai et j'appliquai sur les piqûres de l'acide phénique pur à l'état liquide. Immédiatement après la peau devint d'un blanc laiteux, puis se rida et prit un aspect parcheminé. Sa souplesse ne revint qu'après quelques jours. Une heure après l'expérience l'oreille était insensible. L'animal ne parut en aucune façon incommodé.

Deuxième expérience. — La même expérience fut répétée sur l'oreille du côté opposé. Mais cette fois les piqûres furent abandonnées à elles-mêmes. Peu de temps après les piqûres du gonflement survint. La peau prit une teinte livide. Elle était douloureuse au toucher. L'animal devint brûlant ; ses artères battaient avec précipitation ; en un mot, il présentait les caractères de la fièvre. Ses mouvements étaient mal assurés. Ce petit animal qui fut très-malade refusa, pendant vingt-quatre heures, toute espèce de nourriture. Ces accidents se dissipèrent peu à peu, et trois jours après il était rétabli.

Troisième expérience.—En attrapant avec moi les abeilles qui nous ont servi à faire les expériences précédentes, M. Gratiolet fut piqué par l'une d'elles qui lui implanta son aiguillon à l'extrémité palmaire du doigt indicateur de la main gauche. Une vive douleur se manifesta. Le doigt commençait à gonfler. Une goutte d'acide phénique pur fut appliquée sur la piqûre environ dix minutes après l'implantation de l'aiguillon, qui fut, il n'est pas besoin de le dire, préalablement enlevé. Quelques instants après l'application de l'acide phénique, la douleur cessa. Aucun phénomène inflammatoire ne survint. Mon ami ne conserva de cette piqûre qu'un souvenir désagréable.

Quatrième expérience.—Du venin de crapaud pris sur un de ces animaux vivants fut inoculé à la région précordiale d'un moineau domestique. Il présenta des symptômes d'engourdissement, vomit et ne tarda pas à tomber paralysé.

Quarante minutes après l'inoculation ce petit animal était mort.

Cinquième expérience. — Une inoculation semblable à la première fut pratiquée avec le plus grand

soin sur un autre moineau. La piqûre fut immédiatement imprégnée d'acide phénique pur. Deux minutes
après cet animal se promenait en chancelant dans sa
cage ; sans sa queue qui le retenait il serait tombé à
la renverse. Un peu plus tard il tomba sur le côté et
agita ses membres pendant une demi-heure ; il paraissait en proie à une grande souffrance. Peu à peu ces
accidents se dissipèrent, et trois heures après l'inoculation l'animal mangeait et ne paraissait plus souffrir.
Les symptômes que présenta cet oiseau me parurent
de suite occasionnés par l'acide phénique, et non par
le venin. Mais pour vérifier le fait je fis immédiatement une application d'acide phénique sur la région
précordiale d'un autre moineau qui n'avait encore
subi aucune opération. Il présenta les mêmes symptômes que le précédent. C'était donc à l'acide phénique
qu'il fallait les rapporter. Ce fait me surprit. Je
n'aurais jamais cru que deux gouttes d'acide phénique
appliquées sur la peau d'un petit oiseau pourraient
déterminer des accidents aussi formidables.

Comme on ne saurait trop répéter ses expériences
pour bien établir un fait extraordinaire, je fis sur
l'oiseau qui m'avait présenté le premier les symptômes
que je viens de rapporter une application d'acide
phénique. Il y avait trois jours que la première expérience avait été faite. Le petit animal mangeait très-
bien et était aussi gai qu'à l'ordinaire. Il était donc

bien guéri. Tout le côté droit du thorax fut imprégné d'acide phénique jusqu'à l'aile (je rappellerai que c'était sur le côté opposé que la première expérience avait été faite). Ce petit animal chancela et tomba quelques instants après sur le côté, offrant les symptômes que j'ai rapportés plus haut, et mourut une demi-heure après l'application. Trois ou quatre gouttes au plus d'acide pur avaient été employées pour cette expérience. Il est donc bien établi que l'acide phénique appliqué sur la peau d'un petit oiseau peut le faire mourir.

Sixième expérience. — Je pris du venin sur le crapaud et le mélangeai sur une lame de verre avec parties égales d'acide phénique. Ce mélange fut inoculé (environ gros comme un grain de millet) à un moineau de la même couvée que les autres. Cet animal a manifesté de l'impatience. Il donnait des coups de bec à droite et à gauche de sa cage, mais il n'a pas chancelé. Il n'a présenté aucun des symptômes observés sur les précédents. Une heure après l'inoculation il mangeait comme à l'ordinaire.

Ces expériences me paraissent démontrer : 1° Que l'acide phénique peut empêcher sur-le-champ le développement des phénomènes inflammatoires que produit le venin des abeilles sur l'homme et sur les animaux ; 2° qu'il peut empêcher l'empoisonnement par le venin de crapaud.

Après avoir fait connaître l'action de l'acide phénique sur le vaccin, je ferai ressortir au point de vue pratique l'enseignement que donnent ces expériences.

Les venins sont-ils des ferments ? — Les venins appartiennent au groupe que j'ai établi, des ferments qui se forment pendant la vie. « Ce sont des humeurs « devant leurs propriétés à des substances organiques « naturelles produites par certaines glandes et dont il « existe autant d'espèces que de groupes d'animaux « venimeux. » (*Dictionnaire de Nysten,* onzième édition.)

Comme on le voit par cette définition des savants rédacteurs de ce dictionnaire, les venins ont la plus grande analogie avec la myrosine, la diastase végétale et animale, la pepsine, etc. Comme elles, c'est dans des organes spéciaux qu'ils se forment. L'un d'eux, celui de la vipère, contient une substance azotée, neutre, d'aspect gommeux soluble dans l'eau froide et ne se coagulant pas dans l'eau bouillante. On lui a donné le nom d'échidnine. Cette substance a de l'analogie avec la ptyaline. Elle empoisonne comme le venin de la vipère. Le rapprochement que je fais n'a donc rien de forcé.

Le venin de la salamandre terrestre et celui du crapaud, dont l'énergie contestée a été si bien mise en évidence par MM. Gratiolet et Cloëz [1], sont solubles dans l'alcool et leur ont présenté les réactions générales des alcoloïdes. Or l'alcool détruit les ferments des fermentations spontanées, tandis qu'il dissout le principe actif de ces deux batraciens. Cette différence n'échappera à personne.

Lorsqu'on inocule ces venins, leur action se manifeste instantanément, sans période d'incubation. Le venin inoculé ne se reproduit pas. Tous ces caractères me paraissent suffisants pour démontrer qu'ils diffèrent essentiellement des ferments. Ce sont des agents chimiques que l'on peut comparer à la diastase, la synaptase, etc., pour les tranformations qu'ils provoquent dans le sang des animaux.

L'acide phénique pur qui neutralise leur action pourrait bien devoir cette propriété à une combinaison qu'il formerait avec eux. Mais ce résultat pourrait tout aussi bien être attribué à l'action qu'il exerce sur les vaisseaux capillaires qu'il paralyse ou à la coagulation de l'albumine et du sang du corps muqueux, qui en cet état ne permettrait pas l'absorption. Sur ce point, j'attends d'autres expériences pour me prononcer.

[1] Comptes rendus de l'Académie des sciences, tome XXXII et XXXIV.

ACTION DE L'ACIDE PHÉNIQUE SUR LES VIRUS.

Vaccin.—Neuf inoculations furent pratiquées sur les bras de trois personnes : sur moi et sur deux de mes domestiques, avec du vaccin que je pris sur un enfant que j'avais vacciné. Les pustules dataient de huit jours, elles étaient très-belles. Je ferai de suite remarquer que tous trois nous portions des cicatrices vaccinales. J'étais le plus âgé des trois. Mes deux domestiques, l'un (homme) a quarante ans, l'autre, mère de l'enfant susnommé, a vingt-six ans.

Les inoculations faites sur mon bras et celles faites sur l'homme de quarante ans ont donné naissance sur chaque bras à trois pustules vaccinales qui se sont très-bien développées. Celles de la femme ont été négatives.

Du vaccin recueilli sur les pustules a été mélangé sur une lame de verre avec parties égales d'acide phénique. Avec ce mélange, j'ai pratiqué sur les trois autres bras neuf inoculations. Toutes ont donné un résultat négatif. Les piqûres n'ont pas même présenté le moindre signe inflammatoire.

L'expérience faite sur la femme de vingt-six ans ne peut rien apprendre, puisque dans les deux inoculations le résultat a été négatif. Je ferai remarquer que chez les sujets vaccinés les revaccinations échouent dans la moitié des cas. Mais le résultat positif que j'ai obtenu avec le vaccin pur sur mon bras et sur celui de l'homme cité plus haut, et le résultat négatif qu'a donné le vaccin mélangé avec l'acide phénique, me paraissent démontrer que cet acide empêche la reproduction du vaccin, par conséquent il détruit ses propriétés.

M. le docteur Sénéchal, à mon invitation, a bien voulu faire une expérience sur le bras d'un enfant qui n'avait jamais été vacciné. Il fit à chaque bras quatre piqûres d'inoculation. La piqûre supérieure a été touchée avec l'acide phénique, il ne s'y est point développé de pustule, tandis que les autres ont donné naissance à de belles pustules vaccinales.

Réflexions. Ces expériences, rapprochées de celles que j'ai faites avec les venins d'abeilles et de crapaud, me paraissent intéressantes à plus d'un titre. J'appellerai seulement l'attention pour le moment sur le fait pratique : *l'anéantissement instantané des effets de l'inoculation.*

Dans la discussion que j'établirai dans un instant sur la nature des virus, j'examinerai d'autres questions que ces expériences soulèvent.

Jusqu'à présent, du moins que je sache, lorsqu'on a inoculé un virus et que l'on a cautérisé au point d'insertion, la maladie inoculée s'est produite. Les expériences les plus nombreuses qui ont été faites en

France sur ce sujet appartiennent à M. Renault [1], professeur à l'école d'Alfort. Ce savant vétérinaire a inoculé le virus de la morve à treize chevaux. La piqûre d'insertion a été cautérisée au fer rouge à des périodes de temps qui ont varié de quatre jours à une heure. Tous ces chevaux ont été atteints de la morve et sont morts.

Dans une autre série le virus de la clavelée a été inoculé à vingt-deux moutons. Le point d'insertion du virus a été profondément cautérisé avec le fer rouge à des intervalles qui ont varié de trente à cinq minutes. Tous ces moutons ont eu la clavelée.

Dans des expériences que mon ami le docteur Clerc fait en ce moment à la maison de Saint-Lazare, il m'a dit que jusqu'à présent, en cautérisant le point d'insertion cinq minutes après l'inoculation avec la potasse caustique, il n'avait pas pu anéantir les effets de la vaccine.

L'acide phénique détruit la propriété toxique des matières putrides. L'inoculation de ces matières ne produit pas ses effets habituels lorsque le point d'insertion est cautérisé avec cet acide.

L'acide phénique serait donc supérieur au fer rouge et à la potasse caustique. Les résultats que j'ai obtenus doivent fixer sérieusement l'attention des médecins.

---

[1] *Etude expériment. sur l'absorption des virus*, 1848.

L'appel que j'ai fait aux médecins et aux vétérinaires depuis trois ans pour appliquer les propriétés remarquables du coaltar saponiné et de l'acide phénique paraît avoir été entendu. M. Condamine, vétérinaire au 9ᵉ chasseurs, a fait l'application de cet acide au traitement de la morve.

D'après lui, un chaval reconnu morveux par M. Bouley, professeur à l'école d'Alfort, a été traité *intus et extra* par les préparations phéniquées. Après vingt-cinq jours de traitement, ce savant professeur a constaté que tous les symptômes de la morve avaient disparu.

Un autre cheval morveux dont l'état a été constaté aussi par M. Bouley, a été traité comme le précédent, et une amélioration rapide a été constatée. Mais le cheval ayant été abattu à l'insu de M. Condamine, l'observation a été incomplète.

Il ne résulte pas moins de ces deux faits qu'aucun des moyens connus n'a encore donné de semblables résultats. Lorsque je traiterai des applications de l'acide phénique, je ferai ressortir les avantages que la thérapeutique me paraît appelée à en tirer.

Les virus sont-ils des ferments ? — Pendant longtemps, on a confondu sous le nom de virus des agents essentiellement différents. Ainsi Blancard [1], dans son

---

[1] Ceux qui ont lu cet ouvrage savent avec quel soin il est rédigé. On peut dire qu'il était le Nysten de son époque.

dictionnaire, où les connaissances médicales de son époques sont résumées, dit : *Virus est humor fluens, et accipitur quoque pro semine : venenum etiam significat, necnon ichores ex ulceribus manantes* (Lexic., édit. nov. 1735).

A mesure que la science a marché et aussi lorsque les doctrines ont changé, cette acception s'est peu à peu restreinte. Mais le nom de virus signifiant venin a été cause que jusque dans ces dernières années ces deux agents (virus et venin) ont été confondus non-seulement sous la même dénomination, mais encore comme pouvant se produire de la même manière. « La « sécrétion des venins est une fonction naturelle. « Peut-être que certaines maladies produisent un ef- « fet analogue dans le corps de l'homme. Telle est « l'origine la plus vraisemblable des virus qui sont « de véritables venins. » (Montfalcon, *Dictionnaire des sciences médicales*, tome 57, 1821.)

Ce que je dirai dans un instant prouvera combien cette manière de voir est erronée.

Liébig emploie aussi le nom de venin pour les désigner. Il dit : « Les venins qui se forment dans cer- « taines maladies, comme la petite vérole, la peste, la « syphilis, etc. » (*Chim. org. Introd.*, p. 180). Il range les matières animales en putréfaction au nombre des virus ou venins. MM. Littré et Ch. Robin (*Dictionnaire de Nysten*) établissent avec juste raison

une différence entre les venins et les virus. Ils disent :
« Les venins doivent leurs propriétés à des substances organiques naturelles produites par certaines glandes, tandis que les virus se produisent par modification accidentelle et morbide ou cadavérique des
substances organiques appartenant aux humeurs et
aux tissus en général. Le venin peut tuer ou déterminer seulement des accidents plus ou moins graves,
mais il ne transmet pas aux humeurs de l'animal
blessé la propriété de causer des accidents semblables, tandis que le virus rend l'économie virulente
comme il l'était lui-même. » Comme on le voit, ces
savants comprennent sous le nom de virus non-seulement les humeurs propres à certaines maladies,
mais encore les matières animales en putréfaction.

M. le docteur Clerc, dans son *Traité de la Syphilis*
(sous presse), qu'il a bien voulu me communiquer, dit :
« Le nom de virus est généralement réservé pour dési-
« gner les causes ou les agents de transmission des
« maladies contagieuses inoculables, telles que la sy-
« philis, la variole, le cowpox et la vaccine, la cla-
« velée, la morve, etc. »

D'après ce qui précède, on voit que si le nombre
d'espèces que l'on adopte aujourd'hui varie, c'est toujours à des humeurs ou à des solides altérés pendant
la vie ou après la mort que le nom de virus est réservé.

Il ne peut exister aucun doute sur la nature de ceux qui se forment après la mort. Ils ne peuvent être que des produits de fermentation. Par conséquent ils contiennent des ferments. Il reste maintenant à démontrer la nature de ceux qui se forment pendant la vie. Voyons.

Les virus ont une période d'incubation, ils se développent et se multiplient. Leur multiplication a lieu dans des proportions incalculables. Nous avons reconnu tous ces caractères aux ferments. Les virus peuvent être conservés pendant longtemps en dehors de l'organisme sans que leurs propriétés reproductrices soient altérées. Lorsqu'on les inocule, ils reproduisent, comme les graines, l'espèce qui leur a donné naissance. Les conditions les plus favorables au développement des fermentations sont aussi celles qui conviennent le mieux à leur évolution. C'est pourquoi, à Paris, les vaccinations officielles, que l'on me permettra d'appeler un ensemencement de virus, se font dans les mois les plus chauds de l'année (mai à octobre).

Toutes ces propriétés qui ont été si bien reconnues sont, on ne saurait en douter, l'attribut des êtres vivants.

Elles ont depuis longtemps frappé l'attention d'un assez grand nombre de médecins. Aussi les virus ont-ils été depuis plus de deux siècles considérés comme des êtres vivants. Athanase Kircher paraît avoir le premier imaginé que les maladies contagieuses se propagent par des animalcules, des vermisseaux de diverses espèces, selon les différents genres de maladies [1].

C'est cette manière de considérer les maladies contagieuses qui a donné naissance à la théorie connue sous le nom de pathologie animée. Si dans l'origine cette théorie ne reposait que sur des conjectures, il est certain qu'aujourd'hui on peut invoquer un grand nombre de faits bien observés pour l'appuyer. M. Donné a constaté la présence des vibrions dans du pus recueilli sur des chancres et dans celui provenant de balanites. Il a inoculé le pus des ces chancres, et la pustule qui en résulta fut ouverte et examinée au microscope avant d'avoir subi l'influence de l'air. Cette pustule contenait une innombrable quantité des mêmes vibrions que ceux observés sur le chancre. Ce savant a aussi découvert des vibrions dans le pus de la vaginité, et de plus un autre infusoire qui n'avait pas encore été décrit et qu'il a proposé de nommer *trichomonas vaginale*. Wagner a constaté la présence du *colpoda cucullus* dans la matière d'un cancer des lèvres. Des microphytes ont aussi été constatés dans le pus. Nous verrons plus loin que j'ai

---

[1] Ath. Kircherii Scrutinium physico-medicum contagiosæ luis quæ pestis dicitur. Romæ, 1658.

constaté la présence d'êtres vivants dans le pus d'anthrax.

Ainsi nous voyons qu'indépendamment des caractères propres aux êtres vivants que possèdent les virus, on peut ajouter que des animalcules y ont été bien constatés, et que le virus qui les contenait a produit, par inoculation, non-seulement ses effets habituels, mais encore une quantité innombrable de ces animalcules. L'ensemencement a donc produit ses effets ordinaires, puisque la reproduction et la multiplication des vibrions en a été la conséquence.

Dans la théorie nouvelle que j'ai donnée de la formation du pus, j'ai comparé ses globules à ceux que l'on observe dans la levure de bière et leur ai attribué le même rôle et la même origine. J'ai démontré que l'apparition des globules coïncide avec les phénomènes chimiques comme les infusoires dans les fermentations, et qu'en les détruisant avec le coaltar saponiné, qui doit ses principales propriétés à l'acide phénique, le pus nouveau qui est sécrété ne contient pour ainsi dire plus que du sérum. Des microphytes ont été constatés dans le pus par plusieurs observateurs.

Puisqu'on retrouve dans le pus (et quand je dis pus c'est comme si je disais virus, puisque les virus sont des variétés de pus) des microphytes et des microzoaires ; puisque ces humeurs reproduisent toujours leur espèce, qu'elles ont dans le corps de l'homme et des animaux une période d'incubation, de développement, et qu'elles se multiplient dans d'innombrables proportions, il est donc impossible de ne pas reconnaître à tous ces caractères les attributs de la vie. Mais ce n'est pas tout : le vaccin qui préserve de la petite vérole, le syphilitique qui transmet sa maladie à ses enfants, n'auraient pas ce privilége si ces virus n'étaient pas vivants. La physiologie est assez avancée pour nous apprendre que tout ce qui appartient aux minéraux, aux matières organiques et aux substances organisées ne séjourne qu'un temps très-court dans l'organisme. Les unes sont métamorphosées et rendues sous forme liquide ou gazeuse par les appareils. Les autres, comme certains sels, sont rejetés sans avoir été altérés. Les métaux, même ceux qui ne se dissolvent que dans des acides énergiques, sont aussi rejetés; comment comprendre qu'une imperceptible quantité de virus pût être à l'abri de ces décompositions. Le virus vit ou ne vit pas. S'il ne vit pas, il doit subir la loi commune, c'est-à-dire qu'il doit être détruit comme le sont les aliments et les médicaments appartenant au règne organique. S'il n'est pas détruit, c'est qu'il a, comme les animaux et les végétaux, une force de résistance. S'il reste dans l'organisme, c'est qu'il trouve dans les liquides et les solides les conditions les plus favorables à l'entretien de sa vie. Il finit par en faire partie comme tant d'autres êtres vivants (les entozoaires) : comme eux il s'y multiplie. Virchow, dans ses expériences sur les trichines, nous a montré comment leur transmission s'opère d'un animal à l'autre, et de celui-ci à l'homme, et dans quelles proportions ils s'y multiplient. C'est par la peau privée de son épiderme ou par les membranes muqueuses que se transmettent les virus. Si les trichines pénètrent dans l'économie par la muqueuse intestinale, on ne peut méconnaître qu'il existe la plus grande analogie entre le mode de propagation et de multiplication des uns et des autres. Le virus syphilitique, par exemple, qui a été si souvent transmis par son inoculation dans la cavité buccale, n'en est-il pas la preuve ? Les membranes muqueuses, quel que soit leur siége, sont des portes constamment ouvertes à l'absorption. Elles introduisent aussi bien des microzoaires dans le sang que des médicaments. Aussi, d'après tout ce que je viens de dire, je crois pouvoir admettre que les virus, comme les ferments, sont des êtres vivants.

Tout ce que je viens de dire sur les virus a été publié en 1862 dans le *Moniteur scientifique* du docteur Quesnevilie [1]. Depuis cette publication, des faits nouveaux importants pour la solution de cette question ont été communiqués à l'Académie des sciences par M. Flourens. Le savant secrétaire perpétuel a fait

---

[1] Voir livraison 140, 15 octobre.

une série d'inoculations de pus à des animaux. Le pus s'est multiplié dans de grandes proportions. Je reviendrai sur toutes ces questions importantes dans un mémoire sur la pyogénie.

ACTION DE L'ACIDE PHÉNIQUE SUR LES MIASMES.

L'histoire des miasmes est encore bien obscure. La difficulté de saisir les matières qui les composent leur a fait donner les noms d'émanations, d'exhalaisons.

Lancisi a proposé de remplacer ces noms par celui d'effluve, qui est passé dans la science. Mais comme en changeant les mots on ne change pas les choses, cela n'a rien appris sur leur nature.

Les uns admettent que les miasmes se produisent partout où des matières organiques entrent en putréfaction. Les autres, au contraire, limitent leur production au corps de l'homme et des animaux et les trouvent bien différents des émanations produites par les matières en putréfaction.

Ceux qui admettent qu'ils se dégagent des matières en putréfaction subordonnent leurs effets aux conditions atmosphériques qui peuvent ou non favoriser cette décomposition.

Ceux qui limitent leur production aux corps des animaux les voient d'autant plus dangereux qu'ils sont plus concentrés, comme dans l'atmosphère d'une salle d'hôpital, une écurie, etc., où de nombreux individus sains ou malades sont rassemblés. Dans certains cas, leur degré de concentration est tel qu'ils produisent les désordres les plus graves. Par exemple, dans les hôpitaux, ils semblent transformer l'individu en un foyer d'où ces agents s'échappent pour se répandre dans l'atmosphère de l'hôpital, atteignent ceux qui l'habitent et même la population voisine, où ils continuent leurs ravages.

Les noms d'émanations et d'exhalaisons sous lesquels on les confond souvent, indiquent qu'ils sont considérés comme pouvant revêtir la forme gazeuze. Les volcans, qui ont été considérés comme des sources de miasmes, ne peuvent les fournir qu'à l'état gazeux.

Nacquart[1] les considère comme des corpuscules (sans les avoir vus) qui se dispersent dans l'atmosphère, de laquelle ils reçoivent sinon des propriétés différentes, du moins des modifications profondes dans leurs propriétés. L'influence de la chaleur et de l'humidité comme favorables à leur production est généralement admise. Tous reconnaissent leurs effets trop souvent terribles. Ce qui se passe en ce moment à la Vera-Cruz, où nos soldats et nos confrères, en défendant l'honneur de la France, tombent sous les coups im-

---

[1] *Dictionnaire des sciences médicales*, tome XXXIII.

pitoyables du *vomito-negro*, nous en offre un triste exemple. On peut voir par ce court exposé l'incertitude qui règne dans l'esprit des auteurs sur la nature de ces agents.

Liébig, en considérant les miasmes comme des ferments, a ouvert une voie nouvelle. Elle n'a pas encore été beaucoup suivie par les médecins. Cependant la solution de la question, comme je le démontrerai, est dans cette interprétation. Les effets que déterminent les miasmes sont les mêmes que ceux que produisent les ferments. Avant d'aborder ce point important, essayons de débrouiller l'histoire des miasmes.

D'après ce qui précède, il est facile de reconnaître que sous le nom de miasmes les auteurs ont confondu des choses essentiellement différentes.

Pour faciliter l'étude de cette question, il me paraît de la plus haute importance de distinguer les miasmes des gaz nuisibles à la santé.

Les volcans en activité qui ont été considérés comme des sources de miasmes, ne peuvent produire que des gaz produits par la combustion.

Les gaz qui sont produits par les organes respiratoires, par la peau, etc., des animaux sains ou malades, et ceux qui proviennent des fermentations spontanées, ne sont pas dans le même cas. Tandis que les gaz provenant des volcans ne contiennent plus de matières organiques, ceux qui sont fournis par les substances en putréfaction et par les animaux en contiennent dans de notables proportions. Dans un instant nous nous occuperons de leur nature,

Les gaz qui sont fournis par ces sources diverses sont connus. La chimie nous donne les moyens de les reconnaître. On a étudié leur action sur les animaux. Cette étude a permis d'établir que ces gaz peuvent produire des désordres très-grands dans les organes des animaux, et même la mort. Ces effets ne peuvent s'observer que dans des espaces circonscrits où le renouvellement de l'air est empêché [1]. En effet, lorsqu'ils sont disséminés dans l'espace, ils deviennent non-seulement inoffensifs, mais l'analyse chimique ne les y retrouve plus. C'est que ces corps, j'insiste sur ce point, ne sont nuisibles que dans leurs lieux de production. J'ajouterai que les effets délétères déterminés par ces gaz sur les animaux ne se transmettent pas d'un individu à un autre. Ce n'est donc pas à eux qu'il faut attribuer ces épidémies meurtrières, ces maladies qui débutent sur un individu, qui se transmettent par le contact ou par l'air à toute une population. Si ce ne sont pas des gaz qui produisent des effets si redoutables, à quoi donc faut-il les attribuer? C'est ce que je vais rechercher.

[1] Il peut arriver que cette atmosphère ne contienne plus ou très-peu d'air respirable. Dans ce cas, le manque d'air devient un danger au moins aussi grand que les gaz nuisibles.

Thénard et Dupuytren ont fait des expériences qui peuvent jeter quelque lumière sur ce point important. Ils ont agité de l'eau distillée avec les gaz provenant de la putréfaction animale. Au bout de très-peu de temps l'eau s'est troublée, il s'y est trouvé des flocons d'une matière vraiment animale qui s'est précipitée par le repos, et le liquide s'est putrefié [1].

Mascati, célèbre médecin italien, a fait des expériences analogues qui ne sont pas moins intéressantes. Ayant observé que la récolte du riz dans les rizières de la Toscane donnait tous les ans lieu d'observer des maladies épidémiques, des fièvres adynamiques, il conçut le désir de connaître la nature des vapeurs qui s'élevaient de la terre dans les marais où l'on cultive le riz. Il suspendit à quelque distance du sol des sphères creuses remplies de glace. Les vapeurs vinrent se condenser sur les sphères sous forme de givre. Il recueillit cette matière dans des flacons où elle se fondit et présenta d'abord un liquide clair. Bientôt il se remplit de petits flocons qui, réunis et analysés, offrirent tous les caractères d'une matière animale. Le liquide, au bout de quelque temps, se putréfia. Moscati fit le même essai dans un hôpital. Il suspendit les sphères remplies de glace au-dessus de plusieurs malades et il obtint les mêmes résultats [2].

[1] *Annales de chimie*, tome LXXXI, page 330. — 1812.
[2] *Bulletin de pharmacie*, tome II, page 60.

« Toutes les observations faites sur les contagions gazeuses démontrent que ce sont des matières qui se trouvent dans un état de décomposition. L'air qui en est chargé dépose extérieurement sur des vases remplis de glace une eau qui en tient une certaine quantité en dissolution. A chaque moment cette eau change d'état : elle se trouble et se corrompt [1]. »

M. Boussingault a aussi constaté la présence de matières organiques dans l'air recueilli au-dessus des immenses marécages de l'Amérique.

L'air atmosphérique est vicié dans certains cas par des substances de nature inconnue qui donnent de l'odeur aux brouillards et occasionnent souvent des fièvres et des maladies contagieuses.

L'insalubrité de l'air dans les marais Pontins, les rizières de la Toscane et dans tous les pays marécageux ne peut laisser de doutes sur l'existence de corps étrangers qui vicient l'air atmosphérique. Ces substances délétères se développent pendant la putréfaction des matières animales et paraissent être solubles dans l'eau. L'eau distillée très-pure exhale promptement une odeur désagréable et devient trouble lorsqu'on la conserve dans un amphithéâtre de dissection.

L'eau dans laquelle on fait passer de grandes quan-

---

[1] Liébig. *Chimie organique.* Introduction, tome I, page 191.

tités d'air ayant servi à la respiration retient une matière animale particulière qui se putréfie très-facilement et qui ressemble à de l'albumine impure. On retrouve les mêmes caractères à l'eau qui se condense à la surface d'un ballon de verre rempli de glace et exposé dans un lieu de réunion [1].

Ainsi il est bien constaté que partout où des matières végétales ou animales sont en état de fermentation putride, les gaz qui s'en dégagent contiennent de notables proportions de matières organiques. Plus loin, j'assimilerai le corps de l'homme et des animaux à un foyer de fermentation d'où se dégagent incessamment des miasmes.

Voici ce que vient d'écrire M. le docteur Lebert dans son admirable ouvrage [2] : « Je ne serais pas étonné si par la suite on trouvait pour les maladies miasmatiques se développant par l'intervention d'un élément venant du dehors, tout un ordre d'êtres infiniment petits capables ou de traverser les membranes ou d'opérer par diosmose un travail de modification dans le groupement des atomes arrêtés, par exemple, dans les cellules pulmonaires, et agissant sur les liquides qui se trouvent séparés de leur contact

[1] *Traité de chimie générale* par MM. Pelouse et Fremy, troisième édition, tome I, page 321.

[2] *Traité d'anatomie générale et spéciale*, livre IX, page 667. — 1861.

par des membranes très-minces; ou enfin les traversant peut-être en y pénétrant de dehors en dedans *par leur germination* ou par diosmose s'il s'agit de corps chimiques non vivants. Quoi qu'il en soit de ces hypothèses, que l'avenir les ratifie ou les rejette, il n'est pas moins vrai qu'il y a beaucoup d'analogie entre l'action des ferments et l'action de causes morbigènes.»

J'espère démontrer que l'hypothèse de mon savant confrère est une réalité.

Démonstration que les miasmes sont des ferments, par conséquent des êtres vivants. — L'expérience que nous avons faite, M. Gratiolet et moi, avec le gazomètre, avait pour but de rechercher si l'air, en traversant un liquide putréfié contenant des infusoires en abondance en entraînerait avec lui. J'ai fait connaître le résultat inattendu que nous a donné cette expérience. J'ai dû chercher un autre moyen.

Pour avoir de l'air chargé de miasmes, je laisse putréfier des matières végétales ou des substances animales neutres au fond de grands bocaux que je bouche hermétiquement. J'attends huit ou quinze jours et même un mois pour avoir de l'air saturé de vapeurs putrides. L'expérience ainsi préparée, il s'agit de recueillir ces vapeurs. Pour cela, je me sers de petits vases en porcelaine. Ils sont allongés et pourvus d'un cuvette à leur base. Un couvercle complète l'appareil. Je remplis ces vases de glace et je les suspends au milieu de l'atmosphère putride. Le froid condense les vapeurs, qui se réunissent à l'état liquide dans la cuvette. Ce liquide est limpide, mais d'une fétidité extrême. Examiné au microscope, on reconnaît qu'il tient en suspension divers corps. Les uns sont des grains de poussière dont la forme varie, ou des filaments d'origine végétale. Ces matières sont évidemment accidentelles. Mais il y a un élément constant, et cet élément se présente sous la forme de granules de deux à trois millièmes de millimètre de diamètre; tantôt isolés, tantôt agrégés en masses irrégulières ou en petites sphères. Nous y avons trouvé aussi des sporules. Les granules que je viens de décrire ne font jamais défaut dans les liquides résultant de la condensation des vapeurs putrides, et *a priori*, il est impossible de ne pas les considérer comme les germes des êtres vivants qui déterminent la putréfaction. L'expérience confirme cette manière de voir. Si ces liquides ainsi chargés de granules sont mis en contact avec des solutions végétales ou animales fraîches, dans une température de 20 à 25 degrés centigrades, elles en déterminent la putréfaction immédiate, et leur influence, dans ce cas, est démontrée surabondamment par des expériences comparatives.

Les dissolutions dans lesquelles on a ajouté de ces liquides fourmillent d'infusoires quand les liqueurs de comparaison n'en présentent pas.

10

Les miasmes, comme les ferments, sont donc des êtres vivants.

La nature des miasmes étant trouvée, je m'attachai à faire une autre démonstration, celle de la contagion par l'air atmosphérique.

Démonstration de la contagion des miasmes putrides par l'air atmosphérique. — Tout le monde sait que les matières organiques fraîches entrent très-rapidement en décomposition lorsqu'on les place dans le voisinage de substances en putréfaction. Cependant je ne sache pas que l'on ait profité de ce fait important pour éclairer la question que je traite. Pour démontrer le transport des miasmes d'une matière à une autre, ou la contagion par l'air atmosphérique, voici les expériences que j'ai faites :

Expérience. — J'ai placé dans un cabinet clos un morceau de viande en putréfaction depuis un mois. A deux mètres de distance de ce foyer putride, je plaçai un morceau de viande de bœuf fraîche. La température était de 20 à 22 degrés centigrades. Au bout de vingt-quatre heures, cette viande offrait un commencement d'altération. Elle avait une teinte verte qui augmenta rapidement. Trois jours après, elle était en putréfaction très-avancée.

Une expérience comparative fut faite en même temps dans un autre cabinet clos. Un morceau de viande de même dimension, provenant du même animal, fut abandonné à lui-même. Il présentait seulement une coloration brune et commençait à sécher, sans dégager d'odeur putride, lorsque le morceau précédent était en putréfaction avancée. La transmission du ferment par l'air a donc été bien évidente. Ce résultat acquis, je cherchai à en obtenir un autre : celui d'empêcher la transmission du ferment par l'air en le détruisant.

Destruction des miasmes par l'acide phénique.— Si la nature des miasmes était inconnue, tout le monde savait que les matières en putréfaction et le corps des animaux leur donnent naissance. Les expériences que je fis sur les fermentations m'ont préparé la voie pour la démonstration que je veux faire. En effet, l'acide phénique arrêtant et prévenant les fermentations spontanées devenait un moyen certain de détruire les miasmes, puisqu'il détruit une des principales sources qui leur donne naissance. Malgré cela je voulus faire des expériences pour rendre saisissant ce mode d'action.

Expérience. — La viande en putréfaction qui m'a servi à démontrer la contagion par l'air fut traitée par de l'eau phéniquée saturée (cinq pour cent). Un quart d'heure après je la plaçai dans le cabinet où la première expérience avait été faite. Je dois dire que ce cabinet avait été largement aéré pendant trois jours en laissant constamment ouvertes sa porte et sa fenêtre qui donnent sur deux grandes cours, à la campagne. L'expérience fut disposée comme celle avec laquelle la contagion a été démontré, c'est-à-dire que la viande fraîche a été placée à deux mètres de la viande putré-fiée traitée par l'acide phénique et le cabinet fermé. Huit jours après, cette viande avait subi un commen-cement de dessiccation et ne présentait aucun des ca-ractères putrides qu'avait présentés la première deux jours après la mise en expérience. La différence était donc des plus frappantes, puisqu'au bout de vingt-quatre heures la viande abandonnée à elle-même et à l'influence des miasmes offrait des signes très-évi-dents d'altération putride.

L'acide phénique, dans cette expérience, a donc détruit instantanément la source des miasmes, puis-qu'en sa présence les phénomènes de contagion par l'air n'ont pu se reproduire.

Pour ne laisser aucun doute, pour démontrer que les corpuscules organisés sont bien les germes des miasmes, et que ce sont bien eux qui provoquent la fermentation putride, je fis deux expériences que je vais rapporter.

Les principaux gaz qui se forment dans les matières animales en putréfaction sont : l'acide carbonique, l'azote, le carbonate et l'hydrosulfate d'ammoniaque. On y trouve aussi de l'hydrogène carboné. Or la fer-mentation putride ne peut pas se développer dans ces gaz. Ils deviennent au contraire des moyens de la prévenir. Mais on pourrait me dire que mélangées dans de certaines proportions avec l'air atmosphérique, ces substances pourraient peut-être agir différemment. Pour répondre à cette objection, voici l'expérience que j'ai faite. J'ai pris trois bocaux d'égale dimension et les ai à moitié remplis d'eau de fontaine. Dans chacun de ces trois bocaux fut placé un morceau de viande de même volume, provenant du même animal. Dans l'un de ces bocaux la viande a été abandonnée a elle-même; dans le deuxième, un vingtième de carbonate d'ammoniaque fut ajouté ; dans le troisième, j'ajoutai aussi un vingtième d'hydrosulfate d'ammoniaque. Tous trois furent bouchés et abandonnés à une température de 20 à 22 degrés centigrades. Au bout de huit jours j'examinai la viande contenue dans ces trois bocaux.

Celle qui avait été placée dans l'eau était ramollie et offrait une odeur infecte.

Celle qui avait été placée dans l'eau additionnée de carbonate d'ammoniaque avait durci en même temps qu'elle avait pris une belle teinte rougeâtre. Elle ne présentait pas le moindre signe de fermentation putride.

Enfin l'hydrosulfate d'ammoniaque avait aussi durci la viande, lui avait communiqué son odeur et une coloration jaune-verdâtre sale. Cette viande ne pré-

10.

sentait aucune trace de décomposition putride. Ce ne sont donc pas les gaz, mais bien les corpuscules dont j'ai parlé qui constituent les miasmes proprement dits.

Voilà donc la nature de ces corps invisibles à nos yeux démontrée ; et ce qui est non moins important, c'est que je viens de prouver que l'acide phénique les détruit.

Conclusion. — Ainsi les ferments des fermentations spontanées sont des êtres vivants. Les miasmes sont les corps reproducteurs des infusoires qui provoquent les fermentations putrides. Les virus sont des humeurs qui contiennent des êtres vivants, et toute leur histoire me paraît établir que c'est à ces petits êtres que leur reproduction, leur multiplication et leur propagation sont dues.

Les venins me paraissent être des agents chimiques analogues à la myrosine, à la synaptase, à la diastase, à la pectase et à la pepsine. Maintenant revenons encore sur la théorie de Liébig. Mais cette fois ce n'est plus pour la combattre, c'est pour rendre hommage au chimiste qui sera l'éternelle gloire de son pays.

Si Liébig avait été un peu moins chimiste, il est probable qu'il aurait découvert la véritable nature des ferments. Car les matières albuminoïdes sont indispensables pour que les fermentations spontanées aient lieu. Le mouvement communiqué existe aussi. Ce n'est que sur le moteur qu'il s'est trompé. Cela es bien pardonnable, parce que la première molécule qui se met en mouvement entre en combinaison avec l'oxygène. Mais ce n'est pas ce corps simple qui provoque le mouvement, ni la combinaison : *c'est la vie.* Voilà pourquoi devant la mort, comme je l'ai démontré, tout s'arrête.

Maintenant si, comme je l'ai fait ailleurs (Académie des sciences, octobre 1860)[1], j'examine à un point de vue général le rôle des matières albuminoïdes, je commencerai par faire remarquer qu'on les trouve partout où la vie doit se manifester. Ainsi, toutes les parties des végétaux et des animaux, solides ou liquides, en contiennent. Elles existent en abondance dans les organes qui doivent reproduire l'individu. D'un antre côté, les microphytes et les microzoaires ou leurs corps reproducteurs sont encore plus abondamment répandus. L'air, l'eau, la terre, les végétaux et les animaux morts ou vivants en contiennent en abondance. Chose remarquable ! dans les végétaux et dans les animaux, lorsque la fonction de reproduction doit s'accomplir, de petits êtres vivants apparaissent dans la favilla et dans la liqueur séminale. Une répartition aussi générale indique un grand rôle à remplir. On

---

[1] Considérations sur le rôle des infusoires et des matières albuminoïdes dans la fermentation, la fécondation et la germination.

sait depuis longtemps que la liqueur séminale qui ne contient pas de spermatozoïdes est inféconde. Aussi a-t-on admis que ces petits êtres sont indispensables pour que la fécondation ait lieu. Mais comment agissent-ils ? On n'en savait rien. Faisant un rapprochement entre les faits nombreux que j'ai observés sur les fermentations, voyant dans toutes les matières organisées la fermentation s'arrêter en présence du coaltar, de la benzine et de l'acide phénique qui tuent les infusoires, je comparai les matières organiques riches en matières albuminoïdes, dont les infusoires ont été tués, à la liqueur séminale qui ne contient pas de zoospermes. Seules, elles sont impuissantes pour provoquer la fermentation, comme la liqueur spermatique qui ne contient pas d'animalcules est impuissante pour opérer la fécondation.

On sait que l'eau sucrée pure ne fermente pas au contact de l'air qui y dépose des corps reproducteurs des infusoires, et que si l'on y ajoute une matière albuminoïde la fermentation se manifeste. Nouvelle preuve que les infusoires et les matières albuminoïdes sont indispensables pour que ce phénomène se produise. Toutefois mes récentes expériences sur l'influence qu'exercent les poussières de l'air sur le développement des microphytes et des microzoaires m'autorisent à penser que de l'eau sucrée mise pendant longtemps en libre communication avec l'air pourrait fermenter. Ce fait, s'il se réalisait, ne changerait rien à ce que je viens de dire, puisque les poussières atmosphériques contiennent des matières albuminoïdes.

Nous avons vu que la germination est précédée par les infusoires et que j'ai considéré l'embryon comme leur nourrisson. Depuis longtemps les phénomènes chimiques qui accompagnent cette opération de la nature ont été considérés comme une fermentation. J'ai pu avec le coaltar et l'acide phénique arrêter et reproduire à volonté la germination dans une même graine, comme j'arrêtai et reproduisis la fermentation spontanée dans une même matière en la mettant en présence du coaltar, de la benzine ou de l'acide phénique, et en les débarrassant plus tard de ces substances. Ce qui m'a fait dire que la graine, bien que fécondée, ne peut vivre par elle-même. Dans toutes ces expériences, quand le phénomène naturel se manifeste, il est précédé par les infusoires ; quand il est suspendu, on n'y trouve pas, même la trace, de microphytes ni de microzoaires ; enfin lorsqu'on a fait disparaître de la graine ou des matières organiques les substances dont je viens de parler, la germination et la fermentation ont lieu et leurs phénomènes sont encore précédés des infusoires. Dans une question où la démonstration est si difficile, je crois que celle que j'ai faite ne peut laisser aucun doute dans l'esprit.

Si l'on compare les êtres de ce monde invisible à

nos yeux aux végétaux et aux animaux supérieurs, on reconnaît que les phénomènes chimiques qu'ils produisent sont les mêmes. C'est que ces trois grandes opérations de la nature, la fermentation, la germination et la fécondation sont provoquées et entretenues par le même moteur, la vie !

Lorsqu'on descend dans les profondeurs de la science ; lorsque, l'œil armé du microscope, on assiste au développement des appareils des végétaux et des animaux, on voit que tous les tissus qui les composent naissent d'un seul élément anatomique, *la cellule*. Il n'est donc pas étonnant de voir des microphytes et des microzoaires, dont l'organisation achevée de quelques-uns consiste en une cellule, produire les mêmes phénomènes chimiques que l'on observe dans les animaux et dans les végétaux supérieurs. Tous ces appareils, toutes ces organisations si différentes selon les degrés de l'échelle où on les observe, me paraissent tous avoir, au point de vue chimique, un seul et même but, la transformation de la matière. De cette transformation incessante naissent des quantités de calorique et d'électricité indispensables à l'entretien de la vie; mais de même que la vie naît de la vie, la matière ne peut vivre et s'organiser qu'avec la matière organisée.

Lorsqu'on réfléchit sur le mode de combinaison des corps simples entre eux, on ne tarde pas à reconnaître que ceux qui composent les êtres organisés n'ont aucun pouvoir constituant sans le concours du calorique, de la lumière, de l'électricité ou de la vie. Ces quatre principes sont les agents qui combinent leurs éléments de mille manières. Ils réunissent leurs molécules comme la vie les combine. Seulement cette dernière, en les combinant au milieu des tissus d'un être vivant, *les organise;* mais les compositions chimiques, qu'elles aient lieu sous l'influence de la vie, de la lumière, de l'électricité ou du calorique, sont toujours les mêmes. Elles ne présentent aucune différence. Les corps qui prennent naissance, qu'ils soient produits dans le laboratoire admirable du Créateur ou dans celui moins parfait du chimiste, sont toujours de même nature. Aussi, lorsque les vitalistes seront bien pénétrés de ces vérités, c'est sur ce terrain qu'ils fraterniseront un jour avec les chimistes ; ni les uns ni les autres ne pénétreront jamais le mystère qui fait qu'une cellule, en s'assimilant tous les jours de plus en plus les matériaux du monde physique, arrive à former ces organes, ces appareils devant lesquels l'intelligence la plus élevée ne peut qu'admirer et reconnaître la souveraine puissance du Créateur !

Des chimistes de premier ordre pensent que l'affinité dans les combinaisons n'est autre chose qu'un développement de forces électriques. Lorsqu'on jette un coup d'œil sur l'ensemble des phénomènes chimiques du globe, on est amené à comparer l'électricité, le calorique et la lumière à la vie. On sait que ces impondérables en sont une condition nécessaire. De là ce fait que la vie a une tendance perpétuelle à se développer partout où la chaleur et la lumière existent. Qui sait si la vie à son tour ne joue pas dans le monde des phénomènes chimiques le rôle des impondérables ?

Dans les fermentations, ces actions de présence dont le mystère était caché sous le nom de catalyse sont le résultat d'une action vitale. C'est peut-être cette force qui métamorphose à chaque instant les molécules sans jamais les détruire. Elle les combine aujourd'hui pour en faire un être vivant, demain elle en décomposera le cadavre en composés chimiques qui concourront au développement d'un nouvel individu, et ces mêmes composés serviront aussi à l'accroissement des minéraux et deviendront avec eux la source de composés nouveaux. Toutes ces transformations perpétuelles, admirables, qui prennent aujourd'hui des molécules pour les rendre demain, me paraissent être aux corps simples et composés ce qu'est la vie à la lumière, au calorique et à l'électricité.

Encore quelques mots sur ces grandes questions. Je crois avoir démontré que les ferments, les virus et les miasmes sont des êtres vivants, que l'air est le véhicule

des ferments. Que de choses dans ces découvertes !
J'avais eu d'abord l'intention de faire une excursion
sur le terrain de la *pathologie* animée. Je me proposais d'examiner cette doctrine qui a eu de si nombreux
partisans dans les deux siècles qui ont précédé le
nôtre. Mais j'ai reconnu que cela m'entraînerait trop
loin et que je ne devais pas oublier le titre de mon
travail et ne pas m'en éloigner. J'en ferai une publication séparée. Seulement je poserai en quelque sorte
aujourd'hui les bases de ce travail, en disant : Que
l'air atmosphérique renferme tout un monde invisible
à nos yeux qui a ses minéraux, ses végétaux et ses
animaux ;

Que les maladies parasitaires des végétaux et des
animaux résultent d'un ensemencement fait soit par
le contact, soit par l'air atmosphérique, soit par l'eau
ou les aliments ;

Que les miasmes étant des êtres vivants dont les
germes se répandent dans l'air, la marche des épidémies devient aussi facile à expliquer que la fécondation des plantes dioïques à de grandes distances par
le pollen charrié par les vents ;

Que des maladies épidémiques comme le choléra, la
peste, la fièvre jaune, sont endémiques sur les bords
du Gange, du Nil et des immenses marécages de l'A-
mérique, où séjournent en quantité considérable des
matières en putréfaction ;

11

Que les fièvres paludéennes règnent partout où des eaux stagnantes contiennent des matières organiques en fermentation. La température élevée qui favorise la décomposition fait qu'elles sont d'autant plus graves que le climat est plus chaud, que le corps de l'homme et des animaux domestiques peut être considéré comme étant constamment en état de fermentation. Leur température est celle dans laquelle les fermentations se développent avec le plus d'intensité ;

Que les fermentations spontanées développent une très-grande quantité de chaleur. On sait qu'un assez grand nombre d'incendies en ont été la conséquence. Aussi MM. Robin et Littré me paraissent-ils dire avec juste raison que la chaleur animale provient du mouvement de composition et de décomposition qui constitue le travail de la nutrition ;

Que les phénomènes chimiques des fermentations et ceux que l'on observe dans les animaux sont provoqués par la même force, la vie ;

Qu'il est tout naturel que le corps de l'homme et celui des animaux en santé ou en maladie soient des foyers de miasmes puisqu'ils sont constamment en état de fermentation ;

Que les matières sécrétées et qui séjournent à la surface du corps, comme le pus, le lait, l'urine, etc., entrent très-rapidement en fermentation ;

Que la nature des germes, leur résistance à des

températures extrêmes expliquent pourquoi les épidémies sévissent en toute saison et sous tous les cli-
mats.

Le corps de l'homme et des animaux offrant une
température à peu près constante, qui est celle qui
convient le mieux à la manifestation de la vie, les
germes trouvent toujours en eux un terrain excellent
pour s'y développer.

Enfin que d'après la nature des virus et des miasmes
que je viens de faire connaître, la contagion rentre
dans les faits naturels. Toutes ces considérations ont
été publiées dans le *Moniteur scientifique* du docteur
Quesneville. Voyez la livraison du 15 octobre 1862.

SECONDE PARTIE.

CHAPITRE IV

APPLICATIONS DE L'ACIDE PHÉNIQUE.

Les remarquables propriétés de l'acide phénique qui ont été mises en évidence dans la première partie de ce travail indiquent les nombreuses et importantes applications que l'on en peut faire.

L'action toxique énergique qu'il exerce sur les organismes inférieurs fait de suite surgir l'idée de son application pour détruire les parasites. Sa propriété d'arrêter et de prévenir les fermentations spontanées permet de l'employer comme antiputride et désinfectant.

L'action qu'il exerce sur la peau, les venins, les virus et les miasmes ouvre un vaste champ d'applications. Mais pour que la science soit définitivement fixée sur tant d'applications importantes, il faut le concours d'un grand nombre de travailleurs. Les expériences devront être multipliées, et pour certaines applications, celles pour détruire les miasmes, par exemple, elles devront être faites dans toutes les contrées du globe. Il n'est pas besoin de rappeler que les maladies miasmatiques empruntent à chaque climat une physionomie particulière. Aussi les résultats obtenus dans une contrée pourraient ne pas l'être dans une autre. Je dois donc reconnaître qu'il reste beaucoup à faire. Cependant nous verrons bientôt que les nombreuses expériences que j'ai faites permettent déjà de faire de très-importantes applications à l'industrie, à l'hygiène, aux sciences anatomiques et à la thérapeutique.

Les questions qui n'ont pas été étudiées seront rangées dans un chapitre spécial. Je dirai comment j'en comprends l'étude.

Lorsqu'on parle d'applications à toutes les branches de la science dont je viens de parler, il ne suffit pas que le corps jouisse des propriétés que j'ai fait connaître : il faut de plus qu'il soit à bon marché et d'un maniement facile. L'acide phénique est-il dans ce cas? C'est ce que je vais examiner.

Prix de l'acide phénique. — Pour le moment, cet acide coûte encore 15 francs le kilogramme. Mais l'acide liquide ne coûte que 6 francs le kilogramme. Lorsqu'on réfléchit que le goudron de houille est sans valeur (7 centimes le kilogramme), qu'une simple distillation et l'emploi d'un alcali suffisent pour l'extraire de cette substance qui le contient en abondance, il est impossible qu'aussitôt que son emploi se généralisera cet acide n'arrive pas rapidement à être vendu bon marché. D'après des renseignements pris dans les usines à gaz et auprès des chimistes industriels, il m'a été assuré que lorsqu'on demandera de l'acide phénique en grande quantité, on pourra facilement le livrer à 2 francs le kilogramme. Si je rappelle que l'eau contenant un centième d'acide suffit pour détruire tous les petits animaux nuisibles, et qu'*un millième* de cet acide suffit pour arrêter et prévenir la fermentation putride, on comprendra de suite que l'on pourrait avoir pour 2 francs mille litres d'un désinfectant énergique.

Ainsi donc il dépend des hommes qui s'occupent d'améliorer le sort des masses, de doter la société d'un agent capable de lui rendre d'immenses services et à un bon marché tel, que l'autorité pourra en exiger l'emploi sous peine d'amende.

En attendant que le commerce le livre à bon marché, nous allons faire connaître deux moyens économiques à la portée de tous, qui permettront de l'obtenir, impur il est vrai, mais jouissant des propriétés désinfectante, antiputride et toxique pour les parasites. Depuis que j'ai démontré que l'eau peut dissoudre 5 pour cent de son poids d'acide phénique cristallisé, j'ai examiné l'action de l'eau sur le coaltar. Il résulte de mes expériences, qui ont été vérifiées par M. Cloëz, que l'eau, à la température de 18 à 20 degrés centigrades, dissout 1/30ᵉ des matériaux qui composent le goudron de houille ; que l'acide phénique et l'aniline sont les corps dominants dans cette eau, et que l'huile lourde de houille, d'où l'on extrait l'acide phénique, traitée de la même manière par l'eau, lui cède de l'acide et l'aniline qu'elle contient. Il suffit de brasser ces substances dans l'eau pendant quelques instants et de laisser reposer la liqueur. Deux couches de matières huileuses se forment : l'une, plus pesante que l'eau, se précipite ; l'autre, plus légère, surnage. Rien n'est plus facile que de se débarrasser de celle qui surnage. Il suffit d'ajouter de l'eau de manière à faire déborder le vase pour la séparer. Quant à la couche pesante, on s'en débarrasse en décantant le liquide. En opérant comme je viens de le dire, on obtient une solution aussi limpide que l'eau la plus pure. Si j'ajoute que l'huile lourde de houille et le coaltar coûtent environ 10 centimes le kilogramme ; que l'huile lourde contient environ 20 pour cent de cet acide ; qu'avec un kilogramme, c'est-à-dire pour 10 centimes, on peut préparer cent litres d'un désinfectant énergique, on reconnaîtra comme moi que si l'acide phénique n'est pas promptement livré à bon marché, on pourra, en attendant, se servir de ces procédés économiques de préparation.

L'eau phéniquée est aussi facile à employer que l'eau pure. Dans un instant, je ferai ressortir les avantages qu'elle possède sur tous les désinfectants connus.

CHAPITRE V

EMPLOI DE L'ACIDE PHÉNIQUE POUR DÉTRUIRE LES
PARASITES.

Les parasites appartiennent au règne végétal et au
règne animal. De là deux divisions naturelles pour
ce chapitre.

PARASITES VÉGÉTAUX. — CONSIDÉRATIONS GÉNÉRALES.

Ils sont très-nombreux. Je ne m'occuperai ici que
des petits champignons. Ils se développent sur les racines, les bulbes, les tiges, les feuilles, les fruits et
sur les graines. Ils s'établissent aussi bien sur les
végétaux vivants que sur leurs parties que l'on conserve pour l'alimentation de l'homme et des animaux.
Aussi les racines, les tubercules, les fruits charnus,
les graines dans les caves ou dans les greniers de-
viennent-ils fréquemment leur proie.

Les végétaux n'ont pas le privilége de servir à la
nutrition de ces petits êtres. L'homme et les animaux
leur servent aussi de pâture. Tout ce qui est organisé

vivant ou mort est leur domaine [1]. La rapidité avec laquelle ils se propagent d'un individu à un grand nombre d'autres nous donne l'image de la contagion. Ces petits champignons deviennent la cause de maladies redoutables qui sévissent sur les plantes et sur les animaux. On connaît l'action des rhizoctones sur les asperges, la garance et sur d'autres plantes. Celle que ces parasites exercent sur les bulbes du safran est si destructive que dans le Gatinais on l'appelle *mort au safran.* Tout le monde connaît les ravages que l'oïdium et le botrytis font sur la vigne, les pommes de terre et les betteraves. L'olivier, le blé et d'autres végétaux peuvent aussi être attaqués par ces redoutables champignons. Ces parasites sont un véritable fléau pour les cultivateurs et pour les populations. La disette qui peut en être la conséquence n'est pas le seul danger que nous ayons à redouter. Leur présence dans les matières indispensables à l'alimentation peut occasionner des maladies graves qui ont sévi bien des fois sur l'homme et sur les animaux.

---

[1] C'est seulement depuis quelques années que l'on commence à comprendre toute l'importance des mucédinées parasites qui, s'attaquant directement ou indirectement à l'homme, le menacent soit en annihilant pour ainsi dire des productions les plus utiles à son alimentation, soit en déterminant des maladies dont la gravité et la fréquence ne sont pas généralement appréciées. Bouchardat, *des Mucédinées qui nuisent le plus à l'homme. Annuaire de thérap.*, 1861.

11.

M. Bouchardat (*loc. cit.*) qui, dans son mémoire, étudie les mucédinées qui nuisent le plus à l'homme, pense que la pellagre et la convulsion des céréales (acrodynie) sont le résultat de leur ingestion. On sait que les animaux herbivores refusent de manger les aliments moisis. Le pain et le biscuit en contiennent fréquemment. Dans les villes et les bourgs, où cet aliment est préparé chaque jour par les boulangers, les microphytes n'ont pas le temps de s'y développer. Mais dans les villages, où cet aliment est préparé par les consommateurs, où par économie on en fait pour huit ou dix jours, j'en ai constaté bien des fois. MM. Payen et Chevalier y ont reconnu des oïdiées. Bartholomeo-Bizio y a constaté la présence d'un microphyte nouveau qu'il appela *serratia*. Westerhoff a publié deux cas d'empoisonnement observés sur des enfants qui avaient mangé du pain de seigle moisi.

Les spores des mucédinées existent fréquemment dans la farine. Nous avons vu qu'elles résistent à de très-hautes températures. La mie du pain qui contient beaucoup d'eau ne peut atteindre une température assez élevée pour les détruire.

Les médecins ont souvent des maladies à combattre dont il n'est pas toujours facile de rattacher les symptômes à celles que l'on trouve dans les cadres nosoligues. C'est souvent instantanément qu'ils se manifestent. Il m'est arrivé bien des fois de constater sur des malades que je voyais pour la première fois de véritables symptômes d'empoisonnement, sans que je puisse en découvrir la source. Ils étaient peut-être le résultat de l'ingestion d'aliments ou de boissons dans lesquels des infusoires s'étaient développés. Depuis que je m'occupe de ces questions, mon attention s'est portée sur ce sujet. J'ai constaté sur deux malades, le mari et la femme, qui habitent l'hôtel des Monnaies de Paris, des symptômes assez graves des voies digestives. En remontant avec soin à la source, je reconnus qu'ils s'étaient développés depuis qu'ils faisaient usage de préparations de charcuterie achetées à la foire aux jambons. Examen fait du saucisson et du jambon dont ils avaient mangé, je reconnus qu'ils contenaient de nombreux microphytes. En cessant l'emploi de ces aliments, la santé de mes clients s'est rapidement rétablie. Dans une forte pension de Paris, un assez grand nombre d'élèves furent pris de coliques et de diarrhée, quelques-uns de vomissements après avoir mangé des choux-fleurs qui avaient subi un commencement d'altération avant la cuisson. Une malade qui vient de faire usage d'asperges qu'elle avait chez elle depuis huit jours a été prise de coliques, de vomissements et de diarrhée. Je n'ai pas pu examiner ce légume qui avait été consommé, mais la malade ne s'y était pas trompée. Elle me dit que ces asperges étaient moisies, qu'elle n'aurait pas dû les manger.

Les préparations de charcuterie [dont l'Allemagne fait un si grand emploi, ont été la cause de nombreux empoisonnements [1]. Aujourd'hui on les compte par centaines. D'après Liébig, on a attribué le principe vénéneux de ces préparations à l'acide prussique, et plus tard à l'acide sébacique sans y avoir démontré leur présence. Or, dit-il, l'acide sébacique est tout aussi peu malfaisant que l'acide benzoïque, dont il se rapproche par un grand nombre de propriétés, et tous les symptômes de la maladie s'opposent à ce que l'on admette la présence de l'acide prussique. Il attribue les accidents au ferment que contient toute matière en décomposition. M. Bouchardat admet que c'est à des mucédinées (moisissures) qu'il faut les rapporter. Nous avons vu plus loin que ferment et infusoire sont pour nous synonymes. Tout en interprétant chacun à sa manière la nature de l'agent qui provoque l'empoisonnement, ces savants ont donc, selon moi, fait connaître la cause qui le détermine.

Les parasites végétaux que l'homme et les animaux peuvent introduire dans leurs organes par les aliments

[1] Ces accidents se présentent principalement dans le Vurtemberg, où il est d'usage de préparer ces sortes d'aliments avec les ingrédients les plus divers, tels que du sang, du foie, du lard, de la cervelle, du lait de vache, de la farine, du pain, du sel, des épices. Liébig, *Chimie organique*. Introduction, page 179.

ne sont pas les seuls qu'ils aient à rédouter. Des médecins ont démontré qu'ils s'établissent sur la peau, sur les membranes muqueuses et y déterminent des maladies graves ou rebelles. Le favus, les teignes tonsurante, décalvante, la mentagre, la plique polonaise, le pityriasis, le muguet et d'autres affections sont dans ce cas.

M. le docteur Bazin me disait tout récemment que la teigne se multipliait depuis quelques années dans de grandes proportions. Il n'est pas sans intérêt de faire remarquer que les champignons de la teigne faveuse et du muguet appartiennent à la tribu des oïdées, et que c'est un oïdium qui cause la maladie de la vigne. J'ai publié une observation de gingivite chronique qui était entretenue par des microphytes [1]. Depuis j'ai publié un autre fait semblable.

Les vétérinaires ont aussi constaté la présence de végétaux parasites dans les affections cutanées des mammifères et dans la morve. On a aussi observé ces champignons dans le poumon des oiseaux et dans les œufs. (Robin et Littré, *Dict. de Nysten.*)

Enfin la maladie des vers à soie connue sous le nom de muscardine est due à un microphyte appartenant au genre botrytis. Nous avons vu que c'est aussi un botrytis que l'on trouve dans la maladie des pommes de terre.

[1] *Du Coaltar saponiné.*

Les champignons microscopiques jouent donc un grand rôle dans les maladies des végétaux et des animaux. Ce court exposé suffit pour faire comprendre tout le mal qu'ils occasionnent et l'importance qu'il y aurait de pouvoir y remédier.

Avant de parler des applications de l'acide phénique pour détruire ces microphytes, j'examinerai rapidement la question suivante :

Les microphytes que l'on observe sur les végétaux et sur les animaux malades sont-ils cause ou effet de la maladie? — Deux opinions partagent les savants sur cette question. Les uns pensent que les mycrophytes sont la cause de la maladie. D'après M. Bazin, le parasite produit l'affection cutanée, laquelle détermine la maladie parasitaire.

Les autres, au contraire, croient que la plante ou l'animal sont primitivement malades. La nature de leurs maladies serait inconnue. D'après cette dernière opinion, ce serait à cause de la maladie que les microphytes se développeraient.

Je ne puis dire ici que quelques mots sur ces importantes questions. Je renvoie aux savants travaux qui ont été publiés sur ce sujet [1].

---

[1] Voyez : 1° les rapports des commissions qui ont été nommées en France et en Belgique pour l'examen des questions relatives à la maladie des pommes de terre; 2° l'histoire de la maladie des pommes de terre, par M. Decaisne ; 3° des Maladies des pommes

« Sur plusieurs points du globe, le régime des asso-
lements ne répondant pas à toutes les conditions d'une
végétation normale fait de la plante et de ses fruits un
territoire vicié où se propagent comme une levure funeste ces êtres microscopiques ou infusoires capables
de mettre en peril l'existence des nations quand ils en-
vahissent la pomme de terre, la vigne, le froment, ou
qu'ils s'attaquent à l'homme lui-même [1]. »

L'expérience a appris que le parasitisme ne pré-
vaut que sur des organismes faibles ou malades. Par
exemple, le muguet, le favus, la teigne tonsurante, la
teigne décalvante, se développent de préférence sur
les enfants, sur les adultes qui ont été soumis à une
alimentation insuffisante ou de mauvaise qualité, ou
qui ont vécu dans des conditions insalubres ou dans
la malpropreté. Les plantes qui végétent sur un sol
épuisé, n'y trouvant pas les matériaux indispensables
qui leur donnent de la vigueur, sont dans le même cas
que l'animal qui a été soumis à une alimentation insuffisante.

Dans le muguet, les liquides sécrétés dans la cavité

de terre, des betteraves, des blés et des vignes, par M. Payen ;
4° tous le ouvrages de pathologie récents, et notamment les travaux
de MM. Bazin, Gruby, Gubler, Le Bert ; enfin les travaux de Bois-
sier, de Sauvages, Dutrochet, Guérin-Menneville et Robin, sur les
vers à soie et sur les parasites.

[1] Coste. *Rapport à l'Empereur* sur l'organisation des pêches
maritimes.

buccale, qui sont alcalins dans l'état normal, sont acides. Le sang du ver à soie, qui est aussi alcalin à l'état normal, est acide lorsqu'il est atteint de la muscardine[1]. D'autres faits non moins importants pour cette question ont été constatés. Il existe des vers à soie d'une vigueur telle qu'ils peuvent résister à l'inoculation des sporules du botrytis basiana. D'un autre côté, l'observation a appris que sur un grand nombre de personnes qui sont tous les jours en contact avec les teigneux, il y en a très-peu qui soient aptes à contracter le mal. Ce qui fait dire à M. Bazin : N'a pas la maladie qui veut. Dans un même champ de pommes de terre, de vigne, de betterave, de blé, etc., où sévit la maladie, tous les individus ne sont pas atteints. Il faut donc que celui qui est atteint soit dans des conditions particulières pour [que le parasite puisse s'y développer. Cela me paraît incontestable.

On peut, dans ces cas, comparer l'individu au terrain dans lequel les agronomes cultivent les végétaux supérieurs. Tous connaissent l'influence qu'il exerce sur le développement des plantes. Les savants qui s'occupent de géographie botanique cherchent à expliquer la distribution des espèces par la composi-

---

[1] Nous avons vu précédemment l'influence qu'exercent les acides sur le développement des microphytes. Cette découverte peut éclairer cette question.

tion minéralogique des terrains, et M. Boreau [1] établit que, s'il est des végétaux qui semblent préférer une formation géologique à une autre, c'est parce qu'ils trouvent dans cette formation les éléments chimiques dont ils ont besoin. Pour que le parasite se développe, il est rationnel d'admettre qu'il faut que son terrain présente certaines conditions chimiques comme pour les végétaux supérieurs. Nous avons vu qu'en changeant la composition chimique des substances on peut à volonté faire naître des végétaux à la place d'animaux, et réciproquement des animaux à la place de végétaux.

J'ai démontré l'influence remarquable qu'exercent les acides sur le développement des végétaux. L'acidité naturelle de la peau et de la sueur me paraissent on ne peut plus favorables au développement des microphytes.

Si les microphytes ne sont pas tout dans les maladies dont je viens de m'occuper, on ne saurait nier leur influence désastreuse. Ce qui me paraît le prouver sans réplique, c'est qu'en les détruisant sur la vigne, par le soufrage, le raisin croît, mûrit et présente tous les caractères d'un fruit de bonne qualité.

L'état de la plante n'a pas changé, puisqu'on ne s'est adressé qu'au champignon et que l'année sui-

[1] *Flore du centre de la France.* Introduction.

vante, lorsqu'elle s'est débarrassée du soufre, elle peut être de nouveau attaquée par le parasite et sa récolte être encore sauvée par le soufrage [1].

Pour les maladies parasitaires des animaux on observe la même chose. En détruisant le parasite, la maladie disparaît.

En résumé, tout en reconnaissant que les végétaux et les animaux doivent être dans des conditions particulières (aptitude) encore mal connues, pour que les microphytes s'y développent, il me paraît impossible de méconnaître que ce petit végétal est l'agent qui est le plus à craindre. Ce sont ces petits êtres qui deviennent la cause de la destruction de nos récoltes et qui entretiennent certaines maladies des animaux.

Un point de cette question que je vais examiner, et qui ne me paraît pas encore avoir été traité, c'est de savoir d'où viennent ces microphytes.

Origine des microphytes qui attaquent les êtres vivants. — Tout ce que j'ai dit dans la première partie sur les ferments, les virus et les miasmes me paraît devoir éclairer cette question importante.

Les phénomèmes que présentent les fermentations, les maladies virulentes et ceux que produisent les

---

[1] Il n'est pas sans intérêt de faire remarquer que la fleur de soufre contient de l'acide sulfureux en notable proportion et de l'acide sulfurique. Or ces acides sont de violents poisons pour les microphytes.

miasmes, m'ont paru reconnaître une même cause.
C'est à la vie de microphytes et de microzoaires que
je les ai rapportés. Je crois avoir démontré que les
corps reproducteurs de ces petits êtres existent en
abondance dans les émanations putrides. J'ai aussi
démontré la transmission du ferment ou infusoire
par l'air atmosphérique. Tout le monde sait avec
quelle rapidité et dans quelles prodigieuses proportions ils naissent et se multiplent dans les fermentations ; c'est donc le tableau en tous points semblable
à celui que nous présentent les maladies parasitaires
des végétaux.

Tous ceux qui ont étudié la propagation de ces maladies dans les magnaneries et dans les champs de
pommes de terre, de vigne, etc., ont été frappés de
la rapidité avec laquelle elle s'accomplit. C'est que
leurs spores, comme les germes des ferments, sont
transportés à de grandes distances par l'air atmosphérique et déposés souvent sur les plantes. L'eau du
sol elle-même en contient aussi. Ces faits expliquent
pourquoi la maladie de la vigne est si rebelle aux
moyens qui ont été employés jusqu'a ce jour pour
la combattre. Il ne suffit pas que le microphyte qui
s'est développé sur la plante soit détruit, il faut que
le germe qui lui donne naissance puisse l'être à mesure qu'il s'y dépose.

Je me suis demandé depuis longtemps si les engrais

ne seraient pas la source principale des microphytes qui attaquent nos récoltes. Ces agents auxquels les agriculteurs attachent une si grande importance, dont la consommation s'est accrue, depuis une trentaine d'années, dans des proportions considérables, me paraissent jouer un rôle important dans leur production et dans leur propagation [1].

L'expérience a appris aux cultivateurs à se méfier du blanc de champignons qui se développe si facilement sur les fumiers pendant les chaleurs de l'été. Ils savent qu'il devient un danger pour les plantes qui le reçoivent. On sait aussi que les eaux stagnantes, en voie de putréfaction, ne sont pas favorables à tous ces végétaux qu'elles peuplent de mousses. Le gazon qui est arrosé avec ces eaux ne tarde pas a être envahi par ces cryptogames. Il jaunit et meurt sur beaucoup de points. Je lis dans l'excellent ouvrage de Vilmorin et de ses savants collaborateurs (*Almanach*

---

[1] Depuis une trentaine d'années les modes de culture sont bien changés. J'ai vu dans mon enfance sur environ trois cents hectares que mon grand-père cultivait, qu'un tiers restait en jachères, Aujourd'hui aucune parcelle de terrain n'est laissée en repos. L'engrais a remplacé la jachère. M. Barral, en démontrant la présence des phosphates dans l'air atmosphérique, a très-bien fait ressortir ce qu'avait d'avantageux cet ancien mode de culture. Je ferai remarquer le rapport qui existe entre l'apparition des maladies de la pomme de terre, de la vigne, etc., et l'époque où la suppression des jachères est devenue générale. Cette observation vient à l'appui de l'opinion que j'émets.

horticole, 1863) : « Les causes de la maladies des pommes de terre sont très-obscures. On a invoqué la dégénération, la mauvaise culture, un terrain fumé, le défaut de sarclage comme celui du buttage, etc. Eh bien, quand on compare les résultats obtenus dans des circonstances opposées, on voit que partout *les engrais ont notablement augmenté l'intensité du mal*. Le fait rapporté par M. Lindley en est un exemple frappant. « Une pièce de terre d'une certaine étendue qui servait de pâture l'année précédente fut défoncée à trois fers de bêche, et le gazon enfoui seulement à la profondeur d'un fer de bêche ; cette pièce, située entre deux grands chemins, reçut comme engrais, dans les portions contiguës aux deux routes, la poussière qu'on y ramassait. Des pommes de terre y furent plantées, la maladie ne se montra que sur les endroits qui avaient été ainsi fumés, et la partie moyenne, qui n'avait rien reçu, fut épargnée. Les exemples sans nombre de terrains fumés, et peut-être trop abondamment, *prouvent que cet excès* de précaution a été plus nuisible qu'utile, surtout quand ils étaient humides naturellement » (t. 1, p. 222).

Je me suis informé auprès des cultivateurs intelligents de Mesnilmontant et de Bagnolet pour connaître leur opinion sur ce sujet. Ces hommes sont très-habiles dans la culture potagère. Ils m'ont répondu que le meilleur moyen de préserver les pommes de terre de la maladie est de ne pas fumer la terre où on les ensemence.

Ce n'est pas tout, la malpropreté est la cause la plus générale des maladies parasitaires des animaux que les médecins et les vétérinaires ont observés: A quoi conduit la malpropreté ? A la fermentation putride des matières qui s'accumulent sur le corps on dans les habitations. Que sont les engrais? Des matières en état de putréfaction où des quantités considérables de microphytes se développent. Comme on le voit, tous ces faits s'enchaînent et me paraissent de la plus haute importance. Partout où des microphytes se développent en abondance, les maladies parasitaires des plantes et des animaux prennent naissance.

Un autre point important de cette question sur lequel je dois appeler l'attention, c'est que les engrais, en augmentant la fermentation spontanée dans le sol, me paraissent modifier sa composition chimique en transformant plusieurs de ses composants. D'un autre côté, les engrais attirent un grand nombre de petits animaux qui nuisent aux plantes en les attaquant. M. Krafft, directeur de l'abattoir municipal, me disait tout récemment qu'il avait reçu plusieurs lettres d'Amérique dans lesquelles des colons lui signalaient l'influence fâcheuse qu'avait exercée sur la culture de la canne à sucre l'emploi des engrais. Le sol aurait été envahi par un grand nombre de petits animaux qui nuisent beaucoup au développement de la plante.

Il résulte de ce que je viens de dire qu'en détruisant les microphytes que contiennent les engrais, on diminuerait dans de grandes proportions les causes des maladies parasitaires des plantes, comme par la propreté on éloigne les maladies parasitaires chez les animaux.

Nous démontrerons plus loin que par l'emploi de l'acide phénique qui tue les parasites, on guérit rapidement plusieurs maladies parasitaires de l'homme et des animaux. Je démontrerai de plus que les engrais traités par l'acide phénique ont donné des résultats très-encourageants.

Mode d'emploi de l'acide phénique pour détruire les microphytes (parasites, moisissures, mucédinées): — Les expériences que j'ai précédemment fait connaître (v. p. 60), et d'autres nombreuses que nous avons faites au Muséum sur des cadavres d'animaux, ont mis hors de doute ce fait important, savoir : que les microphytes ne se développent pas en présence de faibles doses de coaltar ou d'acide phénique, et qu'un millième de cet acide suffit pour les détruire. Ces propriétés remarquables sont susceptibles d'importantes applications.

Maladie de la vigne. — M. Bobœuf, qui a indiqué dans ses brevets le plus grand nombre d'applications qu'il a pu imaginer, n'a pas oublié la maladie de la

vigne, ni celle des pommes de terre, ni celle du mûrier. Voici ce qu'il dit : « On sait aujourd'hui que
« l'oïdium, la maladie des pommes de terre et celle
« des mûriers est occasionnée par un *animalcule*
« (plusieurs champignons, qu'il aurait fallu dire) qui
« pullule avec une rapidité extraordinaire. » Plus loin
il ajoute : « Pour détruire ces insectes (comme on le
« voit, M. Bobœuf veut absolument que les végétaux
« soient des animaux), on devra prendre une dissolu-
« tion de phénate de soude à un dixième de degré, ou
« une dissolution plus concentrée; si elle n'agissait pas
« assez vite, on en arrosera au moyen d'un arrosoir ou
« d'une pompe à main les arbres, arbustes et végé-
« taux malades, qui reprendront de la vigueur et se-
« ront guéris très-promptement. On pourra essayer
« d'arroser le pied des arbres et arbustes de manière
« à ce que le liquide pénètre jusqu'aux racines. Si
« on voulait se servir soit de l'acide phénique pur ou
« plutôt de l'acide phénique étendu dans d'autres huiles
« essentielles ou fixes dans la proportion d'un hui-
« tième ou d'un dixième d'acide phénique, on de-
« vrait, au lieu d'en arroser les arbres et les arbustes,
« prendre un pinceau de badigeonneur et appliquer
« de l'acide *phénique pur* étendu sur tout le tronc
« et les principales branches des arbres et arbustes.»

J'ignore d'après quelles expériences M. Bobœuf a
pris ses brevets d'invention et de perfectionnement.

Mais il me paraît impossible qu'il ait fait les applications qu'il recommande, parce qu'il aurait reconnu, au premier essai, que si l'on détruit le parasite, on tue instantanément du même coup, comme je m'en suis assuré, le végétal qu'il attaque. C'est ce qui m'a fait dire que si l'on suivait ses conseils on le regretterait amèrement.

J'ai fait des essais assez nombreux et variés pour détruire l'oïdium. Les expériences que j'ai faites sur les microphytes et sur les végétaux supérieurs avaient pour but de mesurer l'action de l'acide phénique. Il ne suffisait pas de détruire le microphyte, il fallait éviter de nuire à la plante et à son fruit. Eh bien, je dois le dire, l'eau phéniquée, même au millième, si elle détruit l'oïdium, hâte la mort du raisin. Si M. Boboeuf avait lu le mémoire de M. Chevreul sur l'hygiène des cités populeuses, il aurait vu que ce savant chimiste a constaté la mort de plantes qui avaient été seulement assujetties à des pieux imprégnés de goudron de houille.

J'ai fait d'autres essais basés sur la propriété que possède le coaltar d'empêcher le développement des microphytes. Au printemps, lorsque les bourgeons et les feuilles apparaissent, j'ai placé auprès de plusieurs treilles qui avaient été atteintes de la maladie l'année précédente, une couche de deux centimètres de terre coaltarée à 2 pour cent. Cette terre a été enfouie à

25 centimètres de profondeur. Le raisin est devenu malade beaucoup plus tard que celui d'autres treilles qui avaient été abandonnées à elles-mêmes. Peut-être en appliquant la terre coaltarée à l'époque où la maladie fait son apparition, on sera plus heureux. C'est ce que je vérifierai. Mais je puis affirmer que cette terre coaltarée ne nuit en aucune façon à la vigne.

Depuis que j'ai écrit ces lignes, j'ai fait des expériences que je vais rapporter. Une d'elles a été couronnée de succès.

Une vigne (chasselas) était malade depuis trois ans. Elle est palissée de chaque côté d'une grande allée dans l'étendue de vingt-quatre mètres, à la campagne. Cette année, au mois de juillet, la maladie apparut. Je divisai ces vingt-quatre mètres en trois parties. La première fut abandonnée à elle-même ; la seconde fut traitée par de la terre contenant deux millièmes d'acide phénique. La troisième fut soumise à l'action de la terre coaltarée à deux pour cent. L'acide phénique a amélioré pendant quelques jours seulement la maladie qui paraissait s'arrêter. Deux applications de cette terre avaient été faites à dix jours de distance. J'attribue ce résultat à la volatilisation de cet acide, qui se fait très-rapidement sous l'influence des rayons solaires, et peut-être aussi à ce que la dose n'était pas suffisante. Il est inutile de dire que la première partie de cette vigne qui a été abandonnée à elle-même a eu tout son raisin perdu. Avec la terre coaltarée la guérison a été complète. Deux applications de cette terre ont été faites à dix jours de distance. La maladie s'est arrêtée, des grains crevassés se sont cicatrisés, et le raisin, très-volumineux et très-beau, est arrivé aujourd'hui à sa maturité. Un assez grand nombre de grains sont couverts de larges taches noirâtres qui ne sont autre chose, je m'en suis assuré au microscope, que de l'oïdium mort. Les feuilles de la vigne avaient un aspect vigoureux qui contrastait avec les autres parties qui étaient malades. J'ai fait constater ce résultat par plusieurs personnes.

MODE D'EMPLOI DE LA TERRE COALTARÉE [1].

On répand cette terre sur le sol sur une largeur de 30 centimètres et de 2 ou 3 centimètres d'épaisseur. L'application se fait aussitôt que la maladie apparaît. Par prudence, au bout d'une dizaine de jours, on fait une seconde application sans toucher à la première. Voici comment agit le goudron. La température toujours assez élevée de l'été accélère la volatilisation de certains principes du goudron (benzine, aniline, acide phénique), qui se répandent sur toutes les parties du végétal. L'action toxique énergique de

[1] Pour sa préparation, voyez aux formules.

ces substances tue le microphyte sans nuire au raisin. Ces expériences ont été faites par un temps sec et chaud. Je ne crois pas que la pluie en modifie beaucoup le résultat, parce que l'aniline et l'acide phénique, qui sont solubles dans l'eau, se trouveront administrés à l'intérieur par l'absorption des spongioles et répandus dans tout le végétal. L'expérience, beaucoup mieux que le raisonnement, jugera cette question.

Je n'ai pas fait d'expériences sur les treilles autrement que celles que j'ai précédemment rapportées. Ici le nouveau mode d'emploi ne peut être le même que pour les ceps. Si quelques personnes voulaient, l'année prochaine, répéter mes expériences, je vais dire comment, dans ce cas, je comprends l'application de la terre coaltarée.

On pourrait fixer une volige de 20 à 25 centimètres sur le mur et à 40 centimètres environ des premières feuilles. On y répandrait une couche de 2 centimètres d'épaisseur de cette terre. On pourrait aussi faire avec un vieux morceau d'étoffe une sorte de tube d'environ 12 centimètres de diamètre que l'on emplirait de terre coaltarée que l'on suspendrait à la distance des premières feuilles que je viens d'indiquer.

Le bon marché de cette préparation et son facile emploi devront encourager les essais. De mon côté, je continuerai les miens.

Indépendamment des résultats que je viens de faire

connaître, je vais rapporter d'autres faits dans lesquels l'action des principes du goudron est mise en évidence. M. Rapatel, capitaine du génie, qui était au courant de mes expériences, m'a dit que, dans sa famille, en Bretagne, on a l'habitude, depuis cinquante ans, de placer au pied de nombreuses treilles qui existent dans une grande propriété, toute la suie que l'on peut se procurer, et que jamais, jusqu'à présent, ces treilles n'ont été atteintes de la maladie. Il est bon de rappeler que la suie contient de l'acide phénique.

M. Le Beuf, de Bayonne, m'écrivit qu'il avait eu l'idée d'employer la chaux d'épuration du gaz de l'éclairage parce qu'elle contient de la benzine, de l'acide phénique, de l'ammoniaque, etc., toutes substances parasiticides. Le 20 juin 1861, ayant une belle treille de chasselas atteinte de l'oïdium, il fit mélanger 2 kilogrammes de cette chaux dans 100 litres d'eau. On aspergea au moyen d'un balai de sorgho tous les raisins malades et les ceps eux-mêmes. La maladie nonseulement fut arrêtée, mais mieux encore, les raisins malades ont été en partie guéris ; c'est-à-dire que chez certains les grains qui étaient trop gâtés se sont desséchés et sont tombés, tandis que le restant de la grappe est rentré dans l'état normal. Sur d'autres grains qui étaient ouverts, une véritable cicatrice s'est formée et les grains ont mûri. M. Le Beuf m'a envoyé de ce raisin à sa maturité. Un assez grand nombre de grains présentaient les cicatrices dont je viens de parler. Mais un point très-important à rapporter de cet essai, c'est que sur cette treille, qui a environ 6 mètres d'étendue, quatre seulement ont été traités et les deux autres ont été abandonnés à eux-mêmes. Tout le raisin de ces derniers est tombé en pourriture. Ainsi, dit ce savant pharmacien, tandis que le mal s'arrêtait sur la partie traitée par la chaux d'épuration, il continuait à sévir sur celle qui avait été délaissée. Beaucoup de personnes de Bayonne sont venues constater ce résultat. Ces faits remarquables et les propriétés bien constatées de l'acide phénique doivent encourager les essais.

Maladie des pommes de terre. — La difficulté d'attaquer la maladie des pommes de terre avec des liquides parasiticides me fit penser à employer la terre coaltarée. J'ai répandu sur le sol à ensemencer environ un centimètre d'épaisseur de terre coaltarée. On a enfoui cette poudre à la profondeur d'un fer de bêche et planté les pommes de terre comme à l'ordinaire. Une expérience comparative a été faite en même temps, à quelques mètres de distance, dans le même terrain. Les pommes de terre qui ont été protégées par le coaltar n'étaient pas malades, tandis que celles qui ne l'étaient pas ont été atteintes de la maladie.

Une autre expérience faite dans le même moment, mais dans un autre but, est venue donner un grand appui à ce résultat.

Je voulus m'assurer si des matières fécales qui avaient été désinfectées par le coaltar nuiraient à la germination. J'ensemençai un certain nombre de graines et de pommes de terre dans de la terre sur laquelle je venais de faire répandre ces matières. Les pommes de terre sont devenues très-belles et n'étaient pas malades, tandis que celles qui avaient été plantées dans une expérience comparative étaient malades. J'ai fait connaître ces résultats à l'Académie des sciences, en disant que s'ils se généralisaient le remède de la maladie des pommes de terre serait trouvé. L'année dernière, je répétai l'expérience sur un grand carré de terrain. La moitié de ce terrain fut préparée avec la terre coaltarée, et dans l'autre moitié les pommes de terre ont été abandonnées à elles-mêmes. Ni les unes ni les autres n'ont été malades. C'est donc une expérience à recommencer.

M. O. Krieg, de Eichberg (Silésie), écrivit le 20 octobre 1862 à l'Académie des sciences, qu'il avait essayé le coaltar d'après ma méthode pour prévenir la maladie des pommes de terre, mais que, loin d'avoir préservé les tubercules, cette substance les avait plutôt rendus plus malades.

Si des centaines d'expériences faites par moi depuis 1859, et par M. Gratiolet, au Muséum d'histoire naturelle de Paris, n'avaient surabondamment prouvé que le coaltar tue les microphytes et empêche leur développement, je n'aurais pas attaché autant d'importance aux résultats que m'ont donnés mes expériences sur la maladie des pommes de terre. Ces résultats n'étaient, comme je viens de le dire, qu'une nouvelle confirmation de la propriété du coaltar. Malgré cela, on vient de voir avec quelles réserves je les ai annoncés. Si ces expériences ne démontrent pas d'une manière indubitable que le coaltar prévient la maladie des pommes de terre, elles démontrent au moins que cette substance employée d'après ma méthode ne nuit en rien aux tubercules. En effet, la même expérience répétée deux années de suite sur plus de cent touffes de pommes de terre prouve que le coaltar ne nuit pas aux tubercules, puisque tous étaient sains et très-beaux à l'époque de leur maturité. Comment se fait-il que M. Krieg ait obtenu un résultat opposé? Je dirai franchement que l'expérience de mon contradicteur doit pécher par quelque chose, parce que, dans des expériences nombreuses que j'ai faites sur la germination, j'ai constaté que des pommes de terre que j'avais plantées en les entourant de terre coaltarée n'ont pas germé, et qu'après deux mois de séjour dans la terre (juillet et août) elles n'avaient pas subi d'altération putride. Il faut donc, je le répète, que l'expérience ait été mal faite.

Cette année, j'ai encore fait des expériences sur ces tubercules. L'une a été faite avec de la terre coaltarée

d'après ma méthode ; l'autre avec de l'engrais préalablement traité par une solution contenant deux millièmes d'acide phénique. Les pommes de terre, dans
ces deux expériences, étaient très-belles. Leurs tiges
et leurs feuilles avaient un aspect plus vigoureux que
celles qui n'avaient pas subi l'influence du coaltar.
Elles n'ont pas été attaquées par les pucerons, tandis
que celles qui avait été abandonnées à elles-mêmes en
étaient couvertes. Leurs tubercules que je viens de
récolter sont très-sains et très-beaux.

Ces expériences viennent démontrer de nouveau
que M. Krieg a mal opéré. Si mon contradicteur avait
su que le coaltar est un de nos meilleurs antiputrides, il aurait réfléchi avant d'écrire à l'Académie
des sciences ce que j'ai précédemment rapporté. La
maladie des pommes de terre appartient aux altérations que produisent les ferments. Comment le coaltar,
qui les arrête et qui les prévient si bien, aurait-il pu
l'augmenter? M. Krieg aurait bien dû répéter son
expérience avant de jeter le doute et le découragement
dans une question qui intéresse l'espèce humaine tout
entière. Tout démontre que son expérience a été mal
faite. Que le coaltar ne prévienne pas la maladie des
pommes de terre, cela est possible, puisque je ne suis
pas encore entièrement fixé sur ce point ; mais qu'il
augmente la maladie, voilà ce que je conteste avec
énergie.

Je n'ai pas fait d'essai sur les maladies de la betterave, du blé, du mûrier, etc. Mais, d'après tout ce que
j'ai dit précédemment sur l'origine des microphytes,
sur la coïncidence de l'apparition de ces maladies avec
l'époque où la suppression des jachères est devenue
générale, sur les faits bien constatés que les engrais
paraissent provoquer le développement de la maladie
des pommes de terre, je pense que c'est principalement
sur les engrais, qui me paraissent être la source la
plus grande du mal, qu'il faut agir pour la détruire.

Les résultats avantageux que l'on a obtenus par le
soufrage sont dus à l'action toxique qu'exercent les
acides sulfurique et sulfureux sur les microphytes.
L'emploi du soufre a mis en évidence un fait important, c'est qu'après avoir détruit l'oïdium par une
première application, la pluie ou le vent enlèvent le
soufre, et la maladie reparaît dans toute son intensité. Ce résultat me paraît tenir à ce que l'air est le
véhicule des spores, et qu'il les dépose à chaque instant sur les plantes. C'est pour ce même motif que
les treilles adossées à un mur sont plus fréquemment
malades que les ceps qui sont en plein air. Le mur
arrête les spores. J'ai démontré (voir page 169) que
des spores et des germes d'infusoires sont entraînés
par les gaz putrides, et que ces petits êtres sont char-
riés par l'air atmosphérique (voir page 170). Or les

microphytes qui provoquent les maladies dont je m'occupe existent en abondance dans les matières en putréfaction. Il me paraît donc rationnel de proposer de
les attaquer à la source principale qui les fournit,
c'est-à-dire dans les engrais.

L'acide phénique, par ses merveilleuses propriétés,
et par son bon marché, semble être un don de la
Providence pour détruire les microphytes. Les agriculteurs n'hésiteront pas à arroser les engrais avec lui
avant de les enfouir. Il suffit d'employer de l'eau phéniquée contenant deux millièmes d'acide pur pour
être certain de leur destruction. Mais en même temps
toutes les eaux croupies, quelle que soit leur origine,
devront être traitées par ce moyen [1]. En prévenant le
développement de ces terribles champignons, on ob-
tiendra un double résultat avantageux pour les récoltes
et pour l'hygiène publique.

Je ferai une recommandation pratique importante.
Il faut éviter d'employer l'acide phénique ou le
coaltar au moment de la floraison, parce que la fécondation des plantes me paraissant se faire comme
celle des animaux par des corpuscules vivants qui
existent dans *la fovilla*, l'acide phénique les détrui-

---

[1] Pour les eaux croupies, il suffira d'évaluer approximative-
ment leur quantité, d'y ajouter environ deux millièmes d'acide
que l'on mélangera dans la masse.

rait plus facilement que les microphytes, et la plante pourrait, de cette façon, être rendue stérile.

En résumé, l'acide phénique détruit par de très-faibles doses les microphytes et prévient leur développement. Il est probable, d'après tout ce que j'ai dit précédemment, que pour réussir à prévenir le développement des maladies dont je viens de parler, tout dépend du mode d'application. La question est maintenant à l'étude. Les travailleurs la résoudront. Quant à moi, je ne l'abandonnerai pas.

Destruction des microphytes qui se développent dans les matières alimentaires ou autres.— Une expérience bien simple que j'ai faite prouve tout le parti que l'on peut tire de l'acide phénique pour prévenir le développement des moisissures (microphytes) ou les détruire.

Dans un grand placard placé au rez-de-chaussée à la campagne, de nombreuses moisissures existaient depuis longtemps. Elles n'envahissaient pas seulement les murs; tous les objets et toutes les substances d'origine végétale ou animale que l'on y déposait en étaient rapidement couverts. Il a suffi de placer dans cette armoire un flacon débouché contenant de l'acide phénique pour les détruire et empêcher leur reproduction [1]. Cette expérience n'indique-t-elle pas à elle

---

[1] On sait que dans le voisinage des usines à gaz, la végétation souffre.

seule comment il faut agir pour préserver de leur envahissement tant de matières précieuses pour notre alimentation, nos vêtements et pour notre industrie ! Aussi je conseille d'entretenir un atmosphère chargé d'acide phénique dans les armoires, dans les caves, dans les magasins, dans les greniers, en un mot partout où des matières d'origine végétale ou animale, alimentaires, médicinales ou autres sont conservées, pour les préserver des moisissures. Il n'est pas besoin de dire qu'il faut s'attacher à bien clore les armoires ou les pièces pour y maintenir l'acide phénique.

Je ferai remarquer que cet acide ne se borne pas à prévenir le développement ou à détruire les moisissures, il éloigne ou tue les insectes (comme nous le verrons plus loin) et prévient la fermentation putride. Ces propriétés si remarquables pourraient paraître surprenantes et faire supposer qu'elles ont été imaginées par un esprit rêveur, si toutes les expériences que j'ai rapportées dans mes publications ne démontraient pas qu'elles sont l'expression de la vérité.

Les matières alimentaires qui ont été ainsi conservées retiennent l'odeur de l'acide phénique. Mais la propriété très-volatile de cet acide permet de les en débarrasser par leur seule exposition à l'air libre. Ce résultat est plus vite obtenu avec l'acide cristallisé, qui a une odeur franche, qu'avec l'acide liquide, qui possède une odeur empyreumatique plus ténace.

Gelées végétales. — Les gelées végétales sont préparées dans nos ménages et dans le commerce en quantités considérables pour notre alimentation. Pour les préserver des moisissures, on les recouvre d'un papier imprégné d'alcool. Ce résultat sera plus sûrement atteint en remplaçant l'alcool par l'eau phéniquée saturée.

Gelées animales. — Les gelées animales, dont l'altération est si prompte, se conservent longtemps par le même moyen.

Pain. — Nous avons vu (p. 190) que les farines de blé, de seigle, de sarrasin et le pain contiennent fréquemment des microphytes. Un peu d'acide phénique placé dans les meubles pourra prévenir leur développement.

Biscuit. — Cet aliment qui rend tant de services à la marine et aux armées en campagne, et qui doit toujours être conservé longtemps, est fréquemment atteint par les moisissures. Indépendamment des cryptogames, divers insectes en font leur pâture. Aujourd'hui les biscuits sont conservés dans des caisses doublées de fer-blanc. et malgré cette précaution ils deviennent encore la proie des microphytes.

En imprégnant l'intérieur des caisses en fer-blanc d'une couche mince d'acide phénique, on pourrait plus sûrement encore prévenir le développement des moisissures et l'éloignement certain des insectes. En exposant le biscuit à l'air libre il perdrait l'acide phénique; en supposant qu'il en retînt, ce ne serait qu'une dose insignifiante et incapable de nuire.

Les diverses farines dont j'ai parlé sont aussi souvent attaquées par des insectes ou par leurs larves. Quand on se sera bien pénétré des propriétés que possède l'acide phénique, et surtout lorsqu'on les aura constatées, j'espère que dans tous ces cas il pourra rendre de grands services.

Destruction des moisissures qui avaient envahi environ 15,000 *coléoptères de la collection du Muséum.* — M. Terreil, qui était au courant de mes recherches, conseilla l'emploi de l'acide phénique pour détruire les moisissures qui avaient envahi la collection de coléoptères du muséum. Ces insectes étaient menacés d'une destruction complète. Voici la lettre que M. Terreil a eu l'obligeance de me faire adresser.

« Monsieur,

« J'ai attendu jusq'à ce jour pour vous faire connaître le résultat de notre opération sur les insectes (coléoptères) de ma collection qui a été envahie par la moisissure, vers la fin du mois d'octobre 1862.

« Grâce à votre excellente préparation d'acide phénique, avec laquelle j'ai commencé par laver une grande quantité de mes coléoptères, puis ensuite j'ai versé de cette liqueur dans des tubes que j'ai placés dans chaque boîte, à deux fois différentes, dans l'espace d'un mois, pendant l'hiver dernier. Vers la fin du mois d'avril il n'existait plus de moisissure sur mes insectes ; mais, craignant de la voir reparaître pendant les grandes chaleurs de l'été, j'ai pensé qu'il était prudent de différer et de faire une visite générale au mois d'août avant de me prononcer. Je viens de passer en revue toute ma collection renfermée dans deux cents et quelques boîtes, c'est-à-dire d'environ quinze mille coléoptères européens.

« J'ai examiné avec le plus grand soin les individus qui avaient été le plus gravement compromis par la moisissure. J'ai reconnu, à ma grande satisfaction, qu'ils sont en parfait état, ne laissant aucune trace de moisissure présentement 11 août 1863, après 36 degrés de chaleur.

« Je viens, Monsieur, vous adresser mes félicitations et mes remercîments bien sincères, pour avoir bien voulu venir à mon secours en me donnant le moyen de tirer d'une perte certaine une collection qui m'a coûté vingt années de travaux continus, pour en faire don au muséum d'histoire naturelle.

« Veuillez, etc.

« D. BOULARD,

« Attaché au muséum pour l'entomologie. »

A l'avenir, en enduisant d'acide phénique l'intérieur ou simplement le liége sur lequel sont fixés les insectes, non-seulement on préviendra le développement des mucédinées, mais encore celui des dermestes. Je recommande vivement son emploi aux entomologistes.

Conservation de l'encre ordinaire. — Nous avons vu que M. Calvert a employé l'acide phénique pour empêcher la fermentation gallique, et qu'un millième de cet acide suffit pour obtenir ce résultat (v. p.95).

On sait que l'encre ordinaire est un tannate de sesqui-oxyde de fer tenu en suspension dans de l'eau par de la gomme arabique. En été, ce liquide s'altère promptement. Il s'épaissit et des mucédinées couvrent sa surface. En cet état, l'encre tient à la plume, et l'on ne peut donner à l'écriture la netteté que l'on désire. Je me suis assuré qu'en ajoutant un millième d'acide phénique à cette encre, on prévient cette altération. Elle reste fluide, s'étend facilement et avec netteté sur le papier. Elle conserve pendant longtemps en plein air cette qualité, et il ne s'y forme plus de moisissures (mucédinées).

Lorsque cette encre est altérée, on peut, en y ajoutant un millième d'acide phénique, faire mourir les moisissures et lui rendre en grande partie sa fluidité.

Je ne parlerai pas dans ce chapitre de l'application de l'acide phénique pour détruire les microphytes qui attaquent les animaux vivants. J'ai cru plus convenable de traiter cette partie de la question dans les applications à la thérapeutique.

DES PARASITES APPARTENANT AU RÈGNE ANIMAL.

On confond souvent sous le nom de parasite tous les petits animaux qui attaquent nos récoltes, nos vêtements, nos tissus, les peaux d'animaux, les laines, les bois en grume ou travaillés, etc., avec ceux qui se nourrissent aux dépens d'autres êtres vivants. En zoologie, le nom de parasite est réservé à tout animal qui vit aux dépens de la propre substance des autres. Ceux qui vivent à la surface de leur corps, comme les acariens, les poux, les puces, etc., ont reçu le nom d'épizoaires ; tandis que ceux dont la présence a été constatée dans les cavités naturelles, dans les tissus et dans les liquides en circulation, ont été nommés entozoaires par Rudolphi.

Ici je m'occuperai des uns et des autres.

Si les parasites végétaux sont nombreux, ceux qui appartiennent au règne animal le sont plus encore. Si on leur ajoute les autres petits animaux nuisibles, leur nombre devient considérable. Un volume ne suffirait pas pour citer seulement leurs noms et faire connaître les ravages et les désordres qu'ils occasionnent. Ceux qui attaquent les végétaux sont des ennemis redoutables pour les cultivateurs. On sait que les plantes servent tout à la fois de berceau et de nourriture à un grand nombre. Les mères y déposent leurs œufs, et les larves qui en naissent font souvent plus de mal que l'insecte parfait.

D'autres petits animaux qui n'habitent pas sur les végétaux vivants s'en repaissent. On les voit souvent en grand nombre traverser les chemins pour aller chercher leur nourriture. Les plantes potagères ou d'agrément résistent rarement à leurs attaques. Leurs feuilles percées à jour comme un crible, leurs racines attaquées ou coupées par ces animaux redoutables, les conduisent à une vie languissante ou à la mort.

Si les agriculteurs sont obligés de lutter pour empêcher leurs récoltes de devenir, pendant la végétation, la proie de ces petits animaux, d'autres ennemis surgissent lorsqu'ils les ont serrés dans les granges ou dans les greniers. Par exemple, les dégâts que commettent les diverses espèces de calandre ont été évalués à des sommes énormes. Ces petits insectes consomment chaque année de quoi nourrir plusieurs millions d'hommes et d'animaux. Dans les magasins, dans nos ménages, un grand nombre de produits bruts ou fabriqués deviennent aussi leur proie. Enfin les nombreux entozoaires conduisent l'homme et les animaux à une vie languissante et à la mort.

Il serait donc de la plus haute importance de pouvoir nous préserver, ainsi que les animaux et nos récoltes, des attaques de ces animaux, soit en les éloignant, soit en les détruisant.

D'après les expériences que j'ai faites et que je vais rapporter, nous verrons qu'il est possible, avec l'acide phénique et le coaltar, d'atteindre en partie ce but.

J'ai démontré que tous les animaux qui appartiennent aux mollusques, aux articulés et aux rayonnés, fuient le coaltar, la benzine et l'acide phénique, parce que les émanations de ces substances sont de violents poisons pour eux. Ces faits, aujourd'hui bien démontrés, vont nous permettre de faire et de proposer de très-importantes applications.

Je diviserai ces applications en deux séries, savoir :

1° Celles qui ont pour but de détruire l'animal ;

2° Celles qui ont pour but de l'éloigner.

Mode d'emploi de l'acide phénique pour détruire les petits animaux nuisibles. — Dans ce chapitre, je ne traiterai pas de la destruction des animaux parasites qui attaquent l'homme et les animaux. Je traiterai cette partie de la question dans le chapitre consacré aux applications de l'acide phénique à la thérapeutique.

Fourmis. — Lorsque les fourmis cheminent en grande quantité en dehors des plantes ou qu'elles sont rassemblées dans une fourmilière éloignée de plantes ou d'arbres que l'on désire conserver, il

suffit de les arroser avec de l'eu phéniquée au centième pour les faire mourir en quelques instants.
Leurs œufs meurent aussi rapidement lorsqu'ils sont
atteints par ce liquide. Si ces animaux étaient établis
autour d'arbres ou de plantes que l'on désire conserver, il faut bien se garder d'arroser la plante en même
temps que les tourmis sous peine de faire mourir le
végétal et l'animal. Dans ce cas, voici ce que je conseille : déplacer la terre de la fourmilière et arroser
les fourmis qui s'en échappent en grand nombre.

Punaises. — Ces hôtes incommodes et repoussants
peuvent être tués instantanément ainsi que leurs œufs
avec de l'eau phéniquée a cinq pour cent. Il suffit de
laver à l'aide d'un fort pinceau les bois de lits, les matelas sur les coutures et les crevases qui peuvent
exister dans l'appartement pour les détruire. Cette
eau ne laisse aucune trace de son action sur les meubles ni sur les tissus.

En incorporant de l'acide phénique à la colle qui
sert à fixer le papier de tenture dans nos apparte-
ments, on détruit les punaises qui existent dans de
vieux murs. Il suffit d'introduire cinq pour cent d'a-
cide dans la colle pour obtenir ce résultat. Je m'en
suis assuré par une expérience. Les punaises sont
comme les autres animaux ; celles qui ne sont pas
tuées par l'acide phénique le fuient, il en résulte
qu'une seule application de l'eau phéniquée suffit

13.

pour se débarrasser de ces animaux détestables. S'il en revient l'année suivante, on recommence l'application. Les punaises qui attaquent les arbres ne peuvent pas être tuées avec ce liquide, qui compromettrait la vie des branches.

Larves. — Sur des meubles plaqués en acajou, des larves exerçaient des ravages. L'acajou était troué sur un grand nombre de points, et ces animaux rejetaient au dehors le bois réduit en poudre. Sur deux commodes qui étaient ainsi attaquées, je frottai légèrement tous les trous avec un mélange fait avec parties égales d'acide phénique et d'alcool. Une seule application a suffi pour arrêter le travail de ces larves et préserver ces meubles d'une grande détérioration. Il est probable que ces animaux sont morts dans leurs trous, puisqu'ils n'ont plus donné de signe de vie. Tous les bois qui contiendront des larves pourront en être débarrassés par le même moyen.

Destruction des insectes sur les plantes ou sur les arbres. — Nous avons vu les procédés que M. Bobeuf conseille pour détruire les maladies de la vigne, du mûrier et des pommes de terre. Il conseille les mêmes moyens pour détruire les insectes qui dévorent les plantes et les arbres. Les faits à la main, j'ai démontré que ces procédés n'étaient pas praticables (v. p. 205).

Voici ce que l'expérience m'a appris. Lorsque les insectes ou leurs larves sont établis sur des troncs d'arbres ou sur des branches vigoureuses, on peut les détruire en les arrosant avec de l'eau phéniquée au centième, sans faire courir de danger à l'arbre. Les chenilles, la larve du cerf-volant, les scolytes destructeur et typographé sont dans ce cas. Pour les chenilles, il faut déchirer un peu la toile du cocon pour assurer la pénétration du liquide à l'intérieur ; mais lorsque les insectes existent sur les feuilles ou les fleurs, comme les différentes espèces de pucerons, et les chenilles qui font tant de mal, il ne faut pas employer l'eau phéniquée au centième, parce que les feuilles et les fleurs mourraient. Dans ces cas, il faut employer de l'eau contenant seulement trois millièmes d'acide phénique. Malheureusement, en diminuant l'énergie de la solution on la rend moins efficace, et le but n'est atteint qu'en partie ; mais elle coûtera si bon marché que l'on pourra répéter l'application plusieurs fois.

Emploi de l'acide phénique pour éloigner les insectes des végétaux et des animaux que la vie a abandonnés. — J'ai déjà fait connaître des expériences qui ont démontré que des animaux entiers injectés par les artères avec une dissolution alcoolique de coaltar ou avec de l'eau phéniquée, non-seulement ne sè putréfient pas, mais ne sont pas attaqués par les insectes tant qu'ils contiennent de l'acide phénique. Nous avons vu que Runge et Liébig ont depuis longtemps fait savoir que des peaux d'animaux dont l'intérieur avait été enduit d'acide phénique, se sont conservées aussi sans être attaquées par les insectes.

D'autres expériences que je vais rapporter permettent de généraliser ces faits, et je ne crois pas trop dire en annonçant que toutes les substances d'origine végétale ou animale peuvent être préservées des insectes par l'acide phénique.

Première expérience.—Dans un placard situé au rez-de-chaussée, à la campagne, je plaçai des racines, des plantes herbacées, des pommes de terre, quelques graines de légumineuses et des morceaux de peau de lapin. Je dois dire que le fond de cette armoire était un mur humide sur lequel existaient des moisissures et des araignées. Dans cette armoire je plaçai un flacon contenant environ 30 grammes d'acide phénique recouvert seulement avec un simple morceau de papier. Les araignées ont disparu, les moisissures sont mortes, et aucun insecte n'est venu attaquer les substances dont je viens de parler. L'expérience a duré six mois.

Deuxième expérience. — Des fourmis avaient envahi plusieurs meubles, et entre autres un garde-manger placé dans une pièce en communication avec un grand jardin. Il a suffi de placer un peu d'acide phénique dans un vase, dans chacun de ces meubles, pour les faire disparaître. J'ai mis du miel et du sucre dans le garde-manger pour les y attirer de nouveau, mais l'instinct de la conservation l'a emporté sur la gourmandise, car aucune n'a reparu. Celles qui circulaient dans la pièce où était le garde-manger ont aussi abandonné ce lieu dangereux pour elles.

Dans les endroits qui ne sont pas clos, comme un meuble, on entoure la place que l'on veut protéger d'une ligne d'un centimètre de large tracée avec l'acide phénique; les fourmis ne la franchissent pas. Depuis quatre ans j'ai répété ces expériences plusieurs fois, toujours avec le même succès. Mais aussitôt que l'acide s'est volatilisé, ces animaux reparaissent. Son action protectrice dure de trente à quarante jours selon le degré de la température. Alors on recommence l'application et l'éloignement de ces insectes en est de nouveau la conséquence. (Je rappellerai que j'ai obtenu les mêmes résultats avec le coaltar saponiné [1].)

Troisième expérience. — En traçant sur le tronc d'un arbre avec du goudron de houille une ligne de deux centimètres de large qui l'entoure, on empêche les fourmis, les escargots et les perce-oreilles de passer pour aller attaquer ses feuilles ou ses fruits. Avec l'acide phénique, on obtient le même résultat. Mais sa volatilité et sa solubilité dans l'eau font qu'il ne pro-

---

[1] Voir du *Coaltar saponiné*, page 69, — 1860.

tége pas l'arbre aussi longtemps que le coaltar des attaques de ces animaux.

J'ai lu quelque part qu'un horticulteur avait préservé ses serres des attaques des pucerons en enduisant avec du goudron les planches des gradins. Il employait cette substance pour éviter la pourriture des planches. Il a été surpris de constater que les pucerons avaient disparu. A l'époque où j'ai lu c fait, je ne m'occupais pas des questions que je traite aujourd'hui. Je n'ai pas retenu le nom de l'auteur, maïs le fait pratique est resté gravé dans ma mémoire. Je recommanderai une grande prudence dans l'emploi du coaltar, paree que des caisses dont l'intérieur avait été enduit de cette substance ont rapidement tué les plantes qu'on y avait placées. M. Decaisne a constaté des faits semblables au jardin des plantes.

Quatrième expérienee. — J'avais prié mon grainetier de me procurer du petit blé garni de charançons. Il m'en livra un hectolitre dans lequel ces animaux existaient en abondance. Je pris quelques litres de ce blé que je plaçai dans un grand pot au fond duquel j'avais étendu quelques gouttes d'acide phénique. En un instant tous les charançons fuyaient dans des directions diverses pour éviter l'action de cet acide. Une heure après, j'examinai avec soin le blé contenu dans le pot. Je n'y trouvai que quelques cadavres de ces animaux. Tous ceux qui avaient pu se sauver s'étaient hâtés de le faire. Cette expérience que je faisais sous une grande remise ouverte m'a permis de constater un autre fait qui démontre combien ces animaux redoutent l'acide phénique. L'hectolitre de blé dont j'ai parlé était dans un sac placé au fond de cette remise. Le pot dans lequel je faisais l'expérience précédente était à environ trois mètres de distance de ce sac. La faible quantité d'acide phénique qui s'en échappait et qui était transmise par l'air a suffi pour troubler ces paisibles habitants du sac, car au bout d'une heure il était couvert de charançons qui se sauvaient.

Ce premier résultat obtenu, il s'agissait de savoir si le blé conservait longtemps l'odeur de l'acide phénique. Pour cela, je plaçai le blé mis en expérience dans un endroit sec à la température ambiante, environ vingt degrés centigrades. Je l'étalai en couche de quatre à cinq centimètres d'épaisseur. La plus forte partie de l'odeur avait disparu au bout de cinq jours. Mais il a fallu près d'un mois pour en obtenir la disparition complète.

J'ai mélangé dans deux litres de beau blé un gramme d'acide phénique et l'ai placé dans un pot. Le blé formait une couche épaisse d'environ vingt centimètres.

En quelques jours la plus forte partie de l'odeur avait disparu, et vingt-deux jours après le blé n'offrait plus d'odeur.

Il n'avait pas été remué. Le pot qui le contenait avait été placé dans une chambre dont la température était de 18 à 20 degrés centigrades. J'ai broyé plusieurs grains de ce blé. Sa farine n'offrait pas la moindre saveur de l'acide phénique. Il ne faut pas oublier qu'en supposant que le blé retînt un peu d'acide phénique, il ne pourrait en contenir qu'une très-minime quantité. D'un autre côté, la farine obtenue avec ce blé ne serait pas aussi facilement attaquée par les moisissures, ni par les larves qui l'aiment tant. La chaleur du four suffirait pour chasser la minime quantité que le pain pourrait contenir. En supposant même que dans certains cas il conservât un peu de cet acide (ce qui me paraît difficile), il ne pourrait que rendre le pain plus salubre.

Pour savoir si le blé qui a subi l'action de l'acide phénique conserve sa propriété germinative, j'ensemençai une poignée du blé dont je viens de parler. Sa germination et sa végétation eurent lieu comme dans les conditions normales.

Malgré ce résultat, je dois rappeler les expériences que j'ai faites sur la germination. Elles m'ont appris que du blé qui avait séjourné pendant six jours dans de l'eau contenant un millième d'acide phénique avait perdu sa faculté germinative.

Les expériences que j'ai faites avec la terre coaltarée et qui ont démontré que du blé et d'autres graines qui avaient séjourné pendant quarante jours dans de la terre contenant deux pour cent de goudron de houille n'avaient pas perdu cette faculté. Cela me paraît tenir à ce que le goudron et l'acide phénique à l'état de pureté n'agissent qu'à la surface de la graine, tandis qu'en dissolution dans l'eau, ils pénètrent jusqu'à l'embryon et le tuent.

Cinquième expérience. — Des lentilles et des pois étaient en grand nombre attaqués par des charançons. Je répetai avec ces graines l'expérience que j'avais faite sur le blé. J'obtins le même résultat. Quelques-uns de ces animaux moururent, mais le plus grand nombre échappa à la mort en se sauvant.

Aux résultats importants qu'apprennent ces expériences, j'en ajouterai encore d'autres. L'acide phénique peut empêcher la fermentation des céréales et détruire ou éloigner les teignes et l'alucite qui détruisent chaque année des quantités considérables de grains.

Ces faits me conduisent à proposer l'emploi de l'acide phénique pour conserver les grains.

Emploi de l'acide phénique pour conserver les grains. — De temps immémorial on les a conservés. Un grand nombre de moyens divers que je ne puis rappeler ici ont été mis en usage. Les Egyptiens, les Romains et les Arabes savaient que pour conserver le blé il faut éviter les influences suivantes ; l'air, l'humidité et une température chaude. Aussi rien n'égale les précautions qu'ils prenaient pour l'établissement des silos ou de leurs citernes à blé, pour les mettre à l'abri de l'humidité et de la température atmosphérique.

M. Doyère [1], dans des recherches récentes, conseille de revenir au système des anciens peuples. Il recommande de ne conserver que des grains secs dans des vases imperméables, hermétiquement clos et souterrains. « L'ensilage rationnel nécessite : 1° une détermination préalable de l'eau contenue dans les blés pour n'ensiler que des blés secs ; 2° l'étuvage des blés trop humides par des moyens qui les sèchent sans les altérer; 3° des silos souterrains aussi inaccessibles à l'air et à l'humidité que des flacons de verre. »

D'après M. Lévy, des essais faits en grand à l'aide de capitaux privés, et actuellement avec des grains fournis par le ministère de la guerre, ont donné à ce système un commencement de consécration que l'expérience ultérieure pourra compléter.

Ainsi, comme on le voit, dans le système de M. Doyère, comme dans celui des anciens peuples que j'ai cités, c'est pour éloigner les causes de la fermentation que les mesures sont prises. Eh bien, l'acide

---

[1] Mémoire sur l'ensilage rationnel des grains (*Académie des sciences*, 1855). Conservation des grains par l'ensilage, 1862.

phénique, j'en ai la conviction, peut atteindre mieux que l'ensilage le plus perfectionné le but cherché. La dépense serait réduite à si peu de chose, qu'il est à peine besoin d'en parler. Le blé et d'autres graines peuvent être préservés de la fermentation même dans l'eau. Je conserve depuis un an du blé, de l'orge, de l'avoine, des haricots, des lentilles et quelques autres graines dans de l'eau contenant deux millièmes d'acide phénique. Ces graines sont intactes. Elles ne se sont pas ramollies et ont l'aspect de celles que l'on vient de récolter.

Un de nos chimistes distingués, M. L. Krafft, auquel je les montrais tout récemment, était on ne peut plus surpris de ce résultat.

« La conservation des grains est une question de
« premier ordre dans l'hygiène publique comme dans
« l'économie sociale. Les déprédations des insectes
« donnent lieu à une perte annuelle moyenne de
« vingt pour cent. L'échauffement des blés à une
« perte moyenne de quize à vingt pour cent dans la
« première année, et de cinq pour ceut dans les années
« suivantes. Diminuer ces pertes, c'est augmenter le
« rendement de nos récoltes, c'est restreindre les éven-
« tualités de disette ou de cherté de la denrée alimen-
« taire par excellence, c'est abaisser le chiffre de la
« mortalité. » (Lévy, tome II, page 694.)

Aussi je ne saurais assez recommander aux hommes

compétents d'essayer l'acide phénique, qui remédie à tous les inconvénients signalés. Avec lui plus d'insectes, plus de cryptogames ni plus de fermentation. Pour obtenir ce résultat, que faut-il ? Charger l'air de vapeur d'acide phénique et y maintenir ce corps.

Comme l'acide phénique se volatilise à la température ordinaire, rien n'est plus facile d'en charger l'atmosphère.

Il suffit de placer de cet acide dans un vase à large surface pour que l'air se charge rapidement de ses émanations. Par précaution on pourrait en étendre une couche, à l'aide d'un pinceau, sur le sol que doit recouvrir le blé ou toute autre graine que l'on a intérêt à protéger. Le point important à obtenir, c'est d'empêcher la sortie de l'acide phénique. Si ce moyen est adopté, on pourrait remplacer les greniers ordinaires par des chambres en maçonnerie, closes de toutes parts. On ne conserverait que la porte d'entrée que l'on fermerait le mieux possible.

Lorsqu'il s'agirait de vendre ces grains ou de les utiliser, on les étalerait en couches peu épaisses dans un grenier bien aéré. L'odeur de l'acide phénique se dissiperait promptement.

Pour cette application je recommande d'employer de l'acide pur. Celui-ci ne laisse pas de traces de son action, tandis que l'acide liquide communique aux graines une odeur empyreumatique qui persiste longtemps.

Emploi de l'acide phénique pour préserver un grand nombre de substances d'origine végétale ou animale des attaques des Insectes. — Les expériences que je viens de rapporter, rapprochées de celles que j'ai faites pour déterminer l'action de l'acide phénique sur les animaux inférieurs, m'autorisent à recommander l'emploi des vapeurs de cet acide pour préserver les matières d'origine végétale ou animale de l'attaque des insectes.

Les racines, les bois, les produits des animaux, tels que laines, crins, poils, peaux, tissus, fourrures, etc., pourront être préservés en les plaçant dans des caisses ou dans des magasins dans lesquels on entretiendra un dégagement d'acide phénique. Comme je l'ai déjà dit, il suffit d'y placer un vase débouché contenant de cet acide pour obtenir ce résultat. La seule précaution à prendre, c'est que l'air contienne toujours de l'acide phénique.

Les marchands qui conservent quelquefois longtemps de la laine en suint ou filée, et des tissus fabriqués avec elle, tels que draps, mérinos, damas, bas etc., pourront avoir recours au même moyen et mettre de place en place sur les toiles ou sur les papiers d'enveloppe un peu d'acide phénique. S'il leur arrivait d'en répandre sur ces tissus, qu'ils ne s'en préoccupent pas. Les taches que produit l'accide phénique pur ne sont pas permanentes. L'air atmosphérique suffit pour les faire disparaître.

L'acide phénique pourrait être employé mélangé avec la colle forte dans le placage des meubles. Ce serait un moyen de les préserver de l'attaque de certains insectes.

On sait que le bois des vaisseaux est fréquemment ravagé par les tarets. M. Bobeuf a conseillé d'employer les phénates impurs par le procédé de boucherie pour les en préserver. Il est à craindre que l'eau dans laquelle baigne constamment le bâtiment n'enlève rapidement l'agent protecteur. L'expérience seule pourra permettre de juger cette question.

Je pense que ce procédé pourrait être employé avec beaucoup plus d'avantages pour les bois de construction, qui sont constamment attaqués par les larves des lamies, des collidies, des saperdes et des capricornes.

M. Parisel a proposé depuis longtemps l'emploi de l'huile lourde de houille (qui contient beaucoup d'acide phénique) pour préserver les bois de la destruction par les insectes. Ce moyen, qui a été employé sur une grande échelle par les administrations des chemins de fer a, dit M. Parisel, donné les résultats les plus satisfaisants. Ce procédé a permis à ces administrations d'économiser des millions.

*Emploi de l'acide phénique pour éloigner les pe-
tits animaux des végétaux vivants.* — La difficulté
de détruire les insectes ou d'autres petits animaux sur
les végétaux sans s'exposer à tuer du même coup l'a-
nimal et le végétal, m'a fait rechercher s'il ne serait
pas possible de préserver les plantes, sans leur nuire,
des attaques de ces parasites. J'ai déjà fait connaître
il y a trois ans, à l'Académie des sciences, les résultats
de mes premiers essais. Depuis je les ai variés, et je
crois pouvoir affirmer que non-seulement il est possible de préserver les végétaux des attaques d'un
grand nombre d'animaux appartenant aux mollusques,
aux articules et aux rayonnés, mais encore que l'on
peut les éloigner, et quelquefois, par le même moyen,
les faire mourir. Pour ces applications je préfère le
coaltar, qui retient plus longtemps les éléments toxiques. Les essais que j'ai faits avec l'acide phénique
ont consisté dans l'emploi de la terre en poudre contenant deux millièmes d'acide. Le résultat est certain,
mais l'acide phénique se volatilise si vite sous l'influence de l'action solaire qu'en quelques jours il disparaît entièrement.

Dans ces applications, la difficulté consiste à protéger la plante ou la graine pendant la germination
sans leur nuire.

Si l'on entoure les graines ou les tubercules, après
les avoir semés, avec de la terre coaltarée, on éloigne

sùrement les insectes, mais la germination est entravée pendant longtemps. Elle peut même être empêchée pour toujours.

Si la terre protectrice recouvre entièrement les spongioles ou les feuilles, les parties touchées meurent.

Après beaucoup de tâtonnements, je suis arrivé à des résultats très-satisfaisants.

J'introduis de la terre coaltarée dans le sol, et j'en place ensuite à sa surface. De cette manière, les graines et les végétaux sont protégés contre leurs ennemis du dedans et contre ceux du dehors.

Lorsqu'on se propose d'ensemencer un terrain ou d'y repiquer de jeunes plantes (potagères, d'agrément ou autres destinées à l'industrie), ou bien de jeunes plants d'arbustes ou d'arbres, voici comment il faut opérer : on répand sur le sol une couche de terre coaltarée à 2 pour cent d'un à deux centimètres d'épaisseur. On l'enterre à la profondeur d'un fer de bêche à l'aide des moyens ordinaires de labour (charrue, bêche, etc.). Cette préparation du terrain doit être faite au moment de la plantation, pour que le coaltar conserve plus longtemps ses propriétés protectrices.

L'introduction de cet agent dans le sol offre un fait bien curieux à observer. Tous les animaux qui existent dans le terrain, lombrics, myriapades, perce-oreille, fourmis, mans, etc., émigrent en quelques heures. Un certain nombre meurt. Au bout de vingt-quatre heures, on peut fouiller le sol en tous sens, on n'y trouve plus que quelques cadavres et de très-rares animaux malades.

Pendant environ deux mois, l'émigration persiste. A partir de cette époque, quelques animaux reparaissent. Ces sont les fourmis et les perce-oreille que j'ai toujours vus, les premiers.

Les graines suivantes ont été semées dans la terre ainsi préparée : blé, orge, avoine, colza, haricots, pois, lentilles, épinards, navets, carottes, radis, gazon et des pommes de terre. Une vingtaine d'espèces de jeunes plantes, salades, choux, colza, et d'autres d'agrément y ont été repiquées. Pour juger comparativement le résultat, des graines et des plantes semblables aux précédentes ont été semées et repiquées le même jour dans de la terre qui n'avait pas reçu de coaltar.

Dans les huit premiers jours, le plantes soumises à l'influence du coaltar paraissent moins vigoureuses que les autres, je dirai même qu'elles semblent un peu souffrantes, mais bientôt c'est le contraire que l'on observe. Celles qui ont été protégées par le coaltar acquièrent bientôt une vigueur plus grande que les autres. Cette différence, que j'ai fait constater par plusieurs personnes, est frappante. Je pense que ce résultat est dù à deux causes : à l'action des produits hydrocarbonés sur le végétal, et à l'éloignement des animaux, qui laissent à la plante toute sa vigueur.

Si la terre coaltarée employée comme je viens de le dire protége la plante dans le sol, on n'atteint qu'imparfaitement le même but à la surface. Bien que les petits animaux soient plus rares sur la terre qui a reçu du goudron que sur celle qui n'en contient pas, on en voit encore un certain nombre. Les araignées et les fourmis sont les plus hardies.

Lorsqu'il s'agit de plantes précieuses, on peut remédier à cet inconvénient en entourant chacune d'elles d'un cordon de terre coaltarée. Il faut laisser un espace d'environ quinze centimètres entre la plante et cette terre.

Pour les plantes potagères, on peut se contenter de former une sorte de cordon avec de la terre coaltarée de manière à entourer un carré à la fois. On donne à ce cordon trois à quatre centimètres d'épaisseur et douze à quinze centimètres de large. Les arbres et les arbustes peuvent être protégés par le même moyen.

Les limaces, les escargots, les perce-oreilles, les fourmis, les myriapodes et les lombrics ne franchissent pas ce cordon tant que le coaltar contient de l'aniline, de la benzine et de l'acide phénique. Par les grandes chaleurs, ces principes se volatilisent assez rapidement. Mais cette terre coûte si bon marché, et son application est si peu dispendieuse, qu'il suffit d'un peu de surveillance pour la renouveler lorsqu'on s'aperçoit que sa propriété protectrice a disparu.

J'ai répété plusieurs fois depuis trois ans les expériences que je viens de rapporter, et toujours avec le même résultat.

La terre coaltarée, qui peut rendre de si grands services en l'employant comme je viens de le dire, peut encore en rendre d'autres. Lorsque des arbres, des arbustes ou des plantes ont leurs racines attaquées par des larves, on peut encore les en débarrasser avec cette même terre. Des artichauts et de la salade qui étaient abîmés par les larves du hanneton (mans) en ont été rapidement débarrassées en entourant chaque plante à 15 centimètres de distance et à 20 centimètres de profondeur d'une couche de terre coaltarée. Quelques-uns sont morts.

Mon ami M. Blaize, de Cayaux, auquel j'avais fait part de mes expériences, a obtenu le même résultat sur des artichauts que des mans dévoraient.

J'ai aussi débarrassé par le même moyen des choux-fleurs dont la tige souterraine était attaquée par la larve de l'altise. Un grand nombre de ces larves sont mortes et les choux, qui languissaient, ont repris de la vigueur.

Lorsqu'on répand une couche de terre coaltarée sous une plante ou sous un arbuste attaqués par les pucerons, un assez grand nombre meurent, d'autres se sauvent, quelques-uns restent. En répandant sur la terre, au-dessous des végétaux attaqués par les pucerons un peu d'acide phénique commercial, on obtient le même résultat.

Voici en quels termes un de nos agronomes les plus distingués, M. Victor Châtel, confirme les résultats que j'ai publiés dès 1860 : « Il est un moyen bien simple d'empêcher les dégâts causés par les altises (puces de terre) ; c'est de semer à la volée sur les semis de choux, de navets, un mélange de coaltar et de sable de rivière ou de route, ou de sciure de bois, fait dans la proportion de 2 kilogrammes de coaltar pour 100 kilogrammes de sable. L'odeur du coaltar, et sans doute aussi le mauvais goût qu'il donne aux jeunes feuilles avec lesquelles il se trouve en contact, éloigne les altises et met ces feuilles à l'abri de leurs attaques.

« Aux approches des semailles de colza dans nos contrées, je ne puis trop engager nos cultivateurs, comme j'engageais dernièrement ceux des environs d'Angers, à essayer ce moyen très-peu coûteux, le coaltar ou goudron de houille, coûtant 20 à 25 centimes au plus le kilogramme. Dans beaucoup de cas, les jardiniers pourront l'employer avec le même succès (*Industriel français*, 13 juillet 1862). »

Nous avons vu que M. P. Thenard (v. p. 22) a obtenu le même résultat.

M. Rauquès, élève en chimie, employé au laboratoire de M. Chevreul, auquel j'avais parlé de mes recherches, conseilla à son père de faire usage de la
terre coaltarée à deux pour cent, pour combattre les
pucerons qui dévoraient des choux et des radis. Pour
diviser le goudron, il employa la sciure de bois. On
répandit sous ces légumes une couche de la poudre
coaltarée. Les pucerons tombèrent de suite et moururent.

La même application fut faite sur une luzerne qui
était attaquée par une petite chenille noire qui lui faisait beaucoup de mal. Ici le résultat n'a pas été aussi
satisfaisant. Beaucoup de chenilles tombaient sur la
poudre coaltarée. Un certain nombre mouraient, mais
celles qui se sauvaient et qui remontaient sur la plante
étaient les plus nombreuses.

Je n'ai pas eu l'occasion d'appliquer ce moyen pour
éloigner les larves qui attaquent les racines des arbres
et des arbustes. L'effet du coaltar sur les animaux inférieurs est si certain que je ne doute pas du succès.
Quant à l'influence du coaltar sur la santé des arbres,
on peut être sans crainte en employant la méthode
telle que je l'ai conseillée. Les expériences que j'ai
faites sur la vigne (v. p. 205) en enterrant au pied des
treilles et des ceps une couche de deux centimètres
de terre coaltarée, la vigne n'a en rien souffert.

L'étude que je viens de faire des parasites et les

faits nouveaux que j'ai rapportés me paraissent avoir une grande importance. En effet, faire connaître aux nations civilisées des moyens économiques, d'un emploi facile, qui permettent de conserver sans altération un grand nombre de matières d'origine végétale ou animale qu'emploie l'industrie ; de protéger les récoltes contre la destruction dans la terre et dans les greniers, c'est à la fois augmenter la richesse nationale et les ressources alimentaires. Aujourd'hui que le prix des denrées est si élevé, que des maladies redoutables frappent tous les jours les plantes en détruisant leurs produits si utiles à l'alimentation de l'homme et des animaux, l'acide phénique et le coaltar devront être employés pour remédier à tant de maux.

CHAPITRE VI

APPLICATION DE L'ACIDE PHÉNIQUE A L'HYGIÈNE.

Putridité. La fermentation putride est certainement la cause d'insalubrité la plus générale dont s'occupe l'hygiène. D'immenses travaux sont entrepris tous les jours pour préserver les populations et les animaux de ses effets délétères. Les fosses d'aisances, les conduits qui nous débarrassent des eaux ménagères et de celles qui sont rejetées par l'industrie, le pavage et le balayage des rues, les égouts, les bornes fontaines, etc., sont dans ce cas. Mais, il faut bien le reconnaître, tous ces moyens n'atteignent qu'imparfaitement le but que l'on se propose.

En emprisonnant et en collectionnant les matières fécales dans leurs fosses, on en fait de vastes foyers d'infection. Dans les grands établissements, tels qu'hôpitaux, casernes, administrations, etc., on n'est pas encore parvenu à se préserver de leur mauvaise odeur. Dans les camps, malgré l'exposition des fosses en plein air, leur odeur est insupportable. Elle ne respecte rien. Elle envahit aussi bien la tente du général que celle du soldat. L'Empereur lorsqu'il quitte son palais pour aller vivre sous la tente, comme ses soldats, a plus d'une fois subi, malgré toutes les précautions prises, leur émanation désagréable.

En dirigeant les eaux putrides vers les rivières, à l'aide des égouts, on n'opère qu'un déplacement sans détruire la putridité. Je sais bien que, chemin faisant, l'oxygène de l'air détruit peu à peu les matières organiques; mais il n'est pas moins vrai que l'on vicie l'eau de ces rivières qui doivent plus loin alimenter les populations; on désinfecte d'un côté pour infecter de l'autre.

Un grand nombre des ces matières qui fourniraient de si puissants engrais sont perdues pour l'agriculture. Les murs des égouts s'imprègnent peu à peu des matières putrides et deviennent à leur tour des foyers de miasmes qui sont à chaque instant vomis par leurs milliers d'ouvertures.

Lorsqu'on visite les voieries diverses, les fonderies de suif, les boyauderies, les mégisseries, les fabriques de colle forte, les tanneries et toutes les autres industries dans lesquelles des matières organiques entrent en putréfaction, on reconnaît que partout, malgré tous les efforts qu'a faits la science, il reste beaucoup à faire. Nous possédons d'excellents désinfectants, c'est incontestable; mais malheureusement les uns, comme le chlorure de chaux, les sulfates de fer, le charbon, les poudres préparées avec le coaltar, salissent et même altèrent les objets avec lesquels on les met en contact. D'autres, comme le chlore pur ou combiné à la potasse ou à la soude, l'iode, les acides minéraux et ceux que fournit le règne végétal, ne peuvent avoir qu'un emploi très-limité à cause de leurs propriétés chimiques qui leur font dénaturer les substances utiles qu'elles devraient protéger. De plus, un certain nombre n'agissent que sur les gaz putrides et n'exercent aucune action sur les ferments. Les appareils eux-mêmes et la santé des ouvriers ne sont pas toujours à l'abri de leur atteinte. D'un autre côté, le prix assez élevé d'un certain nombre vient encore s'ajouter à ces inconvénients.

L'acide phénique, au contraire, offre de très-grands avantages sur tous les désinfectants connus. Nous avons déjà dit (pag. 185) le bon marché auquel il pourra être livré. Indépendamment de cet immense avantage, l'eau phéniquée ne salit ni n'attaque les tissus, ni les appareils avec lesquels on la met en contact. Il y a plus, si l'on n'a plus besoin de sa protection, il suffit d'enlever les objets soumis à son action et de les exposer à l'air pour qu'ils perdent rapidement par l'évaporation l'acide phénique qu'ils peuvent avoir retenu. Il ne reste que le bien que cet acide a fait. Un avantage non moins précieux, c'est que l'eau phéniquée est sans inconvénients pour la santé des ouvriers ; bien au contraire, comme nous le verrons plus loin, elle de-

viendra pour eux un moyen prophylactique de premier ordre. L'acide phénique offre encore une particularité des plus importantes qui domine son histoire ;
c'est d'agir autrement que les désinfectants les plus
employés. Le charbon absorbe les gaz putrides, mais
n'exerce aucune action sur le ferment. Le chlore décompose l'hydrosulfate d'ammoniaque précipité du
soufre et se combine à l'ammoniaque. Les acides
agissent sur le carbonate et le sulfhydrate d'ammoniaque en s'emparant de leurs bases, etc. L'acide phénique n'exerce aucune action sur les gaz putrides ;
c'est, comme je l'ai démontré, sur les ferments et sur
leurs germes (miasmes) qui sont entraînés par les gaz
putrides dans l'atmosphère qu'il agit. C'est en tuant
les infusoires et leurs germes qu'il détruit la cause de
la putridité.

L'acide phénique peut ouvrir à la désinfection une
voie nouvelle. Jusqu'à présent dans cette opération
les efforts ont été principalement dirigés contre les
gaz putrides. On a combattu l'effet sans se préoccuper
assez de la cause. Je viens proposer aujourd'hui de
suivre une voie différente. Puisque l'acide phénique
offre les immenses avantages de prévenir la putridité,
de la détruire lorsqu'elle existe et d'en prévenir le retour, j'espère que tous les hommes compétents m'ap-
prouveront de conseiller d'employer le plus qu'on
le pourra cet acide pour prévenir la fermentation pu-

tride. Je vais essayer de démontrer les avantages qu'offre cette méthode.

Les gaz qui se dégagent des matières en putréfaction et qui nécessitent l'emploi des désinfectants peuvent se réduire aux suivants :

Ammoniac, hydrogène sulfuré, acides carbonique, acétique, butyrique et valérique. Dans certains cas, de l'azote, de toxyde de carbone et de l'hydrure de methylé (gaz des marais). Les acides sont le plus souvent combinés à l'ammoniaque.

Si l'on étudie l'action des désinfectants les uns après les autres sur tous ces corps, on reconnaît facilement que les plus énergiques n'agissent que sur les combinaisons ammoniacales (l'acide carbonique, l'oxyde de carbone, l'azote), ne peuvent être détruits ni métamorphosés par aucun d'eux à la température ordinaire. Leur action laisse donc beaucoup à désirer. Le charbon fait exception. C'est celui dont l'action est la plus générale, puisqu'il absorbe le gaz ammoniac, l'oxyde de carbone, l'acide carbonique, l'hydrogène carboné, l'azote et l'acide hydrosulfrique. Mais il n'a pas d'action sur le ferment. Il en résulte que lorsqu'il est saturé des gaz putrides, il est impuissant pour absorber les nouveux qui se forment.

Il ne faut pas oublier que c'est la fermentation qui produit les gaz putrides ; tant qu'elle n'est pas arrêtée, leur production continue. Le charbon, malgré sa supériorité sur tous les désinfectants, pour les raisons que je viens d'énumérer, laisse donc aussi beaucoup à désirer. Si à l'inconvénient qu'il possède de salir tous les objets j'ajoute celui de ne pas empêcher la putridité, on reconnaît de suite que ces inconvénients sont graves.

L'acide phénique prévient la formation de tous les gaz putrides dont je viens de parler, en empêchant la fermentation. C'est selon moi un immense avantage. Si j'insiste pour que l'on s'efforce de prévenir la putridité plutôt que de la détruire, c'est qu'il faut une quantité moindre d'acide phénique pour la prévenir que pour l'arrêter. Mais je ne saurais assez le répéter pour qu'on ne l'oublie pas, son action est la même dans les deux cas. Dans le premier, il empêche le développement des ferments; dans le second il les détruit et empêche qu'il s'en développe de nouveaux. Il n'y a point de fermentation putride possible en sa présence.

Il est possible, si l'autorité le veut, qu'il n'y ait plus dans nos habitations de lieux infects. L'eau phéniquée coûtera si bon marché qu'avec des règlements de police on pourra en exiger l'emploi.

Emploi de l'acide phénique comme antiputride. — Toutes les fois qu'une matière privée de la vie est abandonnée à l'air, dans de certaines conditions d'humidité et de température, la putridité se développe.

Aussi la rencontre-t-on à chaque instant dans toutes les contrées du globe, dans les déserts aussi bien que dans les pays les plus civilisés. Les grandes masses d'eaux stagnantes, telles que lacs, étangs, marécages, marais, ports, fossés, mares, etc., doivent leur funeste influence à des matières organiques en décomposition. L'eau distillée bien pure se conserve indéfiniment à l'abri de l'air ; mais si on la laisse communiquer librement avec l'atmosphère, elle ne tarde pas à présenter des signes de putridité. C'est que l'air, qui est constamment chargé de débris de matières organiques et de germes, les dépose dans cette eau qui, dans cet état, subit la loi commune.

La putridité ne peut pas être détruite partout où elle se produit. Personne n'a pensé à la combattre avec les antiputrides dans les immenses marécages de l'Asie, de l'Afrique et de l'Amérique. Aussi dans les applications que je vais proposer ne m'occuperai-je que de celles qui sont possibles.

Emploi de l'acide phénique pour conserver la chair des animaux que l'on destine à l'alimentation. — La dessiccation, la salaison, la graisse, la méthode d'appert et le boucanage sont des moyens généralement employés pour prévenir la putréfaction des substances animales que l'on conserve pour l'alimentation.

La méthode d'appert et le boucanage sont exploités en grand par l'industrie.

15

Le boucanage, comme on le sait, consiste à soumettre les viandes et même les légumes à l'action prolongée de la fumée de bois. Cette opération, en faisant perdre une certaine quantité d'eau aux substances, les place dans des conditions plus favorables pour leur conservation.

Depuis que Reichenbach a découvert la créosote et qu'il a fait connaître ses propriétés, c'est à cette substance, qui existe dans la fumée de bois, que l'on attribue leur conservation.

L'opération du boucanage, pour bien réussir, doit se faire lentement. Elle est longue. La fumée abondante que l'on est obligé de produire n'est pas sans inconvénients pour les ouvriers et pour les habitations. D'un autre côté, on ne sait pas la quantité de créosote que l'on emploie, puisque celle-ci peut varier selon la nature du bois et selon la température employée.

C'est à ces causes que sont dus les résultats variables que donne cette méthode pour la conservation. Certaines viandes boucanées se conservent très-longtemps, tandis que d'autres subissent assez rapidement la putréfaction. Je me suis demandé s'il ne serait pas possible de remédier à ces inconvénients en substituant l'acide phénique au boucanage. Avec cet acide on opérerait plus rapidement, plus sûrement, toujours de la même manière, et selon le mode d'ap-

plication la conservation pourrait être très-longue.
A ces avantages il faut ajouter l'économie que l'on
réaliserait et la disparition de la fumée. Tous ces
avantages me paraissent dignes de fixer l'attention.

J'ai rapporté des expériences (voir page 94) qui démontrent que la viande et de petits animaux peuvent
être conservés à l'état frais pendant très-longtemps
dans des vases hermétiquement bouchés contenant de
l'air et de l'acide phénique.

La difficulté d'avoir de grands vases hermétiquement
bouchés me fait penser que ce mode de conservation
ne pourrait pas être appliqué sur une grande échelle.
Il suffit d'une ouverture imperceptible dans le vase ou
dans la caisse en fer blanc qui permette la volatilisation de l'acide phénique pour que tout soit perdu.
Lorsque les procédés doivent passer du laboratoire
de l'expérimentation dans celui de l'industrie, l'application doit être facile. La minutie qu'exige une expérience délicate serait difficilement observée par un
ouvrier. Toutes ces raisons m'empêchent de proposer
l'emploi de ce procédé, qui recevra peut-être un jour
de grandes applications. Si le procédé dont je viens de
parler est difficile à appliquer, il n'en est pas de même
pour ceux dont je vais parler.

L'acide phénique pur appliqué à l'aide d'un pinceau sur un morceau de chair d'un animal quelconque
le conserve très-bien pendant longtemps en plein

air. Mais la chair, en se combinant avec l'acide phénique, acquiert la dureté du bois, et son ramollissement dans l'eau devient très-difficile.

Si l'on emploie un mélange fait avec parties égales de cet acide et d'huile d'œillette, le desséchement s'opère, et après la dessiccation, le ramollissement des tissus dans l'eau est possible. J'ai enduit complétement avec ce mélange un morceau de chair de porc pesant plus d'un kilogramme, je l'enveloppai de papier enduit de ce mélange, et en cet état je l'abandonnai suspendu dans un grenier. L'expérience a commencé au mois de mai. Au bout de quatre mois, cette viande avait acquis la dureté du bois. La chair musculaire brune à l'état sec s'est ramollie rapidement dans l'eau tiède et a repris une couleur un peu rosée. L'odeur d'acide phénique avait disparu. J'ai fait cuire cette viande avec des choux. Elle m'a paru bonne. On n'y retrouve pas l'arome de la viande fraîche, mais je crois qu'elle pourrait être employée avec beaucoup plus d'avantages que la viande salée. Avec elle on serait sûr de ne pas introduire de ferments dans l'économie.

Si l'on voulait appliquer ce procédé en grand, il ne faudrait pas diminuer la quantité d'acide phénique, parce que l'huile me paraît former avec lui une combinaison qui modifie ses propriétés. De la viande enduite d'un mélange de cette huile, contenant seule-

ment cinq pour cent d'acide, s'est rapidement putré-
fiée. Au hout de huit jours par les grandes chaleurs
de l'été (34 degrés centigrades), les asticots l'avaient
envahie. J'ai ajouté l'huile pour empêcher le racornissement des tissus.

J'ai fait préparer par un charcutier deux gros
saucissons (viande de porc). Ni sel, ni poivre ne
furent ajoutés à la viande. L'un fut abandonné à lui-
même ; l'autre fut placé dans les mêmes conditions,
avec cette différence que sa surface fut enduite du
mélange d'acide phénique et d'huile fait à parties
égales.

Celui qui n'avait pas reçu d'agent protecteur se
dessécha en partie assez rapidement. La graisse devint jaune, et la chair musculaire prit aussi cette
couleur. Toutes deux offraient l'odeur du lard très-
rance .

Le saucisson qui avait été enduit avec le mélange
conservateur avait aussi durci ; mais la graisse était
restée blanche et la chair musculaire avait conservé
l'aspect du bon saucisson de Lyon. Leur saveur était
franche. On ne retrouvait ni l'odeur, ni la saveur de
l'acide phénique.

La viande peut être conservée à l'état frais pendant
un certain temps, à l'air libre, en l'enveloppant d'un
linge épais imbibé d'eau phéniquée saturée (cinq pour
cent).

Nous avons vu les nombreux cas d'empoisonnement (v. p. 192) auxquels ont donné naissance les préparations de charcuterie dont les Allemands font un si grand usage. J'ai dit que les empoisonnements étaient le résultat du développement des ferments : si l'on réfléchit avec quelle rapidité le sang, le lait, la cervelle, etc., avec lesquels on les compose s'altèrent, on est porté à penser qu'en été, avant de faire les divers boudins, ces ingrédients doivent déjà être en fermentation. Il me semble qu'en ajoutant un millième d'acide phénique au sang et au lait au moment de leur extraction des animaux, et en plaçant les cervelles dans de l'eau phéniquée au millième, on pourrait prévenir pendant quelques jours leur fermentation putride. La puissante action qu'exerce l'acide phénique sur les ferments a été trop bien mise en évidence précédemment pour qu'il soit nécessaire d'insister sur ce point. Je sais qu'en employant l'acide phénique on communiquera à ces préparations sa saveur et son odeur. Mais par la cuisson elles disparaîtront presque complétement. Lorsque les populations sauront que cette odeur et cette saveur ne sont pas plus dangereuses que celles qu'offrent les viandes fumées dont elles font un si fréquent usage, qu'en les ajoutant à ces préparations on veut les préserver des dangers d'un empoisonnement, elles s'empresseront de les employer, et avec plus de sécurité que par le passé.

Pour l'emploi de l'acide phénique en grand pour remplacer le boucanage, voici comment je comprends le mode opératoire. On suspendrait tout autour d'une chambre et à son plafond les viandes que l'on désire conserver. Les harengs pourraient être placés sur des claies superposées. Il suffirait de placer de l'acide phénique dans des assiettes de place en place dans la chambre close pour que l'imprégnation se fît. La dessiccation s'opère très-rapidement dans les animaux injectés d'accide phénique.

Dans les expériences que'j'ai rapportées précédemment, nous avons vu que d'assez gros morceaux de viande se sont promptement desséchés et ont acquis la dureté du bois. Un grand nombre d'autres expériences m'ont démontré que le coaltar favorise le dessèchement. Cela tient à ce qu'en présence de l'acide phénique les combinaisons que provoque la fermentation n'étant plus possibles, l'évaporation de l'eau se fait très-rapidement. L'acide phénique peut donc non-seulement remplacer la fumée, mais aussi la chaleur qui est indispensable dans le procédé du boucanage.

Il est possible que le procédé que je viens de rapporter suffise pour imprégner assez d'acide phénique les viandes pour les conserver pendant longtemps. Pour les grosses pièces, on pourrait étendre sur toute leur surface, à l'aide d'un pinceau, une couche d'un mélange d'huile et d'acide phénique fait à parties égales dont j'ai parlé.

Les nouveaux moyens que je viens de proposer pour conserver les viandes alimentaires me paraissent dignes de fixer sérieusement l'attention des industriels. Je me ferai un vrai plaisir de leur donner tous les renseignements dont ils pourront avoir besoin. Je fais de la science de mon mieux dans le but d'être utile. Je serais heureux de voir mes efforts couronnés de succès. C'est ma seule ambition.

Emploi de l'acide phénique pour empêcher la putréfaction des cadavres avant l'inhumation.— La loi exige que vingt-quatre heures se soient écoulées depuis la constatation du décès pour que l'inhumation ait lieu.

Il est des maladies dans lesquelles l'altération des liquides et des solides est si grande que l'on peut dire que la fermentation putride du corps a commencé pendant la vie. Le typhus, la fièvre typhoïde, la suette, certaines varioles, la gangrène sénile, etc., sont dans ce cas. Après la mort, d'abondantes matières fécales s'échappent de leurs réservoirs. On dit vulgairement que le corps se vide. Le lit mortuaire et le cadavre deviennent donc un foyer de putridité contre lequel il est urgent d'agir. En plaçant sous le malade un drap en alaise imbibé d'eau phéniquée saturée, qui occupe l'espace compris entre les jarrets et la région dorsale, on prévient la mauvaise odeur des matières. En introduisant quelques cuillerées d'eau phéniquée saturée dans le tube digestif, par la bouche du cadavre, et en faisant des ablutions sur tout le corps, on prévient son odeur putride.

Les cadavres qui sont déposés à la Morgue, soit pour des autopsies judiciaires, soit pour constater leur identité, sont quelquefois dans un état de putréfaction avancée. Ceux sur lesquels des recherches médico-légales doivent être faites peuvent être désinfectés instantanément en les injectant par les artères avec l'eau phéniquée saturée. L'autopsie ne présentera plus de danger ni de répugnance pour l'opérateur.

Un autre avantage, c'est que les affinités de l'acide phénique sont si faibles et il est si facile de s'en débarrasser par la chaleur, qu'il ne gênera en rien les recherches de chimie légale. Les embaumements par les sels métalliques n'offrent pas ces avantages.

Dans le cas où l'injection ne serait pas pratiquée, l'introduction de l'eau phéniquée dans le tube digestif et les ablutions que j'ai conseillées précédemment pourront être employées pour faire disparaître la mauvaise odeur.

Les cadavres qui doivent être transportés à de grandes distances pourront l'être sans le moindre inconvénient s'ils sont injectés avec l'eau phéniquée saturée.

15.

Assainissement des cimetières.— Dans tous les pays où la crémation n'est pas en usage, des institutions régissent les cimetières. Elles font la part de la salubrité publique et celle du sentiment pieux qu'ont les populations pour les restes de leurs semblables. Mais, il faut bien le reconnaître, ces institutions, même dans les pays les plus civilisés, laissent beaucoup à désirer sous le rapport de la salubrité publique.

En France, dans les cimetières des grandes villes, il existe trois catégories de tombes : 1° celles des pauvres, où plusieurs rangées de cadavres ont été pendant longtemps superposées [1] dans de grandes fosses (dites communes); 2° les fosses temporaires, dont la concession est faite pour cinq ans, et où chaque corps occupe, dans la terre, deux mètres de terrain sur un de large ; 3° enfin les tombeaux en maçonnerie. Dans les deux premières catégories, les corps subissent la putréfaction assez promptement.

Tous ceux qui ont visité les cimetières en été ont pu constater l'odeur putride qui se dégage fréquemment des fosses communes. Mais là n'est pas le seul danger: Les eaux pluviales, en filtrant à travers la terre, charrient ces matières putrides et empoisonnent le sol à de très-grandes distances. Les sources et les puits deviennent fréquemment fétides. M. Che-

---

[1] Par une disposition récente, dans les fosses communes, les bières sont seulement juxtaposées.

vreul (*loc. cit.*) a savamment établi ces faits et a fait connaître les métamorphoses qui en résultent.

Les tombes en maçonnerie, malgré tout le soin apporté à leur construction, finissent par subir l'infiltration des eaux et donnent lieu aux mêmes phénomènes, seulement ils se produisent avec beaucoup plus de lenteur que dans les deux premières catégories. Cette lenteur de la putréfaction fait que l'air des caveaux est souvent infect pendant très-longtemps. A tous ces inconvénients graves que je viens de rapporter il faut en ajouter encore un autre qui ne l'est pas moins. L'expérience a appris qu'après un temps variable, selon la nature du sol et le rapport de la masse de terre avec celle des cadavres inhumés, les cimetières deviennent impropres à détruire les corps par la fermentation putride. On est alors forcé de les abandonner.

La question des cimetières de Paris préoccupe beaucoup l'autorité. Plusieurs projets ont été examinés. Si je suis bien renseigné, il serait question de les placer à de grandes distances de Paris.

La loi exige que le même endroit ne puisse servir à de nouvelles inhumations qu'après un laps de cinq ans. Cette limite de cinq années a pour but de permettre à la décomposition des cadavres d'être complète. C'est l'expérience des savants qui a fait fixer cette limite. Ainsi, d'après cette habitude qu'une loi régit, il résulte que nous demandons à la pourriture ce que certains peuples barbares demandent à la crémation. Il y a cette différence entre ces deux modes usités, que celui des peuples barbares fait disparaître instantanément toute cause d'insalubrité, tandis que celui des peuples civilisés offre tous les inconvénients graves que j'ai signalés. La crémation a des partisans. Mais la crémation appliquée au moment où se font les inhumations serait, je pense, difficilement acceptée par les peuples chez lesquels l'inhumation est en usage. Il serait trop pénible de voir brûler les corps d'êtres que nous avons chéris. La mère qui veille auprès du cadavre de son enfant, le fils qui prie auprès de celui de sa mère sont heureux de contempler ces restes si chers jusqu'au moment où le cercueil leur dérobe pour toujours leurs traits. En leur adressant un suprême adieu, il leur semble qu'ils ne sont qu'endormis. Ce serait à ce moment que l'on viendrait les prendre pour les réduire en cendres! Non! ces corps que la vie vient à peine de quitter doivent être respectés et inhumés comme la religion, le respect des familles et la morale le commandent.

Je viens d'énumérer les inconvénients graves que présentent actuellement les cimetières pour la salubrité publique. Je viens aussi d'énumérer les motifs qui me paraissent s'opposer à ce que la crémation soit employée au moment où se fait l'inhumation pour y remédier. Pour le moment, les choses restent donc dans l'état que je viens de faire connaître. Ne serait-il pas possible d'y apporter un remède? C'est ce que je vais rechercher.

Des expériences que nous avons faites au muséum de Paris, et d'autres que nous poursuivons avec M. Gratiolet, nous ont fait concevoir un projet d'inhumation et de crémation qui remédierait à l'insalubrité des cimetières et qui ne blesserait en rien les sentiments de respect dû aux corps. Nous nous proposons de le soumettre à M. le préfet de la Seine, lorsque des expériences en cours d'exécution auront la consécration du temps.

Voici d'après quels faits seraient basées les nouvelles mesures que nous proposons pour l'assainissement des cimetières. C'est sur la propriété désinfectante et antiputride du coaltar et de l'acide phénique. Des centaines d'expériences ont mis hors de doute ces propriétés. Mais pour le cas particulier dont je m'occupe, il est bon de rappeler quelques-unes de ces expériences pour en faire juger la grande importance.

Des animaux entiers en état de putréfaction avancée ont été injectés par les artères avec de la teinture de coaltar. Leur désinfection immédiate en a été la conséquence, et leurs cadavres abandonnés à l'air libre se sont promptement desséchés; les moisissures qu'ils présentaient ont été détruites et les plumes et les

poils qui commençaient à tomber se sont raffermis.
D'autres expériences furent faites avec l'eau phéniquée
concentrée et donnèrent à peu près les mêmes résultats; seulement avec cette eau la conservation n'est que
temporaire. Aujourd'hui plus de quatre ans se sont
écoulés, et les animaux qui ont été injectés avec la
teinture de coaltar, malgré leur exposition à l'air,
ne présentent pas de signe d'altération putride, mais
les dermestes les ont envahis. Tant que les cadavres
ont contenu des principes volatils du goudron (acide
phénique, benzine), les plumes et les poils ont eté respectés. Il serait facile, par un moyen bien simple, de
prévenir l'envahissement des téguments par les
insectes.

Ces expériences établissent que la putréfaction des
cadavres peut être détruite lorsqu'elle existe, et être
empêchée de se reproduire, même à l'air libre, par
une seule injection, par les artères, des substances
que je viens de nommer.

Nous proposons donc d'avoir recours à ce moyen
pour empêcher la putréfaction des cadavres. Cette injection antiputride permet de réunir dans un même
terrain une quantité considérable de corps, puisque le
danger de la putréfaction n'est plus à craindre. Eco-
nomie de terrain, salubrité des cimetières et du sol
des communes, conservation des corps à la piété des

familles, tels seraient les avantages que présenterait cet embaumement général.

Dans tous les pays civilisés, la loi protége la vie de l'individu. La science permettrait de lui continuer cette protection après la mort, en empêchant la décomposition de son cadavre. Les parents seraient heureux de savoir que les restes des êtres qu'ils ont aimés ne sont pas voués à la pourriture.

Mais on pourra dire qu'en empêchant la décomposition des corps, si nous assainissons les cimetières, nous encombrons leur terrain. Cela est vrai, et je vais de suite donner le moyen d'y remédier.

Nous avons vu qu'après cinq ans d'inhumation la loi autorise à reprendre le terrain pour y mettre de nouveaux corps. J'ai aussi dit que ce délai de cinq ans avait pour but de permettre à la fermentation putride de détruire complétement le cadavre.

Eh bien, je le demande, ne serait-il pas plus noble de demander à la crémation, à l'expiration de ces cinq années, ce que l'on demande aujourd'hui à la pourriture? La crémation faite dans ces conditions n'a plus rien de répugnant. Je suis persuadé que tout le monde l'accepterait, et une grande question d'hygiène publique serait résolue.

Mode d'application de l'embaumement général (prix de revient). —M. Bobeuf a conseillé d'employer le phénate de soude, l'acide phénique commercial et l'huile lourde de houille pour la conservation des cadavres. Il décrit les modes d'application qu'il a imaginés. Il ne cite aucune expérience. Il me paraît avoir agi dans cette circonstance comme il l'a fait pour la maladie de la vigne, des pommes de terre, etc., c'est-à-dire qu'il a proposé ces moyens sans avoir préalablement fait d'expériences, parce que plusieurs de ceux qu'il conseille sont insuffisants pour conserver longtemps les cadavres.

Nous nous sommes assurés au Muséum, par des expériences variées, que l'acide phénique et les phénates employés en injections ne conservent que temporairement les corps. Cela tient à la volatilité très-grande de l'acide phénique. On sait que les phénates perdent très-facilement leur acide à l'air libre. A cet inconvénient grave vient s'ajouter l'action décomposante de la potasse ou de la soude sur les tissus. Le coaltar n'a pas les mêmes inconvénients. C'est à lui que nous donnons la préférence. M. le docteur Bonamy conserve depuis sept ans un cadavre injecté avec le coaltar.

Le maniement difficile de cette substance nous a fait rechercher un moyen économique de la fluidifier sans nuire à ses propriétés. Nous faisons un mélange d'une partie de coaltar avec trois parties d'huile lourde de houille et nous injectons ce liquide par les artères. L'intérieur de la bière est enduit de coaltar. Indépendamment de leurs propriétés antiputrides, ces substances offrent celle d'être très-combustibles. Elles faciliteraient donc l'incinération des corps lorsqu'on voudrait reprendre les terrains.

Des animaux préparés d'après notre méthode sont enterrés. Nous attendrons le résultat de nos expériences avant de les proposer définitivement.

Prix de l'embaumement par notre méthode. — L'huile lourde de houille coûte dix centimes le kilogramme. Le coaltar sept centimes. Pour injecter le corps d'un adulte de taille moyenne, il faut de cinq à six litres de liquide. En tenant compte des enfants, la quantité moyenne de liquide à employer serait de trois à quatre litres par individu, soit environ quarante centimes d'huile lourde et de coaltar. En ajoutant cinq centimes pour le coaltar employé pour enduire l'intérieur de la bière, on arrive a une dépense de quarante-cinq centimes pour un embaumement.

Exécution. — Aujourd'hui à Paris les vérifications des décès se font dans chaque arrondissement par quatre docteurs en médecine. Leur nombre est si peu considérable en temps ordinaire, que ces quatre docteurs pourraient très-facilement être chargés de surveiller cette opération, qui ne demanderait pas une demi-heure. Un homme [1] serait attaché à chaque

[1] Dans les amphithéâtres d'anatomie, ce sont des domestiques qui injectent les cadavres. Ils deviennent très-rapidement habiles à faire cette opération.

mairie pour faire ces injections. Dans les villages et dans les petites villes, le bedeau, qui est ordinairement le fossoyeur, pourrait faire l'injection conservatrice.

Les instruments consisteraient en un scalpel pour mettre l'artère à découvert; une aiguille courbe, une canule en cuivre à deux tubulures, un tube en plomb et une pompe à main. Le tout coûterait environ dix francs.

La dépense ne serait donc pas un obstacle pour qu'une mesure générale aussi importante soit adoptée. Les municipalités pourraient rentrer dans les frais que nécessiteraient les embaumements des indigents en prélevant un droit sur les classes aisées, ou mieux on établirait un prix pour chacun d'eux, qui les indemniserait.

Je viens de démontrer la possibilité d'empêcher la putridité dans les cimetières par un moyen si simple et si peu dispendieux, que j'espère qu'il sera un jour adopté et appliqué d'une manière générale.

Ce procédé aurait encore quelques autres avantages. Très-souvent des questions d'argent ne permettent pas aux parents d'acheter un terrain. Ils sont forcés d'avoir recours à la fosse commune, où le corps est rapidement consumé.

L'embaumement général permettrait aux familles qui le désireraient de faire exhumer en entier le corps de leur parent et de l'inhumer dans un terrain particulier.

Les cendres de ceux qui seraient brûlés pourraient être recueillies et rendues aux familles qui en feraient la demande.

Voiries d'animaux morts, leurs inconvénients, leurs dangers. — Les voiries d'animaux morts, malgré l'amélioration qu'elles doivent aux travaux de Parent-Duchatelet, d'Huzard, de Collignon, etc., laissent encore beaucoup à désirer. L'immonde industrie de l'asticot [1] a disparu de l'abattoir municipal de Paris, mais elle existe encore ailleurs. L'abattoir municipal de Paris reçoit par an six à huit mille chevaux et quinze à dix-huit mille chiens et chats. Son savant directeur, M. Krafft, en appliquant les procédés de Payen et de Salmon à l'exploitation de cette quantité considérable de matières animales, les utilise pour l'industrie et l'agriculture. Avant lui elles étaient en grande partie perdues. En opérant chaque jour la cuisson de ces matières, on détruit la fermentation putride ; mais les émanations qui se dégagent des chaudières à vapeur sont des plus désagréables. Elles se répandent à de grandes distances. J'ai fait des ex-

---

[1] Elle consiste à exposer à l'air les entrailles des animaux. La putréfaction en est la conséquence, et des mouches nombreuses y déposent leurs œufs, qui donnent naissance à l'asticot recherché par les pêcheurs.

périences en 1861 dans ce bel établissement; mes vêtements ont conservé pendant plusieurs jours l'odeur pénétrante, nauséabonde et repoussante qui sature l'atmosphère. M. Levy, qui a visité cet abattoir, parle de cette odeur qu'il attribue à un acide gras volatil. Il dit : « Je l'ai sentie, et je ne sais comment on peut la supporter au-delà d'une minute sans lipothymie. »

En causant avec M. Krafft des inconvénients de cette odeur, je lui dis que si les animaux étaient préalablement désinfectés, ses opérations se rapprocheraient de celles que l'on pratique pour la cuisson des matières alimentaires ; que c'était le seul remède à appliquer pour faire disparaître cette odeur désagréable.

Les animaux que reçoit l'abattoir municipal proviennent de plusieurs sources. Tous ceux qui meurent à domicile, tous ceux que l'on trouve morts sur la voie publique ou dans la rivière, y sont transportés. Les chevaux morveux y sont conduits pour y être abattus. Les viandes saisies comme insalubres sont aussi apportées à l'abattoir. Il est impossible qu'une quantité aussi considérable de matières altérées ne soit pas un immense foyer d'infection. Les excellentes conditions d'aération que présente cet établissement font que cette mauvaise odeur ne paraît pas exercer d'action délétère sur la santé des ouvriers. Tous sont vigoureux. Mais si la mauvaise odeur ne paraît pas leur nuire, ils sont exposés à des dangers qui proviennent de plusieurs sources. M. Krafft m'a dit que les chevaux atteints de morve, de farcin et de charbon sont amenés en grand nombre à l'abattoir. Aujourd'hui il est démontré que la matière charbonneuse introduite dans le sang donne le charbon ; que la morve inoculée à l'homme provoque le farcin ; que des mouches qui ont pompé de ces matières ou d'autres putrides donnent lieu, en les inoculant, à la pustule maligne et à d'autres accidents très-graves ; enfin que toutes les matières en état de fermentation putride, lorsqu'elles sont appliquées sur la peau dénudée ou introduites dans le sang par des blessures que se font les ouvriers pendant le travail, sont tout aussi dangereuses.

Tout ce que j'ai dit précédemment sur les ferments, les virus et les miasmes va nous éclairer pour chercher à diminuer, peut-être même à faire disparaître les inconvénients et les dangers que présentent les voiries d'animaux morts.

Dans des expériences que j'ai publiées il y a trois ans [1], j'ai démontré que les mouches ne s'arrêtent pas sur les viandes putréfiées qui sont imprégnées de cette substance. Avec l'acide phénique on obtient le même

---

[1] *Du Coaltar saponiné*, page 68.

résultat ; mais avec l'eau phéniquée on ne l'obtient qu'incomplétement. Voilà donc déjà un moyen de faire disparaître une des causes les plus dangereuses d'inoculation.

Les expériences que j'ai faites sur les venins d'abeilles, de crapaud et sur le vaccin ont démontré que ces venins perdent leurs propriétés toxiques lorsqu'ils sont mélangés avec l'acide phénique, ou bien encore lorsqu'ils sont inoculés à l'état de pureté et traités ensuite par l'acide phénique. Le vaccin mélangé avec l'acide phénique ne se reproduit pas par inoculation. Les piqûres mêmes ne présentent pas de signes inflammatoires. Depuis, j'ai inoculé du vaccin à l'état de pureté. Puis quelques instants après l'inoculation j'ai enduit la piqûre d'acide phénique ; le vaccin n'a pas pris , tandis qu'une inoculation faite sur le même bras et abandonnée à elle-même a donné lieu à de très-belles pustules vaccinales.

Pendant que je faisais mes expériences à l'abattoir municipal, un ouvrier se blessa au pouce de la main droite en dépeçant un cheval en état de fermentation putride. J'appliquai de l'acide phénique pur sur sa blessure, qui fut ensuite recouverte d'un simple linge. Il continua son travail. Aucun symptôme, même inflammatoire, ne survint. Il n'éprouva que la cuisson vive produite par l'acide phénique, qui dura environ une demi-heure.

Tous ces faits me paraissent d'une très-grande importance pour la question qui nous occupe. Ils confirment cet autre fait qu'une matière dont la fermentation est arrêtée n'offre plus de danger. Ce qui la rend inoffensive, c'est la destruction des êtres vivants (*ferments*) qui y pullulent.

Il y a donc un grand intérêt à prévenir la putridité des cadavres d'animaux puisque, par une seule opération, on assainit l'atmosphère et que l'on peut mettre les ouvriers à l'abri des dangers de l'inoculation des matières morbides ou qui résultent de la putréfaction.

Moyen de prévenir la putridité des animaux. — Tous les mammifères d'un certain volume pourraient être injectés par les artères, aussitôt après leur mort, avec de l'eau phéniquée saturée. Cette opération, dont j'ai démontré la simplicité (voyez page 269), serait pratiquée avec les instruments que j'ai décrits. Elle serait rendue obligatoire pour tous les propriétaires d'animaux morts. Les petits animaux seraient seulement immergés dans cette eau. Ce bain suffirait pour les préserver pendant plusieurs jours de la putréfaction. Les plaies charbonneuses et autres, les fosses nasales des animaux atteints de la morve, seraient imprégnées de l'acide phénique commercial, qui détruirait leurs propriétés toxiques et les préserverait de l'attaque des mouches.

Nous avons vu le bon marché auquel pourra être

livrée, quand on le voudra, l'eau phéniquée. La dépense pour l'injection et l'imprégnation que je propose ne s'élèverait pas à plus de 1 franc pour un cheval. Ce n'est donc pas elle qui peut arrêter dans cette application.

Indépendamment des immenses avantages qui résulteraient de l'application de cette méthode pour l'hygiène publique, l'industrie y gagnerait aussi quelque chose. Nous avons dit, d'après Runge et Liébig, que les peaux d'animaux dont l'intérieur a été enduit d'acide phénique se conservent sans altération et sont à l'abri des attaques des insectes. Mes expériences ont confirmé ces résultats. Il en résulterait donc qu'en injectant les animaux avec l'eau phéniquée, non-seulement on les désinfecterait et on les mettrait à l'abri de la putréfaction, mais toutes les parties si nombreuses que l'on en détache pour l'industrie, les peaux, les intestins, en un mot tout ce que l'on désigne sous le nom d'issues, seraient préservés pendant assez longtemps de la putréfaction pour permettre sans danger leur exploitation. On assainirait du même coup l'abattoir et les usines où ces débris sont transportés pour y subir des traitements divers.

Je lis dans la dernière édition du traité d'hygiène de M. Lévy (1862), qu'il existe un projet qui se rapproche de celui que je viens de proposer. C'est à la compagnie maritime qui exploite aujourd'hui l'abattoir municipal qu'il est dû. Il a pour conditions la centralisation de toutes les opérations d'équarrissage à Paris, l'obligation de déclarer aux commissaires de police le décès des animaux, qui devront être enlevés vingt-quatre heures après la mort. On emploierait pour la conservation le chlorure d'aluminium ou le bi-chlorure de fer. On appliquerait ces agents conservateurs soit en immergeant les corps dans leurs solutions, soit en pratiquant l'embaumement par injection.

Pour que l'on ne croie pas que je me suis fait plagiaire, je tiens à dire que mes expériences sur la désinfection d'animaux entiers, en les injectant par les artères avec le coaltar saponiné, datent de quatre ans ; que celles que j'ai faites sur les mouches remontent à peu près à la même époque ; que l'on peut lire dans ma brochure sur le coaltar (1860, page 67) ce qui suit pour la conservation des animaux : « Les anato-
« mistes savent combien il est difficile et dispendieux
« de faire venir de pays lointains des animaux dans
« un état de conservation convenable pour l'étude.
« Avec le coaltar saponiné, ces inconvénients disparaî-
« tront. »

Plus loin, page 71 : « On sait combien sont dangereuses pour l'homme et les animaux les mouches qui se nourrissent de chairs corrompues ou de celles d'animaux morts de maladies charbonneuses. On pourra

prévenir ces dangers par des imprégnations de coalta
saponiné faites à propos. »

Si je n'ai pas proposé l'embaumement des animau
dès cette époque, c'est que j'ai pensé qu'il ne sera
pas adopté à cause du prix encore assez élevé d
coaltar saponiné.

Lorsqu'on étudie, comme je le fais, la science pou
le bien qu'elle peut faire, on ne s'arrête pas à un
question de priorité. Ce à quoi je tiens, c'est que l'o
ne croie pas que je me suis approprié l'idée de l
compagnie maritime. Je ferai remarquer que l
moyen que je propose n'est pas le même. L'actio
bien constatée de l'acide phénique, qui annule le
effets des virus et des matières putrides, jointe à l
propriété qu'il possède d'éloigner les mouches, en fon
un agent essentiellement différent de ceux que propos
la compagnie maritime. Le procédé de l'injection pou
la conservation des corps est dans la science depui
longtemps. Reste donc l'agent conservateur. Si l'expé
rience démontre que le chlorure d'aluminium et le bi
chlorure de fer sont préférables à l'acide phénique
qu'on les emploie. Ce que je désire, c'est que le bu
que je poursuis soit atteint.

Je dirai, en terminant, qu'indépendamment de
avantages que je viens de signaler, l'acide phéniqu
en possède encore d'autres. D'abord il ne colore pa
les tissus comme le bichlorure de fer. Pour la boyau-

derie, cette coloration peut avoir des inconvénients. De plus, l'acide phénique, par sa volatilisation lente, préserve les poils des attaques des insectes et prévient le développement des moisissures qui altèrent aussi les peaux. Les sels minéraux (chlorures d'aluminium, de zinc, de fer) n'ont pas cette propriété. Il y a plus, c'est que l'air, en précipitant le fer de ces chlorures, met de l'acide hydrochlorique en liberté qui favorise le développement des moisissures.

ARTS INSALUBRES. — MOYENS D'Y COMBATTRE LA PUTRIDITÉ PAR L'ACIDE PHÉNIQUE.

Tanneries, mégisseries, corroieries, parchemineries. — Dans les tanneries, les peaux sont apportées fraîches. En cet état, on dit qu'elles sont en vert. On les sale pour prévenir leur putridité en attendant qu'on les soumette aux divers traitements qu'elles doivent subir. Dans l'été, de grands dommages peuvent résulter de la putréfaction, qui s'établit rapidement dans ces peaux. Au sel on peut substituer avec beaucoup plus d'avantages l'eau phéniquée saturée. Si l'animal avait été injecté avec l'eau phéniquée, la peau retiendrait assez d'acide phénique pour la préserver pendant quelque temps de la fermentation putride.

Dans les mégisseries, les corroieries et les parchemineries, en ajoutant deux ou trois millièmes d'acide

phénique à l'eau qui est employée dans les manipulations diverses que subissent les peaux, on préviendrait la putridité. La chaux, qui est employée dans ces
manipulations pour des motifs qu'il serait trop long
de faire connaître, produira les mêmes effets avec
l'eau phéniquée qu'avec l'eau pure, avec cette différence que l'eau de chaux phéniquée est un antiputride
bien plus énergique. L'acide phénique, qui se dégagera d'une manière incessante des cuves, assainira
l'atelier en détruisant les miasmes qu'il contient presque toujours.

Ces industries produisent un grande quantité de
résidus organiques très-putrescibles, et qui deviennent
pour les ouvriers et pour le voisinage une cause d'insalubrité. Avec l'acide phénique, tous ces inconvénients
peuvent disparaître. Si après les manipulations l'acide
s'était volatilisé et que la putréfaction se manifestât,
un peu d'eau phéniquée versée sur ces matières l'ar-
rêterait de suite.

Boyauderies. — La mauvaise odeur que répandent
ces établissements est des plus infectes. Les ouvriers
qui débutent dans cette profession éprouvent des accidents des voies digestives avec fièvre. Le conseil de
salubrité, en prescrivant de ne recevoir dans ces établissements que des intestins préalablement débarrassés
des matières fécales et nettoyés dans les abattoirs, a
contribué à diminuer cette odeur méphitique. Mais les

macérations que l'on fait subir aux intestins, dans de grandes cuves, pour en séparer la graisse et les pré_parer pour les opérations qu'ils doivent subir, deviennent la cause la plus grande de la mauvaise odeur. C'est à la fermentation putride qu'elle est principalement due.

Des expériences très-nombreuses que nous avons faites au Muséum, depuis quatre ans, avec M. Gratiolet, ont démontré que l'émulsion du coaltar par la saponine et les dissolutions faibles d'acide phénique n'empêchent pas la macération des tissus; ces substances les conservent sans les altérer en aucune façon. M. Rousseau, conservateur du Muséum d'histoire naturelle de Paris, a fait connaître depuis longtemps (journal *l'Expérience*) les résultats qu'il a obtenus de l'eau créosotée [1], qui conserve les tissus sans les altérer.

Les boyaudiers pourront donc se servir avec le plus grand avantage de l'eau phéniquée. Seulement voici comment je conseille d'opérer.

Les intestins, au moment où on les apporte dans les ateliers, dégagent une odeur infecte très-tenace. Pour la faire disparaître, il faut les plonger pendant une heure dans de l'eau contenant deux millièmes d'acide phénique, les retirer et les exposer pendant

[1] Nous avons dit précédemment que la créosote est un composé d'acide phénique et d'hydrate de crésyle.

16.

vingt-quatre heures dans un courant d'air. Cette opération préalable arrête la fermentation et permet aux gaz putrides de se dégager. Comme il ne s'en forme pas d'autres, la désinfection est à peu près complète au bout de ces vingt-quatre heures. Si on ne les exposait pas à l'air et qu'on les laissât dans l'eau, la mauvaise odeur persisterait dans de très-grandes proportions, parce qu'une notable quantité des gaz putrides propres aux intestins, et sur lesquels l'acide phénique est sans action, restent en dissolution dans ce liquide et le rendent fétide. Après cette désinfection préliminaire, on place les intestins dans de l'eau fraîche contenant un millième d'acide phénique. Alors la mauvaise odeur est à peine appréciable, et la fermentation putride est empêchée. Les intestins ainsi préparés peuvent subir les macérations voulues et être travaillées comme dans l'ancienne méthode. Ils n'ont pas changé d'aspect. Il n'y a de changé que la mauvaise odeur, qui a disparu. C'est donc encore un grand progrès de réalisé.

Fabriques de colle forte et de noir animal. — Les fabriques de colle forte, qui utilisent tous les débris d'animaux, tels que patins ou gros tendons, os, et tous ceux qui proviennent des tanneries, des mégisseries, etc., sont aussi des sources très-grandes de putridité. En immergeant ou en arrosant ces matières avec de l'eau phéniquée, on peut faire disparaître cette cause d'infection. Les eaux qui proviennent des différentes opérations que l'on fait subir à ces débris, soit pour en séparer la graisse, soit pour atteindre un autre but, sont chargées de matières animales et répandent une odeur infecte. C'est la cause la plus grande d'insalubrité que présentent ces fabriques, parce que l'autorité ne permet pas qu'elles soient répandues sur la voie publique.

Avec un ou deux millièmes d'acide phénique, ces eaux seront en grande partie désinfectées et mises pendant assez longtemps à l'abri d'une nouvelle putréfaction. Dans cet état, elles pourront être facilement et très-utilement employées par l'agriculture.

Extraction du suif. — Cette industrie, par les matières qu'elle exploite, ressemble beaucoup à la précédente. Ce sont des débris d'animaux qui sont soumis à l'ébullition dans de grandes marmites autoclaves. Lorsque la cuisson est opérée, ces matières sont soumises à l'action de presses hydrauliques. Les liquides gras qui s'en écoulent sont recueillis dans de grands tonneaux et abandonnés à eux-mêmes pour permettre la séparation du suif. Les matières solides reçoivent des destinations diverses. La cause la plus grande d'insalubrité que présente cette industrie est aussi dans les eaux de cuisson.

Dans un de ces établissements fondé à la Courneuve par MM. Barrault, Couvreur et Fazillau, j'ai pu, grâce à la bienveillance de ses propriétaires, faire une série d'expériences avec le coaltar, l'acide phénique et l'eau de goudron minéral.

Le coaltar saponiné et l'acide phénique étant encore trop chers pour qu'on pût les employer journellement dans ces établissements, je conseillai de l'eau de goudron minéral pour désinfecter les débris d'animaux; puis je fis enduire avec du goudron de houille l'intérieur des grands tonneaux qui reçoivent les eaux d'extraction pour prévenir leur putridité.

Voici ce que m'écrivit M. Barrault le 7 septembre 1862.

« Je viens vous mettre au courant des résultats que nous avons obtenus de l'emploi des moyens que vous nous avez conseillés pour désinfecter nos eaux et les viandes insalubres.

« Nous avons constaté que par une couche de coaltar de quelques millimètres d'épaisseur, telle que vous nous l'avez indiquée, nous avons presque entièrement désinfecté nos eaux de pression provenant des cuissons de toutes espèces de détritus de la boucherie de de Paris. Nous avons à nous féliciter des excellents moyens que vous avez bien voulu nous indiquer en diverses circonstances. Les bassins souterrains qui nous servent de réservoirs, et dont la quantité d'eau qu'ils contiennent peut être évaluée à cent mille litres, n'ont présenté qu'une odeur presque insensible. Sans le secours de vos moyens, nous aurions passé un été fort incommode, pour ne pas dire insalubre.

« Veuillez, etc. »

Si les détritus avaient été traités avant la cuisson par l'eau de goudron, la mauvaise odeur aurait été à peu près nulle. Quoi qu'il en soit, ces résultats obtenus par ce moyen simple et économique sur une quantité de cent mille litres d'eau chargée de matières animales en putréfaction, peut donner aux incrédules une idée de la puissance de l'agent dont je fais l'histoire.

Pour obtenir des résultats plus satisfaisants encore, je conseille de suivre le procédé que j'ai donné pour les intestins, c'est-à-dire, plonger toutes les parties animales dans de l'eau phéniquée ou dans de l'eau de goudron pendant une heure, ou de les arroser largement avec ces liquides et de les abandonner à l'air libre pendant un ou deux jours. De cette manière, tous ces débris seront désinfectés et les eaux de cuisson seront presque inodores.

Lorsque l'eau contient une grande quantité de corps putrides en dissolution, elle en retient une notable proportion, et la désinfection est incomplète.

Urine de l'homme.—L'urine est un des liquides dans lequel la putridité se développe le plus vite. De très-nombreux essais ont été déjà tentés pour remédier à l'odeur infecte que cette altération produit. Dans nos ménages et dans les hôpitaux, ce liquide est versé dans les fosses d'aisances. Mais dans tous les grands établissements où habite ou qui reçoivent beaucoup de monde, des urinoirs nombreux sont établis. Ici ce sont des tinettes qui reçoivent ce liquide ; là ce sont des dalles en marbre ou en pierres peintes avec un sel de cuivre sur lesquelles on urine. Un conduit dirige ce liquide vers le ruisseau ou dans les égouts. Un courant continu d'eau lave ces dalles pour les préserver de la mauvaise odeur. Sur d'autres points, à Paris, les dalles sont enduites chaque jour de chlorure de chaux pour les désinfecter.

Le lavage par l'eau est sans contredit le plus simple pour prévenir la mauvaise odeur. Mais l'urine est perdue et va porter la putréfaction dans la rivière.

Le savant professeur de l'Ecole de pharmacie, M. Chevalier, a calculé que le million d'habitants de Paris fournit en matières solides [1] et liquides de quoi fumer chaque année environ 17,500,000 hectares de terre [2]. Que de richesses perdues ! Que de terrains impro-

---

[1] D'après MM. Liebig et Boussingault, la quantité moyenne de l'urine rendue chaque jour est environ cinq fois plus considérable que celle des matières fécales.

[2] Rapport sur le concours ouvert par la Société d'encouragement pour l'industrie nationale, 1848.

ductifs donneraient de belles récoltes s'ils étaient arrosés avec ces précieuses matières !

Tous les hommes compétents se sont occupés de cette importante question. Mais la difficulté de prévenir la dissémination et la putridité de l'urine ont été cause, jusqu'à présent, que ce problème important pour la salubrité et pour l'agriculture n'a pas encore été résolu. Puisque l'acide phénique est un antiputride puissant, et que la dépense que son emploi nécessiterait serait insignifiante, ne serait-il pas possible avec lui de résoudre ce problème ?

Examinons. Depuis plusieurs siècles, à Milan et à Edimbourg, les immondices et les vidanges se perdent avec l'eau sale dans les égouts et servent à l'irrigation fécondante des terres. Ne pourrait-on pas généraliser cette pratique, avec cette différence que ces matières seraient désinfectées ?

« L'application des liquides d'égouts à la culture est, aux yeux de l'ingénieur Mille, une question de mécanique et de temps ; jusqu'à ce que l'agriculture ait compris qu'une machine à vapeur est un excellent garçon de ferme, toujours prêt et toujours obéissant. Une société anglaise s'occupe à recueillir dans un établissement spécial les eaux des égouts de Londres, à les élever à une hauteur déterminée et à les pousser comme engrais liquides près de Londres, dans un rayon de trente-deux kilomètres, à l'aide de pompes mues par la vapeur et de conduites. » (Lévy, *Traité d'hygiène*, 4° édit., p. 552.)

Voici ce que je propose. Recueillir l'urine partout dans des tonneaux au fond desquels on placera une quantité d'acide phénique liquide (commercial) en rapport avec la capacité du tonneau. En supposant que celle-ci soit de 100 litres, ce serait 100 grammes d'acide que l'on y ajouterait. On conserverait également l'urine pendant longtemps en substituant un demi-kilogramme de goudron de houille à cette quantité d'acide phénique. Je rapporterai plus loin des expériences qui le démontrent.

Lorsque le tonneau serait plein, il pourrait être enlevé comme ceux qui servent de fosse mobile, et l'urine être utilisée soit pour les arts, soit pour l'agriculture. Il n'y aurait aucun inconvénient à conserver une grande quantité de ce liquide, puisqu'il ne présenterait point, pendant assez longtemps, d'odeur putride. Ce premier système si simple, si économique, pourrait être employé dans toutes les villes et villages qui n'ont pas d'égouts. Dans ces localités, les champs sont à côté des habitations. Le transport de ce précieux liquide fertilisant serait tout aussi facile que celui du fumier. J'indiquerai dans un instant son mode de transport et de distribution au sol.

Dans les villes qui sont munies d'égouts et dont le centre est loin des terres, voici la modification que j

proposerais. Ces grandes artères des immondices recevraient l'urine des tonneaux lorsque ceux-ci seraient
pleins. Seulement il faudrait employer le système de la
compagnie anglaise dont je viens de parler, c'est-à-dire
que les égouts aboutiraient à des réservoirs centraux.
Cette masse de liquide serait élevéé, comme nous l'avons
dit, à une hauteur déterminée, et de là on ferait partir
à ciel ouvert de petits canaux d'irrigation qui iraient
fertiliser les terres sur une grande surface.

Dans les localités où ces canaux d'irrigation ne pourraient pas facilement être mis en communication avec
les réservoirs, cet engrais liquide pourrait être trans-
porté dans de grands tonneaux semblables à ceux qui
sont employés pour l'arrosage public. De cette manière,
ce précieux liquide serait de suite distribué au sol,
sans frais. Je conseillerais l'emploi de ces tonneaux
partout où l'urine serait recueillie d'après mon système.

Si l'autorité exigeait qu'aucune matière organique
liquide (qu'elle provienne de nos ménages ou de l'industrie) ne pût être répandue sur la voie publique
sans contenir au moins un millième d'acide phénique,
les égouts ne charrieraient plus que des matières inof-
fensives pour la santé publique. Ce traitement préalable
des matières par l'acide phénique ferait que les murs
des égouts seraient naturellement désinfectés. En effet,
l'eau phéniquée, en les lavant, les imprégnerait d'acide.

De plus, les voûtes ou les parties supérieures de ces murs qui ne seraient pas touchées par ces liquides recevraient assez d'acide phénique, qui se volatiliserait constamment, pour les désinfecter. Tous ces moyens, aussi simples qu'ils sont peu dispendieux, permettraient de résoudre un problème non moins important pour l'hygiène que pour l'agriculture.

Tout ce que je viens de dire sur l'urine et sur les égouts était imprimé depuis un petit nombre de jours [1] dans le *Moniteur scientifique et industriel* du docteur Quesneville, lorsque parut dans la *Patrie* du 12 juin 1863 un article de M. Henri Vierne, intitulé : *Les Irrigations d'hiver à Paris* [1].

Ce savant rapporte que M. Ad. Mille, ingénieur, dont j'ai parlé, a été chargé par M. le préfet de la Seine d'aller étudier en Lombardie les procédés en usage pour la création des prairies à marcites, d'en faire connaître les résultats, et d'examiner si l'application d'un système d'irrigations analogues serait possible dans le bassin de la Seine.

D'après M. H. Vierne, M. Mille, aprés avoir rempli sa mission, a démontré la possibilité théorique de créer aux environs de Paris, au moyen du tribut des égouts, des irrigations d'hiver aussi productives que celles de la Lombardie, et l'on peut affirmer, que, dès

---

[1] M. Le docteur Quesneville avait mon manuscrit depuis plus de deux mois.

à présent, le problème est scientifiquement résolu.

M. Mille, après avoir fait connaître les importants résultats qu'obtiennent les Milanais de l'emploi des liquides d'égouts, cherche à établir que l'on pourrait, au moyen des eaux prises à l'égout d'Asnières, répandre les irrigations d'hiver non-seulement sur la partie de l'Ile de France qui s'étend aux environs de Paris, mais aussi sur la Beauce et sur la Brie. La grande difficulté, selon cet ingénieur, est toute mécanique et consiste à soulever de grandes masses d'eau à bas prix. Il ne faut pas demander à la vapeur (nous avons vu que c'est le moteur de la société anglaise) la force nécessaire à la réalisation de ce projet, parce que la dépense serait hors de proportion avec les résultats. Mais d'après M. Mille on l'obtiendrait facilement en reportant à Asnières l'un des trois barrages que l'on doit construire sur la Seine entre Paris et Poissy pour faciliter la navigation.

Je reconnais mon incompétence dans ces questions de mécanique. Sur ce point je m'en rapporte à l'expérience du savant ingénieur M. Mille, si compétent dans cette branche de l'hydraulique agricole.

En terminant, je dirai que je suis très-heureux d'avoir eu la même pensée que M. le préfet de la Seine pour utiliser l'eau des égouts comme engrais. J'ignorais la mission qui avait été confiée à M. Mille. C'est, comme je l'ai dit, le journal la *Patrie* qui me l'a appris. Mais dans le projet de **M.** le préfet de la Seine, on ne s'occupe pas de la désinfection. Le moyen simple, économique, que je viens de proposer pour prévenir la putréfaction de l'urine et des liquides que charrient les égouts me paraît donner plus d'importance à ce projet. En prévenant la putréfaction des liquides que charrient les égouts, on assainit la cité et l'on conserve à l'agriculture des engrais plus riches en matières organiques.

DÉSINFECTION.

Emploi de l'acide phénique comme désinfectant.— L'infection de l'air peut être produite par des causes diverses. Un grand nombre de produits chimiques qui ont une odeur désagréable, et des huiles volatiles peuvent vicier l'air soit dans les fabriques, soit dans les magasins de vente ou ailleurs.

L'acide phénique n'exerce aucune action sur ces composés, ce n'est, comme je l'ai déjà dit, que sur les ferments qu'il agit. Il n'y a donc que l'infection produite par la fermentation putride qui peut être détruite par cet acide.

J'ai dit précédemment qu'il valait mieux prévenir la putridité que de la détruire. Mais il est des circonstances où le moyen préventif ne peut être employé. Le suicide, l'assassinat, la mort subite, nous dérobent fréquemment les cadavres de nos semblables, et c'est précisément la fermentation putride qui, le plus souvent, les fait retrouver. Les animaux qui meurent en dehors de nos habitations sont aussi voués à la putréfaction.

La digestion de l'homme et des animaux est certainement une des sources les plus puissantes d'infection. Les résidus que fournit chaque jour cette fonction importante sont rejetés en état de fermentation. Dans ces différentes circonstances et dans d'autres que je ne puis énumérer ici, on est donc forcé dé désinfecter. L'acide phénique détruisant aussi bien la cause de l'infection qu'il en prévient le développement, il suffira de l'employer partout où la putridité se sera développée pour la détruire.

Matières fécales.— Elles sont en quelques instants désinfectées par l'eau phéniquée au millième, en sorte que dans les hôpitaux et dans les chambres des malades, avec un peu d'eau phéniquée préalablement placée dans les vases, leur désinfection est assurée. En ajoutant un millième de cet acide à de la décoction de bois de Panama on peut nettoyer très-bien et désinfecter le bois des chaises percées.

Les malades qui ont des garde-robes involontaires et dont, pour cette raison, le corps devient un foyer d'infection, pourront être lavés avec cette décoction, contenant un ou deux millièmes d'acide. La même quantité d'acide phénique incorporé à du son très-fin pourra être répandue sous le malade. Cette poudre préviendra l'infection du lit et désinfectera les matières. Mais c'est surtout dans les réservoirs où sont renfermées ces matières, dans les fosses d'aisances, dans les tueries, les porcheries, etc., qu'il est important d'agir.

Fosses d'aisances. — J'ai déjà publié des résultats d'expériences que M. Le Beuf de Bayonne et moi nous avons faites, chacun de notre côté, et dans lesquelles des fosses d'aisances ont été désinfectées avec une très-faible quantité d'acide phénique. Le résultat que j'ai obtenu à la caserne du quai d'Orsay (v. *Moniteur scientifique*, oct. 1862, p. 659), où quinze mille litres de matières ont pu être désinfectées pendant quarante-huit heures avec 200 grammes d'acide, soit un peu plus d'un centigramme par litre, prouve la puissance désinfectante de cet acide.

Plusieurs expériences que j'ai faites sur les matières fécales, avec le coaltar, trouveront naturellement ici leur place. J'ai fait creuser dans le sol une fosse d'un mètre carré. Ses parois ont été soigneusement battues avec de la terre argileuse pour éviter la perte du liquide. Ainsi préparées, les parois ont été enduites d'une couche de coaltar de deux à trois millimètres d'épaisseur, puis je l'ai fait remplir avec de l'urine et des matières fécales provenant de malades. Les matières étaient désinfectées en quelques instants. Lorsque la fosse a été remplie, je l'ai abandonnée à elle-même pendant deux mois (mai et juin). Après ce temps écoulé, les matières n'offraient que l'odeur du coaltar. Je dois ajouter que cette fosse avait été à dessein creusée à côté d'un mur exposé au midi, à la campagne, pour que les chances d'altération soient plus grandes. Nous venons de voir que malgré ces conditions défavorables, la désinfection s'est maintenue. J'ai fait cette expérience pour démontrer la possibilité de désinfecter les matières fécales dans les immenses tranchées qui servent de fosses d'aisances dans les camps. Pour réussir dans cette opération, il est indispensable que la fosse ne permette pas la perte de l'urine. C'est ce liquide qui dissout les principes désinfectants du goudron (acide phénique, aniline, benzine) et qui les répartit dans toute la masse [1]. En tapissant les parois des fosses d'une

[1] C'est pour n'avoir pas connu ce fait important que des expériences qui ont été faites par le conseil d'hygiène de Paris, d'après les indications du docteur Tavernier, n'ont pas donné partout de bons résultats. Ce savant confrère avait très-bien constaté que l'urine se conservait sans altération dans les tinettes dont l'intérieur était enduit de goudron. Dans ce cas, les principes désinfectants restaient dans le liquide; mais lorsqu'on enduisait les dalles avec cette substance, l'urine, qui ne faisait que passer sur le coaltar, entraînait l'acide phénique, l'aniline, etc., dans le ruisseau. Bientôt le goudron, privé de ses principes désinfectants, n'empêchait plus l'altération de l'urine, et la mauvaise odeur apparaissait.

couche de béton ou d'argile, on préviendrait la filtration de l'urine et la désinfection serait assurée. Le produit que l'on pourrait tirer de ces matières, en les vendant comme engrais, paierait bien au-delà ces quelques frais.

Je me suis assuré sur trois fosses d'aisances qu'il suffit de verser du goudron liquide dans ces réservoirs pour les désinfecter rapidement et les maintenir en cet état pendant longtemps.

Une autre expérience que j'ai faite dans un double but va de nouveau le démontrer. Je convertis un tonneau de 100 litres de capacité en fosse mobile. J'enduisis son intérieur de coaltar; je le fis remplir d'urine et de matières fécales et l'enterrai dans un tas de fumier de cheval. Le fond supérieur du tonneau était percé d'un trou de 20 centimètres de diamètre et bouché avec un tampon de papier. Au bout de six mois les matières n'exhalaient pas d'autre odeur que celle du coaltar. J'ai fait constater ce résultat par plusieurs personnes.

La désinfection des matières fécales par ce moyen si simple et si peu coûteux étant démontrée d'une manière indubitable, je tenais à m'assurer si ces matières pouvaient sans inconvénients servir d'engrais. Les expériences que j'ai publiées il y a trois ans, et qui ont démontré que la germination n'a pas lieu dans de la terre qui contient deux pour cent de coaltar, me faisaient craindre que la germination et même la vie de jeunes plantes ne fût compromise par ces engrais.

Pour m'en assurer voici ce que je fis.

Ces matières furent répandues sur plusieurs mètres de terrain. Je fis labourer et ensemencer immédiatement du blé, de l'orge, de l'avoine, des haricots, des pois, des lentilles, des semences d'épinards, de radis, de navets et des pommes de terre. Une expérience comparative fut faite à une certaine distance avec les mêmes semences dans de la terre qui n'avait pas reçu d'engrais. Les semences qui avaient été soumises à l'influence de l'engrais coaltaré ont germé et sont sorties de terre plus vite que les autres. Elles ont végété avec une très-grande vigueur. La différence était on ne peut plus frappante.

Ainsi donc les matières fécales et l'urine peuvent être désinfectées et maintenues en cet état pendant longtemps, par un agent dont la dépense ne s'élèverait pas à plus de dix centimes pour cent litres de matières. Cet agent ne nuit pas à la germination. Le seul reproche que l'on peut faire au coaltar, c'est son odeur, que tout le monde n'aime pas. Mais lorsque le public saura que ses émanations sont un excellent moyen d'assainir l'air en dehors des fosses d'aisances, il s'empressera de l'employer. La propreté des cabinets d'aisances, sol, cuvettes, pourra être entretenue avec l'eau phéniquée au millième.

17.

Le savant rédacteur du journal officiel de l'Institut polytechnique, M. Luthereau, qui a publié mes recherches, m'a communiqué la lettre suivante, qui lui a été adressée par un de nos industriels les plus distingués .

« M. le docteur Lemaire a donné, dans un mémoire que vous avez publié dans le journal la *Célébrité*, une indication sur la manière de se procurer d'une manière économique de l'eau phéniquée en lavant du goudron de gaz avec de l'eau à 30 degrés centigrades environ. Je me fais un plaisir de vous informer qu'ayant eu la curiosité de tenter ce procédé pour appliquer cette eau au lavage des lieux d'aisances de notre établissement, j'ai obtenu un succès complet et très-surprenant. L'odeur malsaine dont ils étaient infectés a disparu presque complétement au bout de quelques minutes, et l'effet s'est complété dans les heures suivantes.

« Rien n'est plus facile dans la plupart des établissements industriels que de faire de grandes quantités d'eau phéniquée et de l'appliquer non-seulement aux besoins de ces établissements, mais encore à ceux de tout un quartier.

« Recevez, etc.

« DAVID,

«Fabricant de tissus à Saint-Quentin.»

Matières fécales des animaux (abattoirs, écuries,

étables, porcheries, poulaillers, pigeonniers, cabanes à lapins). — Nous avons vu que dans les abattoirs un règlement oblige de débarrasser les intestins des matières qu'ils contiennent avant de les livrer aux boyaudiers. Ces matières pourront être immédiatement désinfectées en les arrosant avec de l'eau de goudron minéral ou avec de l'eau phéniquée.

Dans les écuries, les étables, etc., les poudres devront être employées. De la terre ou du sable contenant deux millièmes d'acide phénique serait le moyen le plus économique. On peut aussi employer la sciure de bois (Bobeuf), le plâtre (Bouchardat, Dougall).

La terre coaltarée peut aussi être employée. Son action dure plus longtemps que celle de l'acide phénique. On répand sur le sol un centimètre d'épaisseur de la poudre désinfectante, et on la recouvre avec la litière. Ces poudres ne peuvent pas remplir longtemps leur rôle de désinfectant et d'antiputride, parce que l'urine abondante qui les lave entraîne l'acide phénique et l'aniline en les dissolvant. Cette urine qui s'écoule se trouve pour cette raison pendant un certain temps à l'abri de la putréfaction ; mais celle que rendent les animaux et qui ne rencontre plus l'agent protecteur fermente comme à l'ordinaire. Il faut donc surveiller et renouveler la poudre aussitôt que l'on s'aperçoit qu'elle n'agit plus.

Dans les écuries, étables, porcheries, etc., où le pavage laisse souvent beaucoup à désirer, l'urine, en pénétrant dans le sol, l'infecte à une certaine profondeur. Dans ce cas, des arrosages et des lavages faits avec l'eau de goudron ou avec l'eau phéniquée pourront désinfecter le sol.

L'assainement des poulaillers et des pigeonniers pourra aussi être obtenu avec ces poudres. Ici le résultat sera beaucoup plus satisfaisant. L'inconvénient d'une grande quantité d'urine n'existe pas. On sait que chez les oiseaux ce liquide est rendu mélangé avec les matières fécales à l'état semi-solide. Dans les pigeonniers, où les matières restent assez longtemps avant d'être enlevées, il pourrait arriver que l'acide phénique ou les principes actifs du coaltar se soient volatilisés, et que les matières excrétées à chaque instant conservent leur mauvaise odeur. En les recouvrant d'un couche de poudre désinfectante sans toucher aux anciennes, on peut de nouveau les désinfecter.

Un autre avantage qui résultera de l'emploi de ces poudres dans ce cas, c'est que les poux d'oiseaux, s'ils ne disparaissent pas complétement, diminueront dans de notables proportions.

Fumiers. — L'acide phénique doit-il être employé pour prévenir l'odeur putride qu'exhalent les fumiers? Il ne faut pas oublier que le fumier est un engrais d'autant plus puissant que son état de putréfaction est plus avancé. En sorte que si l'on veut obtenir leur désinfection, on peut porter préjudice à l'agriculture. Examinons.

Les matières qui composent les fumiers peuvent être divisées en deux parties : les solides et les liquides. Les matières solides ont besoin de la fermentation putride pour acquérir les propriétés que l'on y recherche. Les matières liquides, au contraire, perdent de leur valeur comme engrais lorsqu'elles subissent cette même fermentation. Dans les fermes où les données de la science sont mises à profit, on recueille avec le plus grand soin les matières liquides qui proviennent de l'urine ou de l'action dissolvante des pluies (purin). Ce serait donc seulement sur le purin que je conseillerais d'agir. Un peu de coaltar (un pour cent environ) répandu uniformément au fond des réservoirs suffira pour prévenir la putridité. De cette manière, on conservera une plus grande quantité d'engrais à l'agriculture, et l'hygiène aura encore un progrès de plus à enregistrer.

Quant aux matières solides, je pense qu'on doit les abandonner à elles-mêmes pour les raisons que je viens de faire connaître.

Gadoues. — Lorsque les données de la science seront mises à profit pour les voiries d'immondices [1],

____

[1] M. Lévy comprend sous cette dénomination tous les résidus

on pourra leur appliquer le moyen que je viens de faire connaître. M. Chevalier conseille la construction de bâtiments fermés surmontés de cheminées d'aérage pour opérer leur désinfection.

Il me semble que l'on pourrait appliquer aux gadoues le procédé en usage dans un grand nombre de fermes et dont je viens de parler. Deux grands bassins en plein air, l'un plus élevé recevrait les boues et permettrait leur putréfaction. La matière liquide serait dirigée dans le second réservoir, placé en contre-bas. On pourrait préserver ce liquide de la putréfaction avec le goudron minéral, comme je viens de le recommander pour le purin.

Désinfection de l'eau croupie et possibilité de son emploi pour divers usages. — De grandes quantités d'eau croupie existent à la surface du globe. Leurs émanations sont un danger permanent pour la santé de l'homme et des animaux. Je ne viens pas proposer de désinfecter les immenses marécages qui occupent une grande partie du globe, mais je vais donner le moyen d'utiliser pour divers usages l'eau putride des fossés, des mares, en un mot de toutes les collections d'eau croupie, quel que soit le lieu qu'elles occupent.

organiques et minéraux qui sont déposés sur la voie publique, et qui, dans le département de la Seine, sont transportés dans les communes rurales. Tout le monde a pu sentir leur odeur désagréable.

Dans de nombreuses localités l'eau manque. Dans d'autres sa composition chimique ne permet pas de l'employer. Il en résulte que dans ces pays déshérités par la nature on recueille l'eau de pluie, et comme elle est presque toujours insuffisante, on est obligé d'organiser à grands frais un service pour s'en procurer. Jusqu'à présent on n'a recueilli l'eau de pluie que sur une petite échelle. Les citernes ou autres réservoirs sont installés pour les besoins de nos ménages et pour ceux des animaux. On n'a pas cherché à recueillir l'eau qui coule sur le sol, parce que l'expérience a appris que ce liquide, chargé de matières organiques de toutes sortes, subit, comme toutes les eaux stagnantes, rapidement la putréfaction. L'agitation permanente du liquide par les infusoires qui y vivent et par les gaz putrides qui s'en dégagent, la trouble en y mélangeant la vase. En cet état, cette eau, quelquefois infecte, ne peut être utilisée. Les jardiniers même, dans la crainte d'altérer leur santé, n'osent pas s'en servir pour arroser leurs jardins. Il en résulte qu'elle est complétement abandonnée. Si sa masse est considérable, les miasmes qu'elle dégage deviennent un danger pour les populations voisines.

En ajoutant à cette eau un millième d'acide phénique, ou bien cinq kilogrammes de goudron de houille par mille litres, sa désinfecton, sa conservation et sa clarification en seront la conséquence. De l'eau croupie, noire, infecte, traitée comme je viens de le dire, a perdu rapidement son odeur fétide. Elle est devenue limpide comme l'eau pure. Sa clarification est due à l'arrêt de la fermentation. En cet état, l'eau peut recevoir un grand nombre d'applications soit à l'industrie, soit pour les besoins journaliers des ménages. A l'avenir, l'eau des ruisseaux pourra être recueillie dans de grands réservoirs creusés dans le sol, puisqu'à l'aide de substances si peu coûteuses on pourra se procurer une grande quantité d'eau limpide. Les populations obtiendront encore des avantages pécunaires de cette application. Elles assainiront leur pays et l'hygiène aura un progrès de plus à enregistrer.

Emploi de l'acide phénique pour assainir l'eau potable.—L'eau potable, qu'elle soit puisée à une source, dans un puits, dans une rivière, ou qu'elle provienne de la neige ou de la pluie, contient toujours des matières organiques. Les unes les prennent au sol, les autres les reçoivent de l'air atmosphérique.

Dans un grand nombre de localités qui sont déshéritées de sources ou de cours d'eau potable, on recueille avec grand soin celle qui provient des pluies ou de la neige. Sur mer, les bâtiments qui ne sont pas munis de l'appareil de MM. Peyre et Rocher ont des citernes mobiles pour l'approvisionnement des équipages. Indépendamment des matières organiques

que l'eau de pluie prend à l'atmosphère, elle se charge
de celles qui existent sur les toits, dans les gouttières
et dans les tuyaux de conduite. Lorsqu'elle coule sur
des couvertures en bois ou en paille, elle entraîne une
grande quantité de matières organiques qui sont déjà
en voie d'altération. Les ferments qu'elle entraîne,
dans ces cas, ne tardent pas à communiquer et à propager leur altération à toute la masse. L'eau que l'on
conserve dans des tonneaux dissout les principes
extractifs du bois. Les citernes elles-mêmes peuvent
aussi fournir des matières organiques, lorsqu'on n'a
pas suivi pour leur construction les données de la
science.

Dans les grandes villes où des conduites d'eau sont
établies, d'immenses réservoirs sont construits pour alimenter les habitants. Des voix se sont déjà élevées
contre le danger que présentent les réservoirs découverts. M. Lévy rapporte qu'en 1842 l'eau de la fontaine de la rue de l'Arcade, à Paris, fut souillée par la
présence d'une grande quantité de puces d'eau (crus-
tacées, monocles) qui provenaient du bassin de Chail-
lot. L'année dernière, le docteur Bouchut a examiné
l'eau de plusieurs réservoirs de Paris. Il a constaté
qu'elle était altérée et qu'elle contenait de nombreux
infusoires. Il a fait ressortir le danger que présentent
les réservoirs découverts pour la salubrité.

Si l'immobilité de l'eau dans les citernes et dans

ces grands réservoirs rend leur altération plus facile, les eaux courantes ont d'autres inconvénients. Elles ramassent dans leur long parcours toutes les matières végétales ou animales qu'elles rencontrent. Indépendamment de ces causes d'insalubrité, on les souille à chaque instant avec des immondices de toute nature que l'on y conduit pour débarrasser les habitations. Plusieurs villes y jettent leurs vidanges.

M. Boudet s'est assuré que l'eau de la Seine puisée à Saint-Ouen contenait 27,70 d'ammoniaque de plus que l'eau prise en plein courant au pont d'Ivry. Tous les chimistes savent que l'ammoniaque, dans ce cas, est le résultat de la putréfaction des matières organiques. Les recherches que j'ai fait connaître précédemment sur les ferments et sur les miasmes m'autorisent à dire que l'insalubrité des eaux putrides est due aux infusoires. Ce sont ces petits êtres qui décomposent les matières organiques, et tout semble établir que ce sont eux qui propagent les maladies auxquelles donne lieu l'usage de ces eaux. Je reviendrai sur ce sujet en m'occupant des applications de l'acide phénique pour détruire les miasmes

Pendant les chaleurs de l'été, toutes les eaux dont je viens de parler contiennent des matières organiques en état de fermentation putride. Les médecins ont fait connaître depuis longtemps les maladies que l'emploi de ces eaux fait contracter aux hommes et aux animaux. Leurs ouvrages fourmillent de faits qui le démontrent surabondamment.

On s'est beaucoup occupé de remédier à cette altération que subit l'eau potable. Celle que l'on conserve dans des tonneaux à bord des navires a particulièrement fixé l'attention. On sait que le bois en cédant sa matière extractive à ce liquide fournit un nouvel aliment à la décomposition. Hales conseilla le soufrage des tonneaux. Perinet conseille d'ajouter au liquide une petite quantité de péroxyde de manganèse. Mais le procédé qui a été mis en usage sur une grande échelle, c'est le charbonnage des tonneaux à l'intérieur. Ce procédé a été conseillé par Berthollet. A Paris, une grande compagnie s'est établie pour clarifier l'eau de la Seine par le charbon. J'ai dit précédemment que le charbon absorbe les gaz putrides, mais qu'il n'exerce aucune action sur les ferments, qui sont des êtres vivants. L'emploi du charbon n'est donc qu'un palliatif. Ce qui rend l'eau putride dangereuse, ce sont les êtres vivants qu'elle contient. Nous avons vu que l'acide phénique à très-faible dose tue les infusoires. Avec lui on est certain d'assainir l'eau putride et de la rendre potable en quelques instants. Ce moyen est si simple, il faut une si petite quantité d'acide pour obtenir ce résultat, que tout le monde pourra porter le remède dans sa poche.

Lorsque l'eau ne contient qu'une faible proportion

d'infusoires, six gouttes de cet acide pur par litre suffisent pour l'assainir. Si elle en contient beaucoup, on peut en ajouter dix à douze gouttes. L'eau ainsi traitée conserve la saveur de l'acide phénique, qui rappelle celles des viandes fumées. Cette saveur ne m'a pas paru désagréable. Le vin l'amoindrit.

Il ne faut pas oublier que dans ce cas c'est un médicament que l'on emploie ; que l'eau altérée est un danger pour la santé et même pour la vie ; que l'emploi de l'acide phénique remédie non-seulement à son insalubrité, mais son usage peut préserver de l'influence toxique des miasmes que charrie l'air atmosphérique. Tous les médecins et tous les gens raisonnables comprendront, je l'espère, l'importance du moyen que je propose et en recommanderont l'emploi.

Emploi de l'acide phénique pour détruire les miasmes. — J'ai démontré dans la première partie de ce travail (*Monit. scient.*, oct. 1862, p. 673 et 674) que les miasmes putrides sont des germes d'êtres vivants. Mes expériences sur les microzoaires ont établi qu'une dose impondérable d'acide phénique suffit pour les détruire. Par des expériences frappantes, j'ai démontré la transmission des ferments par l'air d'une matière putréfiée sur une substance fraîche. Puis, ce premier résultat obtenu, j'ai détruit la source des miasmes avec l'acide phénique, puisqu'une expérience comparative faite avec la même matière putride n'a plus fourni de miasmes (v. p. 170).

Toutes les applications que nous avons déjà faites de cet acide pour prévenir la putridité et la détruire lorsqu'elle existe, sont donc des moyens d'anéantir les miasmes. Je me suis assez étendu sur ces questions ; je n'y reviendrai pas. Mais il existe d'autres sources de miasmes pour la destruction desquels je n'ai pas encore proposé d'employer l'acide phénique. Nous allons maintenant nous en occuper.

Le corps de l'homme et celui des animaux, en santé comme en maladie, en dégagent constamment. Il existe encore d'autres sources puissantes de ces agents invisibles qui sèment la maladie et la mort dans toutes les contrées du globe. Je veux parler des eaux stagnantes.

La pratique, qui devance presque toujours les démonstrations de la science, a depuis longtemps reconnu que l'usage interne des eaux qui ont subi la fermentation putride produit les mêmes effets d'intoxication aiguë ou lente que l'absorption par les voies respiratoires des miasmes qu'elles dégagent. Elle a aussi fait connaître cet autre fait non moins important, c'est que les émanations de certaines maladies contagieuses produisent les mêmes effets lorsqu'elles sont introduites dans l'économie par les voies respiratoires que par l'inoculation. Ce rapprochement, qui n'a peut-être pas encore été fait, me paraît très-important.

C'est, sous une autre forme, la reproduction des faits que j'ai constatés dans mes expériences sur les miasmes putrides. En effet, si l'on introduit une petite quantité de matière en état de fermentation putride dans une substance organique fraîche, la fermentation s'établit sur-le-champ. Nous retrouvons dans ce premier fait l'analogie de l'inoculation de la matière morbide et de l'ingestion de l'eau putride. Dans la transmission des germes d'infusoires par l'air, et reproduisant la fermentation putride, nous retrouvons la plus grande analogie avec les effets produits par les émanations des maladies contagieuses, et par celles qui proviennent des eaux stagnantes.

Puisque les effets produits dans l'organisme par l'ingestion d'eau croupie ou par l'inoculation de la variole, par exemple, sont les mêmes que ceux que déterminent leurs émanations invisibles, il faut donc de toute nécessité que ces émanations contiennent les mêmes éléments que les sources qui les produisent. C'est ce qu'ont démontré mes expériences sur les miasmes putrides. Si maintenant je rappelle tout ce que j'ai dit sur l'origine des maladies parasitaires des végétaux et des animaux, on reconnaîtra d'abord que les microphytes qui leur donnent naissance sont les mêmes que ceux que l'on trouve dans les matières en putréfaction. Ensuite on verra que ces microphytes produisent ces maladies par inoculation et par l'entremise de l'air. Tous ces faits incontestables sont le tableau fidèle des maladies contagieuses épidémiques. Ils jettent enfin la lumière la plus vive sur la nature des maladies épidémiques et contagieuses, et sur leur mode de reproduction et de propagation.

Les granules moléculaires que les micrographes ont reconnus dans le pus de la variole, sans leur attribuer aucun rôle, et ceux qui existent dans la sueur, me paraissent être les analogues de ceux que j'ai découverts dans les émanations putrides.

On a annoncé tout récemment que l'on avait découvert des cellules de pus dans l'atmosphère d'un hôpital de Vienne (Autriche). Ce fait n'a pas été de nouveau constaté.

Miasmes produits par les animaux.— Les miasmes que produisent l'homme et les animaux peuvent provenir de deux sources. La première résulte des phénomènes chimiques indispensables à l'entretien de la vie. La seconde est la conséquence des affections et des lésions diverses dont ils sont fréquemment atteints. Nous aurons donc à nous occuper des miasmes produits dans l'état physiologique et de ceux qui résultent d'un état pathologique.

Des miasmes qui résultent de l'accomplissement des fonctions à l'état physiologique. — Toute atmosphère circonscrite habitée par l'homme ou les animaux en santé contient un certain nombre de principes chimiques bien définis. Ce sont l'azote, l'oxygène, l'acide carbonique et la vapeur d'eau. Il peut aussi y exister de l'oxyde de carbone, de l'hydrogène carboné, de l'acide hydro-sulfurique, de l'acide azotique et de l'ammoniaque. Indépendamment de ces composés chimiques, il en existe d'autres, dit M. Lévy, d'une nature inappréciable, ou jusqu'ici mal appréciés, et compris sous la dénomination de miasmes. Un fait qui a été constaté par plusieurs observateurs, c'est la présence de matières organiques dans les produits de la respiration, et l'on sait que ces matières entrent très-rapidement en putréfaction. Il en est de même pour les émanations qui se dégagent des marais. On trouve dans les produits de la transpiration cutanée à peu près les mêmes corps qui existent dans les matières en état de fermentation. MM. Regnault et Reiset, dans leurs recherches sur la respiration [1], sans nier l'existence des miasmes, croient que l'on en a exagéré les effets. M. Lévy, qui dit avec juste raison que les matières organiques qui se dégagent de la surface du corps des animaux sont la cause la plus puissante d'insalubrité, répond à ces savants de la manière suivante : « Ils oublient les effets d'une réclusion sur des hommes entassés, effets bien

[1] *Annales de chimie*, 1849.

connus et souvent répétés ; ils oublient les conséquences certaines de l'encombrement dans les casernes, les hôpitaux, etc. La question des miasmes a sa solution dans l'expérience séculaire de la médecine, non dans l'analyse chimique. » (*Loc. cit.*, t. I, p. 666.) Contrairement à cette assertion du savant hygiéniste, nous avons vu qu'avec le microscope et la chimie on peut arriver maintenant à reconnaître la nature des miasmes. On peut, comme je l'ai fait, démontrer le rôle des gaz putrides, et celui des granules et des spores, qui constituent les miasmes proprement dits.

Ceci posé, abordons la question pratique.

Air confiné des prisons, des hôpitaux, des casernes, etc. — Le gaz dominant dans l'air confiné est l'acide carbonique. En préparant avec l'eau phéniquée un lait de chaux et faisant des aspersions sur le sol des lieux encombrés, on produira deux effets. La chaux absorbera l'acide carbonique et l'acide azotique. Cette absorption, en débarrassant l'atmosphère de ces gaz, dégagera de l'acide phénique qui se répandra dans l'atmosphère et détruira les miasmes.

Si l'air contient de l'hydrogène sulfuré, on peut aussi le faire disparaître en mouillant les murs avec de l'eau phéniquée contenant un demi pour cent de sulfate de zinc. Dans les chambres des malades, les rideaux du lit pourraient être imbibés avec ce liquide, qui ne les salirait pas.

On sait que sur les murs des hôpitaux, des casernes et des prisons se dépose une quantité considérable de matières organiques. On a vu des épidémies ravager des salles d'hôpital et ne cesser leurs terribles effets qu'après avoir soumis les murs à l'action d'un lait de chaux ou à une nouvelle peinture. M. le docteur Dequevauvilliers, dans son mémoire sur l'ophthalmie des nouveau-nés, a rapporté des faits de ce genre. Il est bien certain pour moi que ces matières contiennent, en grande quantité, des corps reproducteurs des ferments (granules, spores), qui n'attendent que des conditions favorables pour se développer. J'ai constaté la présence de spores dans ces poussières. M. Chevreul me disait tout récemment qu'il en avait constaté dans les poussières recueillies sur sa bibliothèque.

On peut faire disparaître cette cause d'insalubrité par un moyen très-simple. Disons d'abord que si l'acide phénique est employé dans les salles, les murs ne pourront s'imprégner que d'une minime quantité de corps reproducteurs.

En faisant laver les murs une fois par mois avec de la décoction de bois de Panama[1] (quinze grammes d'eau par litre) contenant trois ou quatre millièmes d'acide phénique, on nettoyera mieux les murs qu'avec l'eau de potasse ou de savon ; on n'altérera pas la pein-

[1] Ce bois est presque sans valeur commerciale.

ture, et avec l'acide phénique on détruira les germes qui y sont déposés. Ainsi la propreté et la salubrité gagneront à cette application.

Des miasmes qui résultent de l'accomplissement des fonctions à l'état pathologique. — Les belles recherches de MM. Andral et Gavarret, et de plusieurs autres médecins qui ont suivi la voie tracée par ces maîtres, ont mis hors de doute que le sang est altéré dans les maladies. Dans un certain nombre, telles que le typhus, la fièvre typhoïde, la variole, la suette, etc., les yeux et le sens de l'odorat suffisent pour reconnaître l'altération. Les produits de la respiration et de la transpiration cutanée, ceux qui sont sécrétés par les glandes et par les membranes muqueuses exhalent une très-mauvaise odeur. Le sang, noir, fluide, défibriné, offre aussi une odeur anormale. Le nom de fièvre putride donné par nos devanciers à l'affection typhique, indique suffisamment l'opinion qu'ils avaient sur la nature de cette altération. J'espère démontrer ailleurs que l'inflammation, telle qu'on l'admet aujourd'hui, est un phénomène de même nature que les fermentations spontanées. Mais acceptons pour le moment la science telle qu'elle est sur ce point.

Tous les médecins reconnaissent que dans les maladies le corps de l'homme et celui des animaux sont des sources de miasmes. On sait aussi qu'un grand nombre de maladies se transmettent par l'air. Tout ce qui a été écrit sur les épidémies qui ont attaqué et qui attaquent journellement l'homme et les animaux a surabondamment établi ces faits.

Si les miasmes qui produisent les maladies épidémiques sont, comme je le pense, des êtres vivants, l'acide phénique fournirait un moyen certain de les détruire. Le choléra et tant d'autres maladies épidémiques trouveront peut-être dans cet acide un remède efficace.

Indépendamment des miasmes qui sont rejetés dans l'atmosphère par l'accomplissement des fonctions à l'état pathologique, il existe fréquemment sur le corps de l'homme et des animaux des lésions locales qui fournissent une grande quantité de miasmes. Les plaies gangréneuses de diverses natures, toutes celles qui suppurent, quelles qu'en soient les causes, sont dans ce cas. La peau sécrète assez souvent des liquides qui deviennent rapidement infects. Dans toute cette série, on ne saurait en douter, les miasmes sont le résultat de la fermentation putride des humeurs.

Aussi, lorsque ces malades sont réunis en grand nombre, comme on peut le voir à la Salpêtrière dans les salles de femmes atteintes de cancer de l'utérus ou d'autres organes, l'air atmosphérique offre une odeur repoussante. Sur les animaux domestiques où l'on retrouve les mêmes lésions les mêmes phénomènes se produisent.

Destruction des miasmes dans tous les foyers de suppuration et de sécrétion. — Partout où du pus se forme, je pense que la fermentation intervient. Si pour le moment l'opinion que j'ai émise sur la formation de ce produit morbide n'est pas adoptée, il est un point de son histoire sur lequel les médecins sont d'accord : c'est sur l'altération putride qu'il subit.

La réunion par première intention et la méthode sous-cutanée ont été instituées pour la prévenir. Bérard, dans son remarquable travail sur l'infection putride produite par l'altération du pus, a décrit les symptômes graves auxquels elle donne naissance et expliqué son mode de production.

Aujourd'hui je puis dire que des milliers de faits bien observés ont démontré que le coaltar saponiné désinfecte instantanément les plaies les plus fétides. Toutefois, s'il existe des désordres profonds que le désinfectant ne peut atteindre, la mauvaise odeur n'est pas entièrement détruite par une seule application. Mais en imprégnant bien les tissus de ce topique et en les recouvrant de charpie imbibée de ce liquide, elle ne tarde pas à disparaître. On obtient les mêmes résultats avec l'eau phéniquée, avec cette différence que l'acide phénique détermine une cuisson vive. De plus, en raison de la facilité avec laquelle il se volatilise, son action est moins durable que celle du coaltar saponiné. Dans un grand nombre de cas

18.

je crains que les malades ne le supportent difficilement.

Dans la médecine vétérinaire, l'eau phéniquée
pourra rendre de bien grands services, à cause de son
énergie et de son bon marché, pour la désinfectiou
des plaies.

L'acide phénique, comme le coaltar, ne désinfecte pas
seulement les plaies. Il les met à l'abri de la fermentation
putride. Aussi, toutes celles qui sont pansées au début
avec de l'émulsion de coaltar saponiné ou avec de l'eau
phéniquée contenant un ou deux millièmes d'acide,
ne présentent pas d'odeur putride. Elles sont roses et
sans enduits pultacés. Un autre avantage, non moins
remarquable, c'est qu'en présence de ces substances
la quantité de pus produite est insignifiante par rapport à celle qui se forme avec les autres modes de
pansement. C'est ce fait qui m'a fait donner de la
formation du pus une théorie nouvelle.

Enfin les émanations de ces substances qui se répandent dans les salles d'hôpital en assainissent l'atmosphère. Tous ces résultats sont tellement importants que les médecins en déduiront immédiatement
les conséquences. Je les résumerai ainsi:

1° Par l'emploi de ces substances, une source considérable de miasmes peut être détruite ;

2° Les plaies qui ne sont pas entretenues par une

diathèse guérissent plus rapidement que par les autres modes de pansement ;

3° L'infection purulente ne sera plus à craindre et les inoculations seront beaucoup moins dangereuses pour les personnes chargées des pansements ;

4° La quantité de pus qui se forme avec ce mode de pansement étant insignifiante, c'est une cause d'épuisement de moins pour le malade [1].

Le mode d'emploi consiste à lotionner ou à injecter ces liquides, selon la disposition des plaies, et à en maintenir sur chaque foyer à l'aide de compresses ou de charpie. Un pansement par jour suffit. Toutefois, par les grandes chaleurs il serait bon d'arroser les pièces de pansement le soir. Les malades, dans le plus grand nombre des cas, pourraient être chargés d'arroser les pièces du pansement.

Miasmes provenant des eaux stagnantes. — Les eaux stagnantes occupent une grande partie de la surface du globe. Leur immense étendue ne permet pas d'agir sur la cause des miasmes qu'elles dégagent. Il faut donc seulement rechercher s'il ne serait pas pos-

---

[1] Les applications de l'acide phénique sont si nombreuses que je n'ai pas pu donner à cette question le développement qu'elle comporte. De plus, je l'ai déjà traitée dans ma brochure sur le coaltar (1860), et dans le *Moniteur des sciences médicales* (mai et août 1861). Comme je publierai prochainement un mémoire sur la pyogénie, j'examinerai tous les points qui intéressent cette question.

sible, avec l'acide phénique, de nous soustraire à leurs délétères influences.

Le nécrologe des contrées palustres prouve combien nos moyens thérapeutiques sont insuffisants.

M. Lévy, qui est si bien placé pour être renseigné sur ce sujet, dit: « Si le quinquina agit héroïquement contre le danger des accès, il ne peut rien contre les effets lents de l'atmosphère marécageuse, contre les effets consécutifs qu'elle développe ; il ne prévient les rechutes et récidives que dans une certaine limite: l'hygiène seule peut arrêter la dégénérescence des populations qui y vivent plongées et leur restituer le bénéfice de la moyenne ordinaire de longévité. » (*Loc. cit.*, t. I, p. 463.)

Tous les médecins qui ont exercé dans les contrées marécageuses de l'Europe, et surtout de l'Afrique et de l'Amérique, sont unanimes sur ce point.

L'ACIDE PHÉNIQUE PEUT-IL ÊTRE EMPLOYÉ POUR COMBATTRE LES ÉMANATIONS MARÉCAGEUSES.

Je n'ai pas pu faire d'expériences dans les contrées soumises à leur pernicieuse influence. Mais les résultats si remarquables que j'ai obtenus et qui sont relatés dans ce chapitre, m'autorisent à en conseiller l'emploi.

Voici comment je comprends l'emploi de cet acide dans les contrées palustres.

Dans les habitations, on pourra placer dans de grands vases à large surface du lait de chaux phéniqué. Le dégagement lent d'acide phénique qui en résultera et qui se répandra dans l'atmosphère pourra détruire les miasmes.

Les vêtements, les objets de literie, draps, couvertures, rideaux, etc., pourraient être plongés dans une atmosphère chargée de vapeurs d'acide phénique avant leur usage.

L'imprégnation pourrait se faire dans une chambre close ou dans une grande caisse. Je me suis assuré que les tissus de laine retiennent plus longtemps l'acide phénique que ceux de toile ou de coton. De la flanelle et du drap qui avaient été plongés dans de l'eau phéniquée saturée et exposés ensuite en plein air à une température de 20 à 22 degrés centigrades, conservaient encore une odeur prononcée d'acide phénique après quinze jours d'exposition.

EMPLOI DE L'ACIDE PHÉNIQUE A L'INTÉRIEUR POUR DÉTRUIRE LES MIASMES.

J'ai déjà fait connaître l'action de l'acide phénique sur les animaux et sur l'homme (v. p. 74). Depuis j'ai fait prendre à un enfant atteint de scrofule grave

50 centigrammes d'acide phénique par jour, dissous dans un demi-litre d'eau. Je viens d'en revoir un qui le prend à cette dose depuis deux mois et qui ne se plaint d'aucun effet désagréable ni nuisible.

J'ai fait usage pendant huit jours à mes repas, dans mon vin, d'eau phéniquée au millième (v. p. 84).

Lorsqu'on a bu de l'eau phéniquée, les gaz qui s'é-chappent par la respiration contiennent de cet acide facile à reconnaître par l'odorat. Ce résultat me paraît important à connaître. En effet, c'est par les voies respiratoires que pénètre dans l'économie la cause morbigène (miasmes). L'acide et les miasmes sont donc forcés de se rencontrer.

Si je rappelle encore qu'une dose impondérable d'acide phénique suffit pour tuer les germes d'infusoires, je crois qu'il est permis de penser que ce moyen pourra être utile.

Ainsi il faut s'attacher à détruire autour de nous les miasmes que peuvent contenir nos vêtements, la literie et l'air atmosphérique. Si malgré ces précautions il s'en introduit dans l'économie, on a, ce me semble, la chance de les détruire en faisant usage de l'eau phéniquée au millième (un litre par jour) aux repas. Dans les pays où le vin est abondant, on boira cette eau mélangée avec lui. Dans ceux où d'autres boissons sont en usage, l'acide phénique pourra y être ajouté. Enfin on pourra essayer la boisson antimiasmatique dont j'ai donné la formule. Tous ces essais que je viens de proposer ne seraient que des moyens préventifs. Mais dans les cas graves, dans les accès pernicieux, quelle conduite faudra-t-il tenir? Je pense que les moyens préventifs externes dont je viens de parler devront, dans tous les cas, être employés. Mais à l'intérieur je crois que l'on pourrait élever les doses. L'expérience apprendra la limite à laquelle il faudra s'arrêter. Mais un point important qu'il faut toujours avoir présent à l'esprit dans l'emploi de l'acide phénique à l'intérieur, c'est que cet acide doit toujours être dissous dans une grande quantité d'eau. Si la déglutition était impossible ou difficile, on placerait de l'acide phénique pur sur des tissus de laine ou sur une éponge, dans le voisinage des organes respiratoires. De cette manière l'organisme recevrait une notable quantité d'acide phénique.

CHAPITRE VII

APPLICATIONS DE L'ACIDE PHÉNIQUE AUX SCIENCES
ANATOMIQUES.

Les sciences anatomiques ont pour but la connaissance de l'organisation des végétaux et des animaux. C'est à l'état de repos ou après la mort que ces êtres sont soumis à l'étude. La rapidité avec laquelle la fermentation putride s'en empare et les détruit, oblige à prévenir cette altération. L'acide phénique peut encore ici rendre de grands services.

Végétaux. — Pour les végétaux, j'indiquerai seulement aux botanistes la propriété remarquable que possède l'eau phéniquée contenant un millième d'acide. Les racines, les tiges, les feuilles, les fruits et les graines se conservent sans altération chimique ni anatomique appréciable dans l'eau phéniquée au millième, mais il est important que le vase soit hermétiquement bouché pour empêcher la volatilisation de l'acide phénique. Une dose plus forte d'acide coagulerait l'albumine.

M. Gratiolet, pour empêcher la volatilisation des iquides conservateurs, se sert de la gutta-percha. Il dépolit, en les frottant sur du grès, l'extrémité supérieure du bocal et la lame de verre qui doit le fermer ; puis il les chauffe et les enduit uniformément avec la gutta-percha chauffée. Ce lut m'a paru préférable à tous ceux qui ont été employés jusqu'à ce jour. Il ne s'altère pas.

Animaux. — Dans les animaux supérieurs l'organisation est si compliquée que l'étude des organes ou des appareils est nécessairement longue. De là la nécessité de les conserver pour l'étude, à moins d'en sacrifier un grand nombre. D'un autre côté, des vices de conformation, des lésions morbides des organes et des espèces rares, qui intéressent à un haut degré la tératologie, l'anatomie pathologique et l'histoire naturelle, sont conservés chaque jour avec le plus grand soin. Ces derniers enrichissent nos musées et en deviennent l'ornement.

Il est donc très-important d'avoir de bons moyens de conservation.

Les méthodes employées pour la conservation sont : l'injection, l'immersion et la dessiccation. J'en proposerai une quatrième, qui permet la conservation à l'état frais dans l'air atmosphérique.

A. — CONSERVATION PAR INJECTION.

Il n'y a qu'un petit nombre d'années que l'on injecte les cadavres pour l'étude. Le docteur Franchina, de Naples, qui a inventé cette méthode d'embaumement, employait l'arsenic. Dans nos amphithéâtres d'anatomie ce sont le chlorure de zinc et l'hyposulfite de soude qui sont employés. Ces agents conservateurs, en empêchant la putréfaction, assainissent les amphithéâtres, rendent l'étude de l'anatomie moins désagréable et moins dangereuse. Mais ces substances ont des inconvénients sérieux. Elles agissent avec assez d'énergie sur les doigts de l'anatomiste et abîment les instruments.

Le chlorure de zinc durcit considérablement les tissus et favorise le développement des moisissures, qui altèrent la peau en la noircissant [1]. Si cette substance est employée pour une conservation définitive, elle durcit tellement les tissus en se combinant avec eux, que le cadavre semble pétrifié. Les formes sont à peine conservées. Si en cet état on voulait rendre aux tissus

---

[1] J'ai revu le cadavre d'un ancien fonctionnaire public trois mois après l'avoir embaumé avec le chlorure de zinc. La poitrine et la face étaient couvertes de moisissures. Je les détruisis avec de la benzine.

leur souplesse primitive en les plongeant dans l'eau, on n'y parviendrait pas.

L'hyposulfite de soude donne une belle couleur aux chairs, mais son pouvoir conservateur n'est pas long au contact de l'air. Cela tient à ce qu'il se transforme en sulfate avec la plus grande facilité sous l'influence de l'oxygène ; de plus, il est d'un prix assez élevé. Comme on le voit, ces moyens laissent beaucoup à désirer.

L'acide phénique a sur le chlorure de zinc et sur l'hyposulfite de soude des avantages incontestables. Il n'exerce aucune action sur les instruments. Il empêche le développement des moisissures ; il favorise le desséchement, et lorsque les tissus se sont desséchés sous son influence, ils reprennent leur souplesse et leur aspect normal en les faisant macérer dans l'eau.

Dans les amphithéâtres de dissection, sa volatilité, qui lui permet de se répandre dans l'atmosphère, fournit en même temps le moyen d'assainir l'air. La volatilité de cet acide est le seul inconvénient que je lui reconnaisse pour ces applications. Si l'on pouvait le retenir, la conservation serait perpétuelle, parce qu'en sa présence il n'y a point de putréfaction possible. Malgré cet inconvénient, je pense qu'on lui donnera la préférence sur les deux sels dont je viens de parler.

A. — CONSERVATION PAR INJECTION.

Pour la conservation des cadavres par injection, pour l'étude, je conseille l'emploi de l'eau phéniquée au centième. Les membranes séreuses et fibreuses prennent une légère teinte blanche, les tissus conservent pendant longtemps leur souplesse. Si la température ne dépasse pas 20 degrés centigrades, le cadavre peut se conserver pendant deux mois. La conservation serait moins longue par les grandes chaleurs, qui font volatiliser l'acide. En arrosant chaque jour le cadavre avec de l'eau phéniquée saturée, on peut prévenir cette décomposition. Le bon marché de cette préparation et les avantages qu'elle présente sur le chlorure de zinc et sur l'hyposulfite de soude me font espérer qu'elle les remplacera dans les amphithéâtres d'anatomie. En supposant, comme je l'ai dit, l'acide phénique à 2 francs le kilogramme, puisqu'il faudrait environ cinquante grammes d'acide pour conserver un corps, j'ai donc eu raison d'écrire à l'Académie des sciences que le cadavre d'un homme pourrait être embaumé pour 50 centimes.

B. — CONSERVATION PAR IMMERSION.

L'agent généralement employé pour la conservation des animaux par immersion est l'alcool. Le prix de ce liquide est assez élevé, et il durcit beaucoup les tissus.

M. Rousseau, conservateur des galeries d'anatomie comparée du Muséum de Paris, a depuis longtemps (*Lancette française*, 16 février 1847) fait connaître les heureux résultats qu'il a obtenus avec l'eau créosotée [1]. Voici ce qu'il dit : « Mélangée avec une très-grande quantité d'eau, la créosote est parfaite pour la conservation des pièces anatomiques. M. Pigné, conservateur du musée Dupuytren, en a fait usage pour sa riche collection. M. Rousseau a conservé pendant très-longtemps des viscères dans de l'eau contenant moins d'un millième de créosote dans des bocaux bouchés et lutés avec soin. Il a vérifié qu'après un séjour de plusieurs années dans ce liquide, ils étaient dans un état de conservation tel qu'on pouvait les injecter. Des plantes ont aussi été conservées par le même moyen. »

Toutes les expériences que j'ai faites avec l'acide

---

[1] Nous avons déjà dit que la créosote est une combinaison d'acide phénique et d'hydrate de cresyle.

phénique confirment les résultats que cet habile anatomiste a fait connaître.

M. Broca (Paul) s'est servi d'eau phéniquée faible avec le même succès pour conserver des pièces anatomiques.

Enfin M. le docteur Mallez, auquel j'avais remis de l'acide phénique, m'écrivit en ces termes les résultats qu'il a obtenus : « Les 60 grammes d'acide que vous m'avez remis ont été employés à désinfecter et à conserver vingt-cinq à trente pièces anatomiques (vessies et urèthres) dans une quantité d'eau que j'évalue à 30 litres. La conservation a été très-bonne depuis dix mois à peu près, pendant les chaleurs de l'été. Tout ce qui est resté immergé n'a pas souffert. Malheureusement mes occupations m'ayant fait négliger la surveillance des flacons mal bouchés, il y a eu pour certaines pièces exposées à l'action de l'air un commencement de putréfaction. C'est alors qu'ajoutant une vingtaine de nouvelles pièces aux précédentes, j'ai eu de nouveau recours à votre obligeance. Les 50 grammes d'acide phénique cristallisé que vous m'avez envoyés ont été dissous dans 70 litres d'eau, qui ont servi à conserver les cinquante pièces de ma collection. En résumé, l'acide phénique, pour moi, après deux ans d'expériences, est un excellent désinfectant, d'un maniement facile, à bas prix, et qui m'a paru conserver aux tissus leur souplesse et leur élasticité qui se perdent si rapidement dans la plupart des autres liquides conservateurs. » Ainsi les résultats obtenus par ces deux honorables confrères sont confirmatifs de ce que M. Rousseau et moi nous avons observé.

L'eau phéniquée, par son très-bas prix et par ses remarquables propriétés, me paraît appelée à remplacer l'alcool pour la conservation des animaux par immersion. La proportion d'acide qui me paraît la plus convenable est un centième. En augmentant la proportion, l'acide se combinerait avec les tissus et les durcirait un peu. Il ne faut pas oublier que les vases doivent être hermétiquement bouchés, parce que l'acide phénique, même dissous dans l'eau, abandonne ce liquide en se volatilisant.

C. — CONSERVATION PAR DESSICCATION.

La conservation par dessiccation s'obtient en exposant les pièces à la seule influence de l'air. On sait combien sont longues à préparer ces pièces dans lesquelles toutes les parties solides sont minutieusement conservées. Il arrive fréquemment pendant leur dessiccation que les tissus sont altérés par un commencement de putréfaction et que des moisissures s'y développent. Lorsque la dessiccation est achevée, elles sont exposées à une autre cause de destruction. Les dermestes les attaquent et les réduisent en poussière. L'acide phénique permet de remédier à tous ces inconvénients. Avec lui, plus de fermentation putride, plus de moisissures ni plus de dermestes. Indépendamment de ces avantages, l'acide phénique possède, comme le coaltar, la propriété de favoriser le desséchement.

Mode d'emploi. — Voici comment je conseille d'employer cet acide pour ces conservations. Injecter préalablement l'animal ou la pièce par les artères avec de l'eau phéniquée au centième. Dans les cas où les vaisseaux doivent être injectés avec des matières grasses ou résineuses, l'acide serait incorporé avec ces matières, qui le retiendront beaucoup plus longtemps que l'eau. On ne l'ajouterait à ces matières qu'au moment de faire l'injection; sans cette précaution, la chaleur en ferait volatiliser une partie. Les injections ainsi faites et la pièce étant disséquée et placée dans les conditions les plus convenables pour le desséchement, on place au-dessous un petit vase plat contenant de l'acide phénique. Ses émanations se répandent sur la pièce, la protégent contre les causes de destruction dont j'ai parlé et favorisent son desséchement. Lorsque la dessiccation est complète, on enduit les tissus, à l'aide d'un pinceau, d'une couche d'un mélange fait avec parties égales d'alcool et d'acide phénique; enfin on les vernit. Préparées de cette manière, les pièces se conservent sans altération et sont à l'abri des mucédinées et des dermestes tant qu'elles contiennent de l'acide phénique. Comme après un temps plus ou moins long, suivant la température, l'acide phénique finit par se volatiliser, il est indispensable de surveiller et d'appliquer de temps en temps une nouvelle couche du mélange alcoolisé.

Lorsque les pièces sont placées dans des vitrines, on peut prévenir les attaques des dermestes et des moisissures en y plaçant un petit vase débouché contenant de l'acide phénique.

D.— CONSERVATION DES ANIMAUX ENTIERS A L'ÉTAT FRAIS DANS L'AIR CHARGÉ D'ACIDE PHÉNIQUE.

Nous avons vu que de la viande s'est conservée à l'état frais pendant huit mois dans des flacons hermétiquement bouchés dont l'intérieur avait été enduit d'une couche légère d'acide phénique. Nous avons vu aussi que par le même procédé nous avons conservé des moineaux entiers avec leurs plumes. Ces expériences me permettent de proposer ce moyen, qui me paraît important, pour conserver les petits animaux entiers ou des pièces anatomiques rares pour l'étude. On sait que les oiseaux qui sont envoyés de

19.

contrées éloignées aux savants arrivent mutilés. Leurs viscères sont enlevés et remplacés par une préparation arsenicale pour prévenir leur putréfaction. Les parties extérieures et le squelette sont seuls conservés. Par le moyen que je propose, l'animal entier peut être conservé dans toute son intégrité; ni les plumes, ni les poils, ni les tissus ne subissent d'altération. Ce curieux phénomène tient à ce que l'évaporation de la partie aqueuse de l'animal est impossible et à ce que l'acide phénique empêche le développement des ferments, comme je l'ai démontré précédemment.

Mode d'emploi. — On place au fond d'un vase quelconque (bocal, boîte métallique, etc.), que l'on puisse boucher hermétiquement, de la filasse ou des chiffons imbibés d'acide phénique. On les recouvre d'une couche de ces matières sèches pour éviter le contact de l'acide sur les plumes ou sur les poils. L'animal ou la pièce anatomique sont couchés sur ce lit conservateur. Si le vase est bien clos, ils peuvent se conserver indéfiniment à l'état frais; mais il ne faut pas oublier qu'une fissure imperceptible suffit pour permettre le dégagement de l'acide phénique, comme cela m'est arrivé dans mes expériences. Dans ce cas la conservation ne serait que temporaire.

Avec les boîtes en fer blanc, une soudure bien faite doit permettre d'empêcher la volatilisation de l'acide. Pour les vases en verre, un couvercle de même substance bien ajusté et luté avec le plus grand soin avec la gutta-percha peut empêcher la volatilisation de l'acide phénique. Je préfère la gutta-percha à la cire à modeler et au mastic des peintres, qui sèche et se crevasse. Enfin je terminerai en rappelant qu'il suffit que le vase contienne un millième d'acide phénique pour qu'il n'y ait point de putréfaction. Mais dans ce cas il vaut mieux en mettre un excès à cause des chances que l'on court pour sa volatilisation.

CHAPITRE VIII

APPLICATION DE L'ACIDE PHÉNIQUE A LA THÉRA-PEUTIQUE.

Je n'ai pas encore pu m'occuper de ce sujet avec tout le soin qu'il mérite. La thérapeutique n'est pas chose facile à bien étudier. C'est par elle que je désirais finir. J'ai pensé qu'en établissant d'abord avec soin les propriétés de l'acide phénique, les applications que l'on en pourrait faire à la curation des maladies se trouveraient naturellement tracées, et que son mode d'action serait plus facilement déterminé.

Toutes les expériences que j'ai faites ont mis en évidence son action physiologique et ses autres propriétés. Ces dernières, pour la thérapeutique, peuvent être réduites aux suivantes : rubéfaction de la peau, anéantissement certain des ferments et des miasmes putrides, neutralisation des effets des venins et des virus ; enfin destruction des parasites avec de très-faibles doses. Il est impossible que ces propriétés incontestables n'ouvrent pas un vaste champ d'application à la thérapeutique.

D'un autre côte, j'ai commencé une enquête dans

les établissements dans lesquels le goudron de houille et ses dérivés sont préparés. Quoique incomplète, elle peut apporter sa part de lumière dans les applications de ces substances à la thérapeutique.

Dès 1860, M. Bouley, professeur à l'Ecole vétérinaire d'Alfort, me dit : « Il paraît que dans plusieurs usines à gaz les ouvriers n'ont pas été atteints par le choléra. » Depuis, j'ai fait demander des renseignements dans les usines les plus importantes de France, je les attends encore. J'aurais voulu en faire connaître ici le résultat. Lorsque tous ces renseignements me seront parvenus, je les publierai. Mais à leur défaut je vais en faire connaître qui me font, plus que jamais, désirer que cette enquête soit complète. Le directeur de l'usine à gaz de Bayonne a dit à M. Le Beuf, pharmacien de cette ville, que les ouvriers n'ont pas été atteints par le choléra pendant les épidémies ; qu'ils sont préservés des maladies de la peau ; que les dartreux guérissent et qu'ils ne sont jamais atteints de la gale, malgré leurs relations avec d'autres ouvriers qui en sont atteints ; enfin que les enfants atteints du crowp guérissent dans l'atmosphère des ateliers.

MM. Zuccani [1] et Comp^{ie}, qui exploitent en grand

---

1 Qu'il me soit permis de remercier ici MM. Zuccani et compagnie qui, sans me connaître, m'ont donné plus de trois kilogrammes d'acide phénique pour m'encourager à multiplier mes

depuis dix ans les dérivés du goudron de houille, m'ont dit qu'à Somnain (Nord), où ils ont eu pendant longtemps une usine, et à Saint-Denis, où ils occupent depuis quatre ans soixante ouvriers, aucun n'a été atteint de maladie épidémique, contagieuse ou autre. Ils n'ont jamais eu d'autres malades que ceux qui font excès de boissons. Ceux qui manipulent la benzine ont des maux de tête que l'air pur dissipe rapidement.

M. Peyrat a fondé à Clichy-la-Garenne, depuis près de dix ans, un établissement où il prépare en grand, avec le goudron de houille, divers objets pour la couverture des bâtiments, la clôture des parcs, etc. Ils n'ont jamais vu leurs ouvriers atteints de maladies épidémiques, contagieuses ou autres. Il n'y a que les ivrognes qui cessent par moments de travailler. Des ouvriers qui avaient des maladies de la peau (ils n'ont pas pu les caractériser) se sont naturellement guéris.

Ces observations, rapprochées des expériences et des applications que j'ai faites, me paraissent dignes de fixer toute l'attention des médecins. L'hygiène et la

expériences. Ils ont fait plus en mettant à ma disposition tout le coaltar dont je pourrais avoir besoin pour faire des expériences en grand. J'ai été d'autant plus sensible à cet acte de générosité, qu'il leur a été inspiré seulement par la lecture de mes publications et qu'ils ont compris, comme moi, les immenses services que ces substances peuvent rendre. En agissant ainsi, ces messieurs ont prouvé qu'ils aiment la science et l'humanité.

pathologie devront les enregistrer avec soin. Dans le chapitre précédent, j'ai démontré tout le parti que l'hygiène peut tirer de l'emploi du goudron et de l'acide phénique. Nous allons voir maintenant les résultats des applications de l'acide phénique à la thérapeutique.

Lorsqu'on essaie un médicament sur l'homme et sur les animaux, les premières expériences se font en tâtonnant. On se préoccupe plus du résultat que des détails de l'expérience. Aussi dois-je reconnaître que les observations que je rapporte n'ont pas toutes ce caractère de précision que l'on a le droit d'exiger. Mais, tels qu'ils sont, les résultats que j'ai obtenus m'ont paru si remarquables que je n'ai pas hésité à les faire connaître. D'ailleurs tous les médecins savent qu'un médicament ne peut être définitivement admis dans la matière médicale d'après les expériences d'un seul. Il faut de plus le contrôle de l'expérience des autres. Ces réserves faites, abordons les applications.

PATHOLOGIE EXTERNE.

Médecine de l'homme.

Lorsqu'on étudie les propriétés d'un médicament nouveau sur l'homme, tous les expérimentateurs conseillent de faire les premières applications sur les téguments. J'ai suivi ces conseils dictés par une sage prudence.

EMPLOI DE L'ACIDE PHÉNIQUE COMME RUBÉFIANT.

Nous avons vu, dans les expériences sur les animaux (voir p. 68), que l'acide phénique appliqué en couche légère sur la peau produit une rubéfaction qui persiste pendant quinze à vingt jours sans qu'il survienne de phénomènes inflammatoires. L'acide mélangé avec parties égales d'alcool détermine une rubéfaction moins intense, et elle dure moins longtemps. Lorsqu'on appliquera cet acide sur une large surface, je conseille d'avoir recours à ce dernier mélange, parce que l'acide pur déterminerait une vive douleur. De plus, l'acide pur cristallisant facilement à une température de 25 ou 30 degrés, il pourrait arriver qu'en cet état on ne l'étendît pas sur la peau en couche assez uniforme, et que des macules en fussent la conséquence.

L'application doit se faire à l'aide d'un pinceau ou simplement avec un bouchon de liége recouvert d'un linge fin. Une couche légère appliquée sur la peau à l'aide d'une friction douce suffit pour obtenir en quelques instants une rubéfaction.

L'acide phénique, comme révulsif, offre les avantages suivants.

Employé comme je viens de le dire, son action est instantanée. Il congestionne la peau sans provoquer de phénomènes inflammatoires ; il n'exige aucun bandage ni linge pour son application. C'est à sa pénétration rapide à travers l'épiderme que ce dernier avantage est dû. La petite quantité qu'il suffit d'employer pour obtenir la rubéfaction en fait un moyen économique. Indépendamment de ces avantages, que n'offrent pas l'huile de croton ni le tartre stibié, il n'a pas l'inconvénient de provoquer, comme ce dernier, des gangrènes partielles de la peau.

La médication révulsive est bien rarement employée seule. Le plus souvent elle n'est qu'un auxiliaire. J'ai employé l'acide phénique concurremment avec d'autres moyens, dans les cas suivants :

1° Hémoptysie abondante (application sur la poitrine).

2° Toux opiniâtre sans lésions appréciables des organes respiratoires (même mode d'emploi).

3° Congestion cérébrale (application sur les membres inférieurs).

Il m'a paru agir dans ces cas comme le font les sinapismes, mais avec plus de persistance.

Je l'ai aussi employé contre des diarrhées rebelles, en friction sur le ventre. Il m'a paru utile dans ces affections, mais comme en même temps le malade faisait usage d'autres médicaments, sa part d'action n'a pas été facile à bien déterminer.

PARASITES APPARTENANT AU RÈGNE ANIMAL.

Les parasites qui vivent sur le corps de l'homme sont les poux, les puces, le rouget et le sarcopte de la gale.

Poux. — Il en existe trois espèces : le pou de la tête, celui du corps et le morpion.

Le rôle du pou de la tête, que l'on trouve sur les individus malpropres et sur les enfants, n'est pas toujours facile à préciser. Tantôt il ne se développe qu'après certaines éruptions, alors il les complique. Tantôt ils sont antérieurs à ces éruptions, dont ils provoquent le développement.

Le pou du corps donne lieu au prurigo pédiculaire.

Le morpion provoque une éruption prurigineuse caractérisée par des granulations rouges qui sont formées par des gouttelettes de sang concrété.

Une lotion faite avec de l'eau phéniquée au centième, à l'aide d'une éponge, sur toutes les parties où vivent ces espèces de poux, suffit pour les tuer. Je m'en suis assuré sur plusieurs malades.

La facilité de l'emploi, la propreté et l'innocuïté de cette préparation lui feront donner la préférence sur les parasiticides connus.

Puces. Pulex vulgaris. — Tout le monde connaît le chatouillement désagréable que produit cet animal sur la peau et l'éruption qui résulte de sa piqûre.

Les puces fuient l'odeur de l'acide phénique. Nous verrons dans un instant que l'odeur des vêtements des ouvriers qui préparent cet acide suffit pour les faire disparaître.

Si la puce vulgaire n'est que désagréable, il n'en est pas de même de la puce pénétrante, *pulex penetrans,* chique des Anglais.

Cet animal habite l'Amérique septentrionale. La femelle s'introduit sous la peau des talons et sous les ongles des pieds et y acquiert le volume d'un pois par le développement d'un sac membraneux qu'elle a sous le ventre et qui renferme ses œufs. Il peut en résulter des ulcères dangereux si l'on n'en fait promptement l'extraction. Ce n'est pas sans difficultés ni précautions que l'on parvient à l'extraire : si la traction est trop forte, les parties engagées se rompent et demeurent dans les tissus, où elles peuvent occasionner le développement des ulcères dont je viens de parler.

En touchant l'animal avec un peu d'acide phénique alcoolisé, sa mort sera instantanée et son extraction deviendra facile. En imprégnant l'intérieur de la chaussure avec de l'eau phéniquée saturée, et en plaçant un peu d'acide phénique dans la chambre à coucher, je pense que l'on préserverait l'homme de ses attaques.

Rouget. Lepte automnal. —M. Bazin ne considère pas le rouget comme un parasite. Son milieu habituel est ailleurs. C'est, dit-il, dans les champs, dans les bois, sur les feuilles et les tiges de certains végétaux qu'il naît, vit et se propage. M. Moquin-Tandon le considère comme un parasite.

En le plaçant parmi les parasites, je n'ai eu d'autre but que de donner le moyen de combattre les démangeaisons insupportables qu'il détermine en s'insinuant sous l'épiderme. L'eau phéniquée saturée fait sur-le-champ cesser les démangeaisons en tuant l'animal.

Gale. — J'ai traité cinq galeux. Le premier était un homme de vingt-trois ans, commis. Toutes les parties du corps étaient atteintes. Les membres supérieurs et les inférieurs, la verge, étaient littéralement couverts par l'éruption. Elle était plus discrète sur le tronc. Je n'avais jamais vu de gale aussi intense. Je fis constater l'état du malade par M. Bazin avant de commencer le traitement.

L'invasion du mal datait de trois mois. La démangeaison était telle que depuis quelque temps il était privé de sommeil. Sur les autres malades la gale était plus discrète.

Sur le premier, qui était à ma maison de santé, j'ai fait moi-même l'application. J'ai pu suivre avec le plus grand soin l'effet de ce nouveau traitement.

La formule du médicament employé était celle dont je fais usage contre la teigne.

La première application a été faite le soir au moment du coucher. Elle a consisté en une lotion faite sur tout le corps à l'aide d'une éponge. Si l'application se faisait en hiver, on ferait tiédir le liquide au bain-marie. Cette première lotion a suffi pour faire cesser les démangeaisons. Le malade, qui depuis assez longtemps passait les nuits sans sommeil, a pu dormir pendant huit heures sans s'éveiller. Les démangeaisons ont complétement cessé. Deux autres lotions ont été faites à vingt-quatre heures de distance. J'ai extrait plusieurs acares et les ai examinés au microscope ; ils étaient morts. Ces trois lotions ont suffi pour guérir ce malade. Je ferai remarquer qu'à la suite de l'application de ce médicament les papules étaient gonflées, rouges, et sont restées pendant quelques jours en cet état. Ce résultat me paraît dû à l'action irritante de l'acide acétique et aussi à l'acide phénique.

L'emploi de ce médicament détermine une légère cuisson très-supportable.

Les autres malades ont fait eux-mêmes les applications. J'en revis deux huit jours après le commencement du traitement. Ils m'ont dit que les démangeaisons avaient complétement disparu après la première lotion. Les papules étaient saillantes et rouges.

Chez ces trois malades il n'y a pas eu de récidive.

Deux autres malades, voyageurs de commerce, qui avaient appris par le premier dont je viens de parler les excellents effets de ma préparation, m'écrivirent de vouloir bien leur en envoyer la formule et le mode d'emploi. Ce que je fis. Le résultat a été le même que dans les trois cas précédents que j'ai pu suivre.

Indépendamment de ces succès remarquables, je crois en avoir obtenu un autre qui ne l'est pas moins. J'ai employé l'acide phénique pour détruire les acares ou leurs œufs qui existent toujours dans les vêtements et la literie à l'usage du malade.

La liqueur qui sert à détruire l'animal sous l'épiderme peut aussi être employée partout où il existe. Pour cela, il suffit d'imprégner toute la face interne des vêtements (chemise, gilet, pantalon, habit, bas et même le chapeau ou la casquette), avec ce liquide que l'on étend à l'aide d'une brosse. Le matelas, l'oreiller, les draps et la couverture sont traités de la même manière. Trois des malades dont je viens de parler ont porté ces vêtements et n'ont pas cessé de coucher dans le même lit. La guérison sans récidive que j'ai obtenue dans ces trois cas m'autorise à dire

que ces lotions faites sur la literie et sur les vêtements ont tué le parasite [1].

Ainsi le moyen qui guérit la maladie purifie les
vêtements. Les œufs des autres parasites et ces animaux eux-mêmes peuvent être détruits de la même
manière dans les vêtements.

Il n'est pas sans importance de rappeler que dans
ma brochure sur le coaltar saponiné, 1860, j'ai rapporté une observation de guérison rapide de la gale
par l'emploi de cette substance additionnée d'acide
acétique à 8 degrés (pyroligneux). C'est en lotions que
le médicament a été employé. Depuis, M. le docteur
Verjus m'a remis une observation de guérison de gale
avec le coaltar saponiné. Cet habile confrère n'y avait
point fait ajouter d'acide acétique. Ce fait permet de
penser que l'eau phéniquée au centième, sans acide
pyroligneux, peut suffire pour guérir la gale.

Ces deux résultats identiques aux premiers que je
viens de rapporter, et qui ont été obtenus avec le
coaltar saponiné, peuvent être aussi attribués à l'acide
phénique, puisque j'ai démontré que c'est à cet acide
que cette substance doit ses principales propriétés.
Ce serait donc sept guérisons de gale que l'on aurait

[1] La préparation que j'emploie est aussi limpide et incolore que
l'eau la plus pure. Elle ne laisse aucune trace de son action. Il
suffit d'exposer à l'air les objets que l'on en imprègne pour
qu'ils sèchent et se retrouvent dans les mêmes conditions qu'a-
vant l'imprégnation.

obtenues par l'emploi de l'acide phénique. Nous verrons plus loin que la gale des animaux est aussi rapidement guérie avec cet acide.

Il résulte de tout ce qui précède que l'acide phénique préparé et employé comme je viens de le dire est supérieur à tous les moyens connus pour guérir la gale. La promptitude de la guérison, la facilité d'emploi, la propreté, le bon marché de la préparation et la facilité de détruire avec elle les acares dans la literie et dans les vêtements, ne peuvent manquer de lui faire donner la préférence.

M. Parisel, dans son *Annuaire pharmaceutique,* 1861, a conseillé l'emploi de l'eau phéniquée saturée pour le traitement de la gale.

PARASITES VÉGÉTAUX (CHAMPIGNONS).

La découverte des champignons dans les maladies cutanées remonte à une trentaine d'années. C'est Schenlein qui, le premier, a découvert un champignon dans le favus. Il le décrivit sous le nom d'*oïdium.* MM. Remak, Brunett, Fuchs, Lebert, Gruby et Ch. Robin ont depuis observé et décrit d'autres champignons qu'il ont découverts dans les autres variétés de teignes.

Ces champignons, comme nous l'avons déjà dit

(page 194), sont considérés par un certain nombre de médecins comme effet et non comme cause de la maladie. Il est remarquable que les chimistes pensaient aussi que les microphytes, dans les fermentations, y existaient à cause de l'altération chimique, et qu'ils ne jouaient pas le rôle de ferment. C'est, comme on le voit, dans une autre question, la même manière de raisonner. J'ai déjà démontré qu'en tuant le microphyte avec l'acide phénique, on arrête la fermentation ; que des spores de champignons ne se développent pas lorsqu'on les sème dans des liqueurs organiques contenant un millième d'acide phénique, tandis qu'elles végètent rapidement dans ces mêmes liqueurs naturelles et les décomposent. Nous allons voir des faits de même nature se reproduire pour les maladies parasitaires, c'est-à-dire qu'en tuant le parasite l'affection disparaît, comme en tuant le champignon dans les fermentations spontanées celles-ci s'arrêtent. Mes recherches démontreront une fois de plus que la doctrine de M. Bazin sur les maladies parasitaires repose sur des faits bien observés. Ce savant médecin a rendu un immense service à la pathologie cutanée en démontrant qu'un grand nombre de maladies qui sont décrites sous différents noms, et que les auteurs considéraient comme des espèces différentes dues à des altérations particulières des humeurs, sont le résultat de la vie des champignons.

20

M. Bazin a singulièrement simplifié l'histoire des maladies de la peau.

Il distingue trois espèces de teignes qui ont chacune pour cause un champignon différent.

Le favus est dû à l'*achorion Schœnleinii*.

L'herpès tonsurant est dû au *tricophyton tonsurans*.

La pélade est due au *microsporon Audouini*. Il établit des variétés de forme et de siége.

Enfin le pityriasis versicolor, le pityriasis nigra, le chloasma, les taches épatiques, les éphélides lenticulaires, etc., qui constituent pour les auteurs autant de maladies différentes, sont dus au microsporon furfur découvert par Eichstedt et que M. Bazin propose de nommer épidermophyton.

Applications de l'acide phénique au traitement des teignes. — La démonstration que M. Bazin a faite de l'existence du champignon dans le follicule pileux jusqu'à la pointe de la racine du cheveu lui a fait expliquer la résistance de la maladie à l'action des parasiticides. C'est pourquoi il conseille, pour leur traitement, l'épilation combinée avec ces préparations. M. Bazin, avant d'arriver à la douloureuse opération de l'épilation, a essayé un grand nombre de parasiticides, et toujours sans succès pour la guérison. Tous les microphytes qui existent à la surface sont facilement détruits. Mais ceux qui existent dans le bulbe, et surtout ceux que l'on voit pendre à la pointe de la racine du cheveu sous le microscope, n'ont pu jusqu'à ce jour être atteints par les parasiticides. Aussi la maladie, améliorée à la surface, ne guérit pas.

L'acide phénique offre un avantage sur ses aînés. Il pénètre facilement sous l'épiderme. On peut suivre à l'œil nu son action sur le corps muqueux et sur son réseau capillaire. Cette action est intéressante à constater. L'acide pyroligneux que j'ajoute à la solution a pour but de faciliter cette pénétration et de rendre plus facile son absorption.

Les résultats que j'ai obtenus sur la gale et des guérisons de teigne dues au même moyen me permettent d'espérer d'excellents résultats de ce nouveau traitement. Malgré ces beaux succès, je ne me prononce pas encore définitivement. La teigne est une maladie si rebelle à tous les moyens connus, que tous les praticiens m'approuveronnt de faire ces réserves.

Examinons les faits.

Indépendamment de l'action énergique qu'exerce l'acide phénique sur les mucédinées, j'ai déjà publié des observations d'affections parasitaires guéries rapidement par le coaltar saponiné. Ce sont : 1° deux cas de gingivite chronique, entretenues par des microphytes ; 2° un cas d'herpès tonsurant, datant de trois ans, qui avait résisté à l'épilation et à plusieurs autres moyens énergiques ; 3° un cas de pityriasis des lèvres datant de cinq ans, et qui avait résisté à tous les moyens employés. (Ces deux dernières observations m'ont été remises par le docteur Th. Verjus) ; 4° enfin, M. le docteur Senéchal, aide naturaliste au muséum d'histoire naturelle de Paris, dit que des teigneux avaient été guéris au bureau de bienfaisance du treizième arrondissement par l'emploi de cette même substance. Ces malades avaient été traités pendant longtemps, sans succès, par les moyens ordinaires.

Grâce à la bienveillance de M. Bazin, j'ai pu faire vers la fin de 1860, à l'hôpital Saint-Louis, l'essai de l'acide phénique sur deux enfants atteints d'herpès tonsurant [1], *tricophyton tonsurans.*

Voici comment l'application a été faite. Pour faciliter la pénétration du médicament dans le bulbe pileux, le cuir chevelu a été préalablement recouvert. pendant une demi-heure, d'une compresse imbibée de vinaigre ordinaire. Le cuir chevelu ainsi préparé était imprégné une fois par jour, à l'aide d'un gros pinceau, de la solution contre la teigne. La première solution contenait quarante pour cent d'acide acétique, aussi la douleur était vive pendant une demi-heure. Après deux mois d'emploi, ces deux malades nous ont paru guéris. L'interne de M. Bazin, qui m'avait

---

[1] Les résultats de ces essais ont été communiqués avec d'autres à l'Académie des sciences le 4 mars 1861 (Voir Comptes rendus et mieux *journal de l'Institut* et Cosmos, mars 1861).

promis les observations, a oublié de les prendre. Mes occupations ne m'ont pas permis de suivre ces malades avec régularité. Les applications ont été confiées à la sœur de service.

Dans le service de M. Bazin il y a un garçon chargé d'épiler tous les teigneux. J'ai appris, seulement dans ces derniers temps, que ces deux malades avaient été épilés.

L'emploi de l'épilation rend ces deux observations moins intéressantes.

Depuis, j'ai appliqué la même liqueur, mais sans imbibition préalable du cuir chevelu avec le vinaigre, sur une petite fille âgée de huit ans, demeurant à Bagnolet; elle était atteinte d'herpès tonsurant. La maladie datait d'un an au moins. Cinq plaques de trois à quatres centimètres de diamètre existaient.

Les cheveux brisés et leur chute sur plusieurs points, leur aspect ainsi que l'état du cuir chevelu, ne me paraissaient point permettre de doute sur la nature de l'affection. Des applications de sublimé corrosif, des pommades au goudron, au colomel et soufrées, avaient été employées sans résultat satisfaisant.

Les cheveux furent rasés. Je fis moi-même les applications chaque jour à l'aide d'un pinceau. J'ai été obligé d'en suspendre l'emploi trois fois, parce que la peau était devenue rouge et douloureuse. Pendant l'interruption du traitement, des onctions faites avec

20.

l'axonge firent disparaître rapidement la douleur et la rougeur. Après cinq semaines de traitement, sans épilation, la malade était guérie. Depuis deux ans que cette application a été faite, il n'y a pas eu de récidive. C'est ce résultat qui m'a fait écrire à l'Académie des sciences (mars 1861) que la guérison de la teigne pouvait être obtenue en quarante jours.

J'ai traité deux autres malades atteints d'herpès tonsurant. Le mal était récent. Une plaque de la dimension d'une pièce de 5 francs existait sur la tête de chacun d'eux. L'un a guéri en un mois. Le traitement de l'autre, qui a été interrompu par plusieurs causes, a duré plus de trois mois. Tous deux sont guéris sans récidive.

Je fis part de ces résultats à M. Bazin, qui désira constater de nouveau les effets de mon traitement.

Je lui présentai quatre malades atteints d'herpès tonsurant [1]. Deux furent traités dans leur famille. Les deux autres furent admis à l'hôpital Saint-Louis, dans le service de M. Bazin, où je fis moi-même les applications du traitement. Sur ces quatre malades, indépendamment du diagnostic, qui fut vérifié par le

---

[1] Je ne crois pas nécessaire de donner des descriptions détaillées de ces affections. Je ne ferais que reproduire ce que contiennent les ouvrages qui décrivent ces maladies. Le grand point, selon moi, c'est qu'il n'y ait point de doute possible sur le diagnostic, le but étant de juger l'action d'un nouveau médicament.

savant médecin de l'hôpital Saint-Louis, la présence du *tricophyton tonsurans* a été constatée à l'aide du microscope.

Les deux malades admises à l'hôpital étaient deux sœurs âgées l'une de six ans, l'autre de huit ans. Toutes deux suivaient depuis un an le traitement d'un médecin qui annonce dans les journaux politiques son efficacité. D'après le père de ces deux malades, leur état ne s'était pas sensiblement amélioré. Toutes deux ont une constitution lymphatique. La plus jeune a le cuir chevelu envahi sur huit points différents. L'aînée porte sur le milieu du cuir chevelu, en avant, une plaque de quatre centimètres de diamètre. Les cheveux de cette dernière ont été coupés ras avec les ciseaux. Vingt applications de la liqueur faites chaque jour ont suffi pour la guérir. Cette malade, qui est restée plusieurs mois à l'hôpital, n'a pas eu de récidive. Je viens de la revoir après cinq mois de la cessation du traitement, et de la montrer à M. Bazin ; elle est radicalement guérie.

Sa sœur, qui était plus malade, a été plus longtemps en traitement.

Dans l'espoir d'aller plus vite, je fis sur cette petite malade l'essai d'une solution contenant 20 pour cent d'acide phénique. Une très-vive douleur en fut la conséquence. Des compresses imbibées d'eau froide l'apaisèrent promptement. Mais tous les points touchés avec cette solution étaient comme parcheminés et restèrent longtemps en cet état. Néanmoins les cheveux repoussaient sains. Cet état du cuir chevelu ne nous a pas permis de juger d'une manière précise la durée de la résistance de la maladie.

Pendant trois mois, j'ai revu la malade plusieurs fois par semaine. La maladie ne reparaissait pas. Je restai plus d'un mois sans la revoir.

J'appris ces jours derniers que la maladie avait reparu. Je ne suis pas convaincu que ce soit une récidive. Je crois plutôt qu'elle a contracté de nouveau la maladie en jouant avec d'autres petites filles qui habitent la même salle et qui sont atteintes d'herpès tonsurant. Ce qui me fortifie dans cette opinion, c'est que sa sœur, qui a quitté l'hôpital depuis trois mois, est radicalement guérie. Nous allons voir deux autres malades qui me paraissaient guéris par une première application de mon traitement et qui ont repris la maladie en rentrant à la pension où ils l'avaient contractée.

Des deux frères dont j'ai parlé, l'un est âgé de huit ans, l'autre de sept ; tous deux ont une constitution lymphatique. Ils ont contracté la maladie dans une pension où plusieurs des élèves en étaient atteints. Le début du mal remontait à un an environ.

L'aîné portait à la région occipitale une plaque d'herpès de 5 centimètres de diamètre.

Le plus jeune avait presque tout le cuir chevelu envahi. Sur plusieurs points les cheveux avaient disparu. Un grand nombre étaient brisés. Après deux mois d'application, ces deux malades me parurent guéris. Je cessai le traitement et ils rentrèrent à leur pension. Le mal reparut. Etait-ce une récidive ou bien un contraction nouvelle de la maladie? J'ai dit que dans cette pension plusieurs enfants en étaient atteints. Les maîtres de l'établissement n'y attachaient pas d'importance. Les enfants jouaient fréquemment ensemble. Quoi qu'il en soit, le traitement fut de nouveau appliqué. Deux mois après, les deux malades me parurent guéris. Je défendis de les faire rentrer à leur pension. Je les présentai à M. Bazin, qui constata leur guérison complète. Depuis six mois que cette constatation a été faite, la guérison s'est maintenue. Les cheveux ont repoussé partout. Ils sont abondants et très-beaux. La guérison est donc complète.

Le plus jeune de ces deux malades eut, pendant le traitement, une éruption impétigineuse. Etait-ce coïncidence? La liqueur parasiticide y était-elle pour quelque chose?

Variétés de teignes produites par le trichophyton tonsurans. — M. Dubus, interne du service de M. Bazin à l'hôpital Saint-Louis, m'a communiqué les deux faits suivants, dont un le concerne personnellement.

M. Dubus s'aperçut, dans le courant de juin 1863,

qu'il portait à la partie supérieure et externe de l'avant-
bras droit un petit disque eczémateux arrondi, rouge,
saillant, accompagné de démangeaisons et d'une légère desquammation épidermique. Trois ou quatre
jours après son apparition, le disque avait acquis la
dimension d'une pièce de 20 centimes. Il reconnut à
n'en pas douter qu'il s'agissait d'une affection déterminée par là contagion du *tricophyton tonsurans*, fait
qui ne le surprit aucunement, puisqu'il se trouve en
contact journalier avec des sujets affectés de ce parasite.
Il pratiqua l'épilation de la surface malade, en ayant
soin de dépasser un peu les limites du bourrelet cir-
conférenciel. Des poils placés sur le champ du microscope présentaient déjà une altération notable. Ils
étaient infiltrés de spores en certains points, et leurs
fibres dissociées formaient des renflements noueux.

M. Dubus fit des lotions trois ou quatre fois par jour
sur la surface malade avec une solution contenant un
gramme de sublimé pour 250 grammes d'eau distillée,
en prenant soin, chaque fois, de laisser le liquide sécher sur place. Malgré ce traitement continué pendant
une dizaine de jours, le disque érythémateux allait
sans cesse en grandissant. Il avait atteint la dimension
d'une pièce d'un franc.

Voyant l'insuccès de ce traitement, il résolut d'avoir
recours à un autre moyen. Il pratiqua l'épilation des
surfaces nouvellement envahies ; il remplaça le su-

blimé par la solution d'acide phénique à 10 pour cent. Il a suffi d'une application de cette solution faite matin et soir pendant cinq jours pour effacer complétement le disque erythémateux, qui n'a plus reparu depuis.

Deuxième observation. —Pasqué, René, cinquante et un ans, serrurier, est atteint au moment de son entrée au pavillon Saint-Mathieu (14 juillet) de plusieurs cercles d'herpès circiné produits par le *tricophyton tonsurans.* Ils sont disséminés au milieu de la barbe et sur les parties latérales du cou. Un de ces cercles existe sur la face dorsale du poignet gauche. Un autre sur la face antérieure du poignet de l'avant-bras droit. Le malade raconte que l'affection a débuté par le visage, il y a six mois environ, après qu'il s'était fait raser chez un perruquier.

Les cercles sont arrondis, nettement limités par uu bourrelet vésiculeux ou érythémateux. A la surface de quelques-uns on observe une matière blonde farineuse (*pityriasis alba*).

M. Bazin prescrit la solution d'acide phénique au dixième (formule du docteur Lemaire), dont on fait une application matin et soir sur les surfaces malades.

Le malade sortait complétement guéri après trois semaines de traitement.

Quinze jours après sa sortie, le malade a été revu, l'affection reparaissait sur quelques points du visage, mais sur les autres points la guérison ne s'était point démentie.

Ces deux observations mettent en évidence de deux manières différentes l'action de l'acide phénique. Dans l'une, l'épilation a été pratiquée, la guérison a été beaucoup plus prompte ; dans l'autre, on n'a pas arraché les poils, la guérison a été plus lente.

Quant à la réapparition du mal au visage, on peut se demander si ce n'est pas un nouvel ensemencement. On sait que les ouvriers prennent bien peu de précautions. Il est probable que les objets qui servaient à la toilette du malade contenaient quelques spores et qu'il les aura ensemencées sur sa figure. Ce qui rend cette explication probable, c'est que la face seule a présenté une récidive, tandis que la guérison était complète sur les autres points. Cette maladie se reproduit avec une si grande facilité qu'il suffit d'une spore portée sur le corps par l'air ou autrement pour que le champignon s'y multiplie rapidement.

M. Bazin reçut dans son service une malade âgée de quinze ans, atteinte depuis douze ans d'un favus qui occupait tout le cuir chevelu. Elle vivait dans une profonde misère. Elle n'avait pas suivi de traitement sérieux. Il n'existait plus de cheveux sur la partie médiane du cuir chevelu. L'achorion les avait détruits. Il me proposa de la soigner. J'acceptai avec reconnaissance. Je n'avais pas encore eu l'occasion de traiter de favus. Cette tête était d'un beau laid. Je coupai de mon mieux les cheveux qui exhalaient à un haut degré l'odeur désagréable du favus. J'enlevai les godets avec de l'eau additionnée de teinture de quillaya saponaria (bois de Panama). Chaque godet enlevé laissait une ulcération assez profonde. Les premières applications furent faites avec la solution parasiticide étendue d'eau. Elles séchèrent rapidement les tissus et en enlevèrent complétement la mauvaise odeur. La malade ayant, comme essai, supporté sur un point seulement l'action d'une solution contenant 10 pour cent d'acide phénique sans en souffrir, je lui proposai d'employer une solution encore plus forte. J'employai une liqueur contenant une partie d'acide phénique, une d'acide pyroligneux et trois d'alcool (soit 20 pour cent d'acide phénique). La cuisson fut très-vive. Le lendemain le cuir chevelu était parcheminé. L'amélioration fut très-grande, les cheveux repoussaient avec une coloration bien plus foncée que ceux qui existaient. M. Bazin crut que la guérison serait la conséquece de cette application énergique. L'état de la peau m'obligea de cesser l'application du remède pendant une quinzaine de jours. Quelques godets reparurent. La malade s'impatientait. Elle avait entendu dire qu'elle ne guérirait pas sans épilation. Elle demanda à être épilée et je cessai mon traitement. Elle est encore à l'hôpital au moment où j'écris ces lignes.

Cette observation ne peut rien prouver ni pour ni contre l'emploi de ce moyen. Elle serait plutôt en sa faveur. Les résultats que j'ai obtenus sur l'herpès tonsurant, qui est bien plus rebelle que le favus, permettent d'espérer que cette espèce de teigne pourra être aussi guérie par l'acide phénique.

J'ai fait subir une première modification à la liqueur parasiticide. Pour faciliter la chute des croûtes et des pellicules, j'ajoutai à la liqueur de la teinture de quillaya saponaria. Mais le frottement indispensable pour obtenir ce résultat faisait que cette préparation provoquait de la cuisson et de la rougeur. J'ai continué à utiliser les propriétés de la saponine, mais sans la mélanger avec le liquide parasiticide. L'application se fait en deux temps. Dans le premier, on lave la tête avec de la décoction de bois de Panama (quillaya saponaria) ou de racine de saponaire, qui contiennent beaucoup de saponine. Ce premier résultat obtenu, on essuie la peau et on fait l'imprégnation sans frottement avec la liqueur. De cette manière, on peut faire supporter une dose plus forte d'acide phénique sans provoquer de cuisson. Je ne suis pas encore fixé sur la dose à laquelle on doit s'arrêter. Lorsqu'on réfléchit qu'un millième d'acide suffit pour tuer d'épaisses moisissures, on reste convaincu que de fortes doses ne doivent pas être indispensables pour guérir la teigne. Nous venons de voir que l'action des liqueurs concentrées parchemine la peau et rend son imprégnation ultérieure impossible. Je crois que la dose de 5 pour cent suffira dans tous les cas pour détruire le champignon. Je crois qu'il vaut mieux répéter chaque jour les applications de la liqueur, qui finit par imprégner le bulbe pileux et fait mourir le champignon.

Quel que soit le résultat de l'observation ultérieure sur ce point, les décoctions de bois de Panama ou de racine de saponaire devront faire partie du traitement. Ces décoctions, par la saponine qu'elles contiennent, débarrassent le cuir chevelu des produits sécrétés gras ou épidermiques mieux qu'aucune autre substance ne peut le faire, de plus elles adoucissent les parties malades.

Lorsque les cheveux ne sont pas rasés, il faut après la lotion faite avec le liquide saponiné, en faire une autre avec l'eau pure, sans cela la saponine produit l'effet de l'apprêt sur les tissus. Elle les réunit et les roidit. Cet état est désagréable pour ces malades et gênant pour les applications subséquentes.

Encore un mot à propos de ces observations. M. Bazin, pour donner une certitude absolue à mes expériences, m'a donné le conseil de ne pas faire une application d'acide phénique sans avoir préalablement constaté l'existence du microphyte à l'aide du microscope. Bien des médecins, m'a-t-il dit, se trompent sur le diagnostic de la teigne ; avec la précaution que je vous recommande, on ne pourra pas vous faire d'objection.

Nous avons vu que sur quatre des malades dont j'ai parlé, ces sages conseils ont été mis à profit. A l'avenir je ne traiterai aucun malade sans avoir préalablement constaté la présence du champignon à l'aide du microscope. Pour que la science soit plus vite fixée sur ce point, j'engage mes confrères à suivre, comme moi, les conseils du savant médecin de l'hôpital Saint-Louis.

On ne peut méconnaître l'importance des faits qui précèdent, surtout si on les rapproche des résultats certains obtenus sur la gale. Des renseignements qui m'ont été donnés sur ce même sujet, et qui confirment ces résultats, me paraissent dignes d'être rapportés.

Madame S., qui emploie une partie de sa fortune en bonnes œuvres, avait dans sa localité (département de l'Orne) de nombreux teigneux que l'on ne parvenait pas à guérir. Cependant rien n'avait été négligé pour y parvenir. Rensignements pris à l'hôpital Saint-Louis, formules des pommades que l'on y emploie contre la teigne, leçons d'épilation, tout fut mis en œuvre et les teigneux ne guérissaient pas. Madame S. consulta mon ami le docteur Malespine, qui connaissait mes expériences. Il conseilla d'avoir recours au nouveau traitement que j'ai proposé. Je donnai par écrit le mode d'emploi dont j'ai parlé précédemment et tout ce que je savais sur ce sujet. On m'avait promis des observations, je ne les ai pas encore reçues. Désirant au moins savoir les résultats que l'on avait obtenus, je fis demander à madame S. de vouloir bien me les faire connaître. Voici ce que cette dame écrivit : « Nous sommes toujours satisfaits de l'emploi de l'acide phénique mélangé avec le coaltar saponiné, soit à l'état liquide, soit en pommades. Nous avons en ce moment en traitement vingt-deux enfants teigneux. Nous en avons complétement guéri quatorze ou seize. La guérison datant de plusieurs mois déjà, elle peut, je crois, être considérée comme définitive. » A-t-on employé concurremment l'épilation, je ne sais. Je dois dire que ce traitement a été appliqué par les sœurs de la Providence, sous la surveillance d'un docteur en médecine.

Ces résultats, rapprochés de tous ceux que je viens de rapporter, me paraissent donner une grande importance à ce nouveau traitement de la teigne.

M. le docteur Maupin, médecin de l'hôpital de Bayonne, a employé mon traitement sur deux teigneux de son hôpital. Ces malades paraissant guéris, on a cessé l'emploi du médicament. Mais la guérison n'était pas complète, parce que le mal a reparu. Cet honorable confrère m'a fait demander par M. Le

Beuf si j'avais constaté ce résultat dans les applications que j'avais faites. Je lui répondis que sur une malade, celle de Bagnolet, quelques points du mal reparurent, mais l'application de la liqueur phéniquée les fit rapidement disparaître.

Je lui donnai le conseil de surveiller avec le plus grand soin la coiffure, l'oreiller et tous les objets dont les malades se servent pour leur toilette, parce que la maladie pourrait provenir d'un nouvel ensemencement.

Je ferai ici la même recommandation que pour la gale. La teigne pouvant être communiquée par les draps du lit, l'oreiller, la coiffure, ou par les objets servant à la toilette (peigne, brosse, éponge) des malades, tous ces objets doivent être traités par l'eau phéniquée pour détruire les microphytes qui peuvent y exister. Le bonnet ou le mouchoir de nuit sont imprégnés de cette eau au moment où le malade les quitte. De cette manière ils peuvent être remis le soir même sans inconvénient. Le peigne, la brosse et l'éponge sont plongés pendant cinq minutes dans de l'eau phéniquée au centième. Pour ce dernier usage, il ne faudrait pas employer la solution qui contient l'acide acétique, parce que cet acide altérerait l'ivoire du peigne et les soies de la brosse. L'acide phénique, même pur, n'exerce aucune action sur ces substances.

Dans la journée, je fais placer au fond de la casquette ou du chapeau ou sous le bonnet une compresse imbibée de la liqueur pour entretenir une atmosphère d'acide phénique sur le cuir chevelu.

Je dois signaler un fait qui pourrait embarrasser les observateurs. L'acide phénique dans la préparation que j'emploie contre la teigne exerce une action sur l'épiderme, auquel il donne une coloration blanchâtre et le rend très-rugueux. De nombreux fragments d'épiderme se détachent comme dans certaines affections éruptives. Dans l'herpès tonsurant on pourrait croire, à cause de la ressemblance avec le produit morbide, que le malade n'est pas guéri. La cessation du médicament et des onctions faites avec de la glycérine ou un corps gras suffisent pour juger cette question. Sur trois de mes malades ces pellicules ont résisté plus d'un mois.

Le fait que je viens de signaler a embarrassé le médecin et les sœurs qui ont appliqué mon traitement sur les protégés de madame S.... Ils ont constaté qu'après la chute des croûtes dans le favus, une couche de pellicules persistait. Ils m'ont fait demander si c'était l'effet du traitement et à quel moment il fallait cesser l'emploi du remède. Cette dernière question est encore embarrassante pour moi. Le microscope ne peut même pas servir à la juger sans cause d'erreur, parce qu'il peut exister des microphytes et qu'ils soient morts. Dans ce cas ils ne sont pas à craindre, ce sont de véritables corps étrangers que la peau élimine. L'expérience seule pourra résoudre ce point secondaire de la question.

En résumé, les résultats obtenus par l'emploi de l'acide phénique me paraissent très-remarquables et suffisants pour démontrer sa puissance d'action contre cette maladie rebelle.

Je rappellerai que le traitement de l'herpès tonsurant, malgré les perfectionnements qu'il a reçus des recherches de M. Bazin, exige encore en moyenne près d'un an d'application. Le traitement nouveau que je propose et les résultats qui ont déjà été obtenus me paraissent dignes de stimuler le zèle de mes confrères. Avec lui, indépendamment de la rapidité beaucoup plus grande avec laquelle on guérit, on supprime l'opération douloureuse de l'épilation. C'est donc un grand service rendu à l'humanité et une grande conquête pour la thérapeutique. C'est encore, comme je l'ai dit ailleurs pour le coaltar saponiné (v. *Moniteur des Sciences médicales*, mai et août 1861), dans le pansement des plaies, de la thérapeutique positive.

ECZÉMA.

J'ai employé l'acide phénique sur plusieurs malades atteints d'eczéma. Les observations suivantes permettent de juger son action.

Première observation. — M. D., trente-cinq ans, constitution lympathique, est atteint d'eczéma qui occupe la face palmaire des mains et la verge. L'invasion du mal remonte à quinze ans. Deux et assez souvent trois fois dans l'année, cette affection s'annonce par une grande démangeaison. De petites vésicules apparaissent, puis des fragments d'épiderme s'en détachent. La peau se crevasse, saigne et le gêne beaucoup pour son travail. La durée ordinaire de ces accidents était d'environ trois mois malgré les traitements ordinaires.

Je lui conseillai de baigner matin et soir les parties malades pendant cinq à dix minutes dans de l'eau tiède contenant un millième d'acide phénique. Puis il prit intérieurement de la décoction de racine de saponaire additionnée, par litre, d'un gramme de bicarbonate de soude. Les démangeaisons cessèrent rapidement, et après vingt jours de traitement le malade était guéri.

Deuxième observation. — Madame B., soixante-dix ans, femme de ménage, est depuis sept ans atteinte d'eczéma impétigineux qui occupe toute la face, les oreilles et le cuir chevelu; le mal a aussi envahi les conjonctives palpébrales, qui sont trés-rouges et granuleuses. Les forces de cette femme qui étaient considérablement amoindries, soit par la souffrance, soit par l'âge, et peut-être aussi par une alimentation insuffisante, me firent conseiller le traitement suivant : sirop d'iodure de fer et huile de foie de morue une cuillerée à soupe chaque matin et soir. Eau de goudron pour boisson. Lotions sur toutes les parties malades, excepté sur les yeux, avec de l'eau tiède contenant cinq millièmes d'acide phénique. Les cheveux avaient été préalablement coupés ras. Les croûtes sont tombées très-rapidement. La face, qui était hideuse avant ce traitement, n'était plus reconnaissable au bout de huit jours, tant l'amélioration était grande. Je n'ai pas revu cette malade. Son observation reste incomplète, mais elle n'en est pas moins remarquable.

Troisième observation.—F., quarant-cinq ans, garçon de laboratoire de M. Fremy, au muséum, portait depuis environ deux mois un eczéma qui occupait le poignet et la face dorsale de la main gauche. MM. Gratiolet et Terreil virent le malade.

Prescription.— Compresses constamment imbibées d'eau phéniquée au millième, sur la partie malade. En moins d'une semaine l'eczéma avait disparu et la peau avait repris presque complétement son aspect normal.

Ce malade, qui n'a suivi aucun traitement interne, met dans toute son évidence l'action de l'acide phénique.

Quatrième observation. — M. G., pharmacien, soixante-quatre ans, constitution lymphatique, a souffert, depuis de longues années et pendant longtemps, de douleurs rhumatismales.

Ce malade, que je n'ai pas cessé de voir depuis trente ans, a eu à plusieurs reprises des poussées d'eczéma sur les avant-bras et sur les mains. Depuis deux ans cette affection s'était généralisée. Presque toutes les parties du corps, mais principalement les oreilles et les membres, en étaient couverts. D'assez nombreux points présentaient de l'impétigo. M. Bazin a vu ce malade qui a pris de nombreux dépuratifs, des alcalins *intus et extra*, pendant près d'un an, qui n'amenèrent que peu d'amélioration. Au moment de partir pour aller passer l'été à la campagne, il me demanda de lui prescrire ce qu'il devait faire. Je lui fis connaître les résultats de l'emploi de l'acide phénique dont je viens de parler dans les observations précédentes et l'engageai beaucoup à l'essayer. Voici ce qu'il m'écrivit le 7 novembre 1861. « Je désire vous remercier et vous faire connaître le bon résultat de votre traitement. J'ai toujours fait usage de la tisane de racine de saponine, et en arrivant (juin) j'ai fait des lotions avec de l'eau additionnée, par litre, de cinq grammes d'acide phénique. La cuisson étant trop vive, j'y ajoutai un quart d'eau. Actuellement tout va bien. Les parties qui étaient atteintes sont roses. Il existe très-peu de gerçures à la peau. La cuisse gauche est un peu douloureuse, mais son état diminue tous les jours. »

A son retour de la campagne, je vis le malade, qui ne présentait plus que quelques points très-rares de l'affection.

Pendant l'hiver, de nombreux furoncles, et même de petits abcès, ont successivement apparu. Des cataplasmes en faisaient complétement justice. N'ayant pas encore, à cette époque, expérimenté l'acide phénique à l'intérieur, je n'osai pas lui conseiller d'en boire ; mais je l'engageai à faire usage d'eau de goudron végétal le matin à jeun, et de la mélanger avec son vin aux repas pour consolider sa guérison. Aujourd'hui il va très-bien.

Cinquième observation. — Madame X., cinquante-cinq ans, femme de ménage, est depuis longtemps atteinte d'eczéma. Je l'ai soignée à plusieurs reprises par les moyens ordinaires. Au mois de décembre 1862, elle vint me consulter. Les mains et les poignets étaient entièrement envahis par cette affection. Le froid avait contribué à les faire enfler. Un grand nombre de points de leur face dorsale étaient crevassés et présentaient de nombreuses croûtes qui rendaient ces mains hideuses.

Traitement. — Baigner les parties malades, matin et soir, pendant cinq minutes, dans de l'eau tiède contenant un demi pour cent d'acide phénique. Huit jours après, elle revint pour me faire constater le résultat du traitement. Les mains n'étaient plus reconnaissables tant l'amélioration avait été rapide. Presque toutes les croûtes étaient tombées, le gonflement beaucoup diminué et les crevasses fermées. La malade se trouvant assez bien pour travailler, et n'ayant pas le temps de se soigner, cessa son traitement avant d'être radicalement guérie. Il y a près d'un an que je ne l'ai pas vue.

Cette observation, quoique incomplète, met en évidence les bons effets de l'acide phénique.

M. D., âgé de soixante-dix-sept ans, rentier, est atteint d'eczéma qui occupe presque tout le cuir chevelu et le front. Le derme est injecté et de nombreuses squammes existent. Plusieurs points de la face antérieure de la poitrine présentent aussi des plaques de cette affection. Le mal existait depuis trois semaines lorsque je fus appelé.

Traitement. — Onctions matin et soir avec de la glycérine additionnée d'un pour cent d'acide phénique.

Tisane de racine de saponaire additionnée , par litre, d'un gramme de bi-carbonate de soude. Deux purgations avec 40 grammes de sulfate de magnésie. Huit jours après l'emploi de ce traitement, l'amélioration était si grande que le malade pensait qu'il n'était plus nécessaire d'employer les médicaments. Je fis continuer la tisane et les onctions pendant huit autres jours, au bout desquels la peau était redevenue nette, lisse, et présentait à peu près sa coloration normale.

Deux de nos chimistes distingués de Paris m'ont communiqué les faits suivants :

M. X., cinquante ans, est depuis quatre ans atteint d'un eczéma qui occupe la face dorsale des mains et plusieurs points des cuisses. Les mouvements des doigts sont difficiles à cause de leur gonflement. La peau se crevasse et saigne au moindre mouvement de flexion. Ce malade a suivi de nombreux traitements depuis quatre ans sans parvenir à se guérir.

M. Terreil, préparateur de M. le professeur Fremy, au Muséum, ayant été témoin de la guérison rapide de l'eczéma dont était atteint son garçon de laboratoire (voyez page 370), lui conseilla d'essayer l'acide phénique. Il fit faire des onctions deux fois par jour sur les parties malades avec de la glycérine contenant cinq millièmes d'acide phénique. Au bout de quinze jours l'amélioration était très-sensible ; le gonflement avait diminué. Après deux mois de l'emploi de ce moyen, la guérison était radicale et s'est maintenue jusqu'à ce jour.

M. Terreil a aussi employé l'acide phénique sur une de ses parentes âgée de vingt-sept ans, atteinte pour la troisième fois à la main d'une dartre vive. L'eau phéniquée au millième, appliquée en compresses, en a débarrassé cette dame en quelques jours.

M. Cloëz, répétiteur de chimie à l'Ecole polytechnique, a employé l'eau phéniquée au millième sur son enfant atteint à la face d'herpès circiné. Le mal datait de quinze jours. La première application (compresses) a amené une amélioration appréciable. En quelques jours il était guéri. Il n'est pas sans intérêt de dire que M. Cloëz avait employé la pommade au colomel et que le mal s'était étendu pendant son emploi.

M. Cloëz appliqua aussi l'eau phéniquée sur l'enfant de son concierge, qui était atteint au menton depuis deux mois d'une affection de la peau qu'il n'a pu caractériser. En quelques jours elle a été guérie.

PEMPHIGUS.

M. C., quarante ans, marchand de bois, est atteint de pemphigus depuis son enfance. Il n'a jamais été sans présenter des signes de cette affection. Il a remarqué qu'au printemps et à la fin de l'automne des poussées de cette affection avaient lieu sur les membres supérieurs où était le siége principal du mal. Je donne des soins à ce malade depuis une quinzaine d'années. Je lui ai prescrit à plusieurs reprises les divers moyens conseillés en pareil cas (bains divers, dépuratifs, purgatifs), sans résultat satisfaisant.

A la fin de l'automne 1861, une poussée de vésicules de diverses dimensions, sans fièvre, eut lieu. Les membres supérieurs et les inférieurs en étaient couverts. Les organes génitaux et la face en présentaient quelques-unes. Après l'expulsion de la sérosité, des croûtes se formèrent et la démangeaison devint vive.

Traitement. — Onctions matin et soir avec de la glycérine contenant un centième d'acide phénique. L'emploi de ce moyen a produit un effet tellement remarquable qu'au bout de quinze jours le malade se croyait complétement guéri. Il ne restait plus que çà et là quelques points recouverts de produits épidermiques. Quinze jours après, le 28 décembre, une petite poussée de vésicules eut lieu sur les membres. Le traitement que le malade avait cessé fut repris, et à la glycérine phéniquée j'ajoutai 50 centigrammes d'acide phénique à prendre chaque jour dans un demi-litre d'eau, moitié le matin et moitié le soir. Le malade n'a ressenti aucun effet appréciable de l'emploi de ce médicament. L'amélioration a été encore plus rapide qu'au premier emploi de l'acide phénique. Le malade était très-heureux du résultat.

A la fin de janvier, une vive démangeaison se mani-

festa a la face. De la rougeur et un gonflement considérable qui envahit toute la face et le cuir chevelu se
manifestèrent. Des vésicules existaient en assez grand
nombre. La démangeaison était insupportable. Le malade était agité pendant la nuit, le sommeil à peu près
nul, et il n'avait pas de fièvre. Je fis cesser l'emploi de
l'acide phénique à l'intérieur. Il avait été continué
jusque-là. J'eus recours aux adoucissants et aux purgatifs. Malgré l'emploi de ces moyens, le gonflement
et la rougeur persistèrent pendant un mois, et deux
mois après le début du mal la peau de la face n'était
pas encore complétement revenue à l'état normal. Le
15 avril le malade allait bien. Cependant il restait
encore quelques points malades entre les doigts et sur
un des avant-bras qui témoignent qu'il n'est pas complétement guéri. Ce malade a quitté Paris. Je ne l'ai
pas revu depuis dix-huit mois.

Cette observation prouverait, s'il en était besoin,
que le pemphigus est entretenu par une diathèse ; que
l'état de la peau n'est qu'un phénomène de l'affection.

Il n'est pas permis de porter un jugement définitif,
d'après cette observation, sur les effets de l'acide phénique dans le pemphigus chronique. Mais l'amélioration si prompte et si remarquable qui a été obtenue
par son emploi me paraît devoir le recommander aux
spécialistes pour que de nouveaux essais soient tentés.

CANCROÏDE DU FRONT.

Madame F., soixante et onze ans, rentière, porte depuis huit ans, un peu au-dessus du sourcil droit, une plaie que je vais décrire. Elle est assez régulière, à fond grisâtre; elle a environ deux millimètres de profondeur. Le bord est induré et présente trois petits mamelons assez durs. Son plus grand diamètre est de trois centimètres. La souffrance qu'elle détermine est un prurit désagréable.

Cette malade, avant de me consulter, a employé un grand nombre de moyens pour la combattre. Tous ont échoué.

Pour qu'il n'y ait aucun doute sur la nature du mal, j'envoyai la malade chez M. Bazin, qui diagnostiqua, comme moi, un cancroïde.

Il prescrivit le traitement suivant :

1° Prendre matin et soir cinq gouttes d'alcoolature de ciguë dans un peu d'eau sucrée ;

2° Pansement soir et matin avec de la pommade au précipité rouge.

3° Tisane de racine de saponaire.

Ce traitement a été suivi régulièrement pendant trois mois sans que la plaie se soit améliorée d'une manière bien sensible. Comme j'avais prévenu la malade que son traitement serait long, elle ne se découragea pas. Mais voyant que ce traitement restait à peu près sans effet, elle me demanda de tenter autre chose.

Le 8 octobre 1861, je prescrivis de laver matin et soir la plaie avec de l'eau phéniquée au millième et de maintenir dessus une compresse imbibée de cette eau. En quelques jours les douleurs prurigineuses avaient complétement disparu, et le 20 dudit mois, c'est-à-dire douze jours après, la malade vint avec joie me faire constater que sa plaie était guérie. La cicatrisation était complète et s'est maintenue, seulement les petits mamelons persistent; de temps en temps ils deviennent saignants. L'application de l'eau phéniquée amène rapidement leur cicatrisation.

Cette observation n'a pas besoin de commentaires. Cette plaie qui avait résisté pendant huit ans à tous les traitements a été cicatrisée eu douze jours par l'eau phéniquée. Elle met dans toute son évidence la puissance de cet acide sur les surfaces suppurantes.

L'observation suivante, sous ce dernier rapport, est encore plus remarquable.

ANTHRAX.

Le coaltar saponiné est un médicament précieux pour combattre l'inflammation spéciale que déterminent les anthrax. Depuis quatre ans j'ai employé cette substance sur dix malades atteints d'anthrax très-volumineux occupant diverses régions du corps. La vie de trois de ces malades me paraissait gravement compromise. L'emploi du coaltar saponiné dans ces cas a rapidement fait succéder le calme à la souffrance et à l'agitation. Le sphacèle s'est promptement arrêté. Les parties mortifiées se sont détachées assez vite, et dès le troisième jour les tissus qui étaient menacés de l'envahissement du sphacèle sont devenus roses. Leur bourgeonnement a commencé et le travail réparateur s'est opéré avec une promptitude que l'on demanderait vainement aux autres moyens connus.

Je me suis assuré au microscope que la sanie que l'on recueille le plus près possible des tissus non envahis par le sphacèle contient des granules en tous points semblables à ceux que j'ai découverts dans les gaz qui se dégagent des matières en putréfaction. Ces granules, on n'en saurait douter, vivent, puisque, placés dans des conditions favorables à leur développement, ils provoquent immédiatement la putréfaction de l'albumine fraîche et donnent naissance à des bacterium, vibrions et à des spirillum. J'ai constaté dans ce pus des *bacterium punctum* d'Ehrenberg, *monas punctum* de Muller. Je les ai vus assemblés par deux et exécutant leur mouvement vacillant.

Je vais rapporter une observation d'anthrax où la puissance de l'acide phénique est mise en grande évidence.

Madame R:, âgée de soixante-dix-sept ans, demeurant rue des Filles-du-Calvaire, n° 6, convalescente d'une pneumonie catarrhale, fut atteinte au mois de septembre dernier d'un anthrax. Il se développa à la région sous-claviculaire gauche, à la place où un vésicatoire avait été appliqué. Le gonflement qu'il provoqua occupait presque toute la région. La partie dont la peau était complétement détruite avait huit centimètres de diamètre. En dehors de cette solution de continuité il existait plusieurs petits points sphacélés. Le désordre allait croissant. Le mal datait de dix jours. Des douleurs vives existaient dans la partie malade. Insomnie, *subdelirium* dans la nuit qui a précédé le traitement dont je parlerai dans un instant. Le pouls était petit, peu fréquent. Perte complète de l'appétit, prostration très-grande. Le facies a une teinte cachectique prononcée. Les parents de la malade pensent qu'elle est perdue et me prient de ne pas employer de moyens douloureux qu'ils croient inutiles.

Je dois dire que l'aggravation de l'état de l'anthrax avait eu lieu malgré l'emploi du coaltar saponiné. Ce médicament avait été employé pur, tandis qu'il fallait l'étendre d'un peu d'eau. L'émulsion mère de M. Le Beuf est épaisse. En cet état elle agit avec beaucoup d'énergie sur les points qu'elle touche, mais lorsque le mal est profond, il faut l'étendre d'eau pour faciliter sa pénétration. C'est à ce détail important, qui n'a pas été observé, que j'attribue l'insuccès du coaltar dans ce cas. Ce qui le prouve, c'est que la surface de l'anthrax s'était améliorée. C'était par les parties profondes que le mal se propageait.

Quoi qu'il en soit, l'état de la malade était des plus graves. J'enlevai à l'aide de ciseaux tout ce que je pus des parties mortifiées. J'imprégnai largement la plaie avec de l'eau phéniquée saturée (cinq pour cent). La cuisson n'a pas été grande, ce qui s'explique par l'état des tissus. J'ai recouvert la plaie avec un gros plumasseau de charpie imbibée de cette eau. Cette première application a calmé la souffrance et l'agitation. Il semblait à la malade que j'avais mis un calmant sur la plaie. Elle a dormi. Au bout de trois jours le gonflement avait disparu. Un travail réparateur était commencé. La prostration avait presque complétement disparu. La malade était plus gaie, le sommeil était rétabli et l'appétit revenait. C'était une transformation complète. Quelques jours après, les lambeaux mortifiés se détachèrent. Des bourgeons charnus très-volumineux garnissaient toute la solution de continuité. Il n'y avait plus de pus. La cicatrisation complète était obtenue trois semaines après la première application.

L'action énergique de l'acide phénique a été, selon moi, mise en grande évidence dans cette observation. Ce résultat, rapproché de tous ceux que j'ai obtenus avec le coaltar saponiné, et que plusieurs de mes confrères ont constaté depuis sur les anthrax et d'autres affection gangreneuses, me paraît placer ces substances au rang des médicaments héroïques pour combattre ces affections. On sait que la mort est souvent la conséquence de ces terribles affections. Aussi je ne saurais assez appeler l'attention des médecins sur ces substances.

PLAIES DE DIVERSES NATURES.

J'ai employé l'eau phéniquée au millième pour le pansement de blessures traumatiques, de chancres et d'ulcères scrofuleux. Dans ces conditions, l'acide phénique m'a paru bien inférieur au coaltar saponiné. Cela tient sans doute à sa faible dose et aussi, comme je l'ai dit, à la promptitude avec laquelle la chaleur du corps le volatilise. D'un autre côté, en augmentant la dose, la douleur qu'il détermine fait qu'un grand nombre de malades s'en plaignent vivement.

M. Adolphe Richard, professeur agrégé à la Faculté de Paris, a bien voulu essayer dans son service l'eau phéniquée au millième et au centième. Comme moi, il leur préfère le coaltar. L'opinion de ce savant chirurgien est d'autant plus importante que, depuis deux ans, presque toutes les plaies de son service sont pansées avec le coaltar saponiné. Plusieurs fois il m'en a fait les plus grands éloges et m'a remercié de lui avoir fait connaître ce médicament précieux qui lui rend tous les jours de grands services.

PIQURES ET MORSURES VENIMEUSES.

Nous avons vu que M. Gratiolet, qui avait été piqué par une abeille à l'extrémité du doigt indicateur, n'a pas présenté le plus léger symptôme inflammatoire après que la piqûre eut été touchée avec l'acide phénique pur. La douleur qu'il ressentait et le gonflement qui commençait à se développer disparurent en quelques minutes, grâce à l'acide phénique. Nous avons aussi vu les piqûres que nous avions provoquées sur un cochon d'Inde donner naissance à des symptômes très-graves, tandis que celles qui ont été cautérisées avec l'acide phénique ont été comme non avenues.

Au mois de juillet dernier, une de mes domestiques fut piquée à la joue par une mouche. Je dois dire que le jardin dans lequel elle était au moment de l'accident est voisin d'une fabrique de noir animal où existent toujours, pendant l'été, des débris d'animaux en état de putréfaction. Cette fille ne put donner aucun renseignement sur les caractères de la mouche. Mais sa joue enfla rapidement ; elle était violacée dans le voisinage de la piqûre. J'avais recommandé à la directrice de ma maison, dans le cas où quelqu'un serait piqué, de cautériser la piqûre avec l'acide phénique. Comme j'étais absent au moment où cette fille fut piquée, elle appliqua l'acide phénique qui arrêta de suite tous les accidents. Après la disparition de la cuisson produite par l'acide phénique, la douleur avait disparu, et le lendemain il n'y avait plus du tout de gonflement. Quelle était cette mouche ? Je l'ignore. Mais l'aspect violacé de la joue, le gonflement rapide qui succéda à la piqûre me paraissent indiquer qu'il s'agissait d'une inoculation dangereuse.

L'été dernier, les journaux politiques ont rapporté plusieurs cas de mort occasionnés par des guêpes (piqûre de la langue) et par des inoculations de matières putrides faites par des mouches (sans doute la carnassière).

Les ouvrages de médecine contiennent un grand nombre de faits de ce genre.

Si les moyens que j'ai conseillé (voyez page 273) de mettre en usage sur les animaux morts étaient adoptés, on n'aurait pas de semblables morts à déplorer.

Plusieurs médecins se sont émus des faits qui ont été rapportés par la *Patrie* et ont conseillé des moyens plus ou moins compliqués pour combattre ces accidents. Si mes confrères eussent connu les faits que j'ai publiés dès le mois d'octobre 1862, dans le *Moniteur scientifique* du docteur Quesneville, ils auraient reconnu que l'acide phénique est bien supérieur aux moyens dont ils ont conseillé l'emploi, bien plus facile à appliquer et son action plus prompte. Nous avons vu, en effet, que des cautérisations faites avec l'acide phénique sur des piqûres d'abeilles, sur des inoculations de matières animales putrides, sur des inoculations de venin de crapaud et sur d'autres faites avec du vaccin, ont sur-le-champ empêché les effets des uns et des autres. Il suffirait donc d'avoir un peu d'acide phénique dans un très-petit flacon que tout le monde pourrait avoir dans sa poche, pour appliquer soi-même ce remède héroïque sur les piqûres ou morsures d'animaux venimeux. Il suffit d'imprégner la piqûre ou la morsure avec cet acide.

Je n'ai pas encore fait d'expériences sur le virus rabique. Mais la période d'incubation qui est indispensable à la manifestation de ses effets, est pour moi un commencement de démonstration que ce virus contient des germes d'êtres vivants. Je crois que pour prévenir ses effets la cautérisation avec l'acide phénique serait préférable et supérieure à celle du fer rouge. Nous avons vu qu'il anéantit les propriétés des venins et des ferments, et qu'il arrête la circulation des vaisseaux capillaires (voyez page 85). Toutes les mairies dans les communes, et les curés pourraient (ma conviction me dit devraient) avoir de l'acide phénique et faire connaître aux populations un moyen si simple de leur sauver la vie dans certains cas.

AFFECTIONS DES MEMBRANES MUQUEUSES ET DES ORGANES RESPIRATOIRES.

Ozène. — *Première observation.* — Madame Sch., âgée de cinquante-six ans, robuste, a eu de fréquentes douleurs rhumatismales; n'a jamais eu de maladie de la peau ; mais de grands chagrins ont, dans ces derniers temps, altéré sa santé. Elle a été prise il y a trois mois d'un coryza auquel elle n'attachait pas d'importance. Aujourd'hui elle salit cinq mouchoirs par jour avec une humeur épaisse, infecte, qui s'écoule des fosses nasales. Elle n'a pas mouché de sang depuis que cette affection existe. La muqueuse nasale est très-rouge et légèrement tuméfiée. Le sens de l'odorat est très-affaibli.

Prescriptions. — 50 centigrammes d'iodure de potassium à prendre chaque jour. Injections de coaltar saponiné au dixième, deux par jour. Dans l'intervalle, aspiration pendant cinq minutes d'air chargé d'acide phénique. (Pour cela, il suffit de placer une douzaine de gouttes de cet acide au fond d'un bocal allongé et de faire aspirer l'air du bocal.) Au bout de trois jours l'écoulement a cessé complétement. La mauvaise odeur avait disparu au bout de vingt-quatre heures. La malade a cessé son traitement externe au bout de huit jours, parce que l'écoulement nasal avait cessé. Elle mouchait du mucus en petite quantité et qui avait l'aspect normal.

Ce résultat si prompt est bien remarquable. Il indique que l'affection était limitée à la membrane muqueuse.

Deuxième observation. — Rev, vingt-deux ans, constitution lymphatique, doreur sur bois, a eu de fréquentes rhinorrhagies. Il a presque toujours eu des douleurs dans la tête. Il perd du sang trois ou quatre fois par semaine avec l'humeur nazale, qui est très-abondante et infecte. La membrane muqueuse est très-injectée, je ne vois pas d'ulcération. L'ozène remonte à un an environ. Le nez ne présente pas de déformation ni de gonflement à l'extérieur.

Traitement. Décoction de feuilles de noyer sucrée avec du sirop de gentiane. Cinquante centigrammes d'iodure de potassium par jour dans la tisane. Aspirations d'air chargé d'acide phénique pendant quatre minutes trois fois par jour. Chaque aspiration fait disparaître presque complétement la mauvaise odeur. Ce traitement a été suivi régulièrement, m'a dit le malade, pendant un mois. Au bout de ce temps l'amélioration est très-grande. Le liquide sécrété offre à peine d'odeur. Sa quantité est diminuée des trois quarts. Je n'avais pas prescrit d'injection pour juger l'effet que produisaient les inhalations d'air phéniqué. Aujourd'hui, 12 juillet 1862, j'ajoute au traitement précédent deux injections par jour d'eau phéniquée à deux millièmes. Je n'ai pas revu le malade, est-il guéri? Cette observation, quoique incomplète, démontre que les inhalations d'air chargé d'acide phénique suffisent pour enlever la mauvaise odeur de l'ozène.

Dans ma brochure sur le coaltar saponiné, 1860 (v. p. 27), j'ai donné une longue observation d'une jeune fille qui était atteinte d'ozène depuis 1855 et qui avait été renvoyée [d'un pensionnat parce qu'elle était un objet de dégoût pour ses compagnes et pour ses maîtresses. L'amélioration produite par l'emploi du coaltar saponiné a été si grande que j'ai cru possible la guérison complète de cette jeune fille. Sa mère m'a avoué qu'elle ne se soignait pas régulièrement lorsque l'amélioration était très-grande. Est-ce la négligence qui n'a pas permis une guérison radicale ou bien doit-on l'attribuer à la gravité du mal?

Quoi qu'il en soit, cette jeune fille est revenue me consulter trois ans après le premier traitement (juin 1663). L'écoulement nazal était revenu abondant. Des rhinorrhagies assez fréquentes avaient lieu. L'odeur était infecte. Je me retrouvais en présence des mêmes symptômes que m'avait présentes cette malade en 1860.

Indépendamment d'un traitement général tonique et ferrugineux, je conseillai d'aspirer deux fois par jour, pendant cinq minutes, de l'air chargé d'acide phénique (v. obs. 1). La mère m'a dit qu'avec la première aspiration la mauvaise odeur avait disparu. L'humeur qui s'écoulait en abondance du nez a été remplacée par des concrétions sèches. Les rhinorrhagies ont cessé.

L'emploi de l'acide phénique contre l'ozène me paraît digne de fixer toute l'attention des praticiens qui savent que cette affection dégoûtante est souvent incurable. Nul doute qu'avec cet acide on ne puisse faire disparaître en vingt-quatre heures la mauvaise odeur qui est l'inconvénient le plus désagréable pour les malades et pour ceux qui sont obligés de vivre avec eux. Indépendamment de ses propriétés désinfectante, d'arrêter et de prévenir la fermentation putride, il ne faut pas oublier que l'acide phénique coagule le sang. En sorte que ce médicament possède à lui seul les propriétées capables de remplir les différentes indications que présente l'ozène.

Il est probable qu'avec de la persévérance, qu'en combinant un traitement général avec le traitement local, on arrivera à guérir des cas d'ozène qui ont jusqu'à ce jour résisté à tous les traitements.

GINGIVITE CHRONIQUE.

J'ai déjà publié deux observations de gingivite chronique qui était entretenue par des microphytes. Tous les micrographes savent que le tartre des dents et les matières qui s'amassent entre elles contiennent fréquemment des bacterium et des vibrions.

A Paris, un grand nombre de personnes ont les gencives gonflées, sensibles, saignant à la moindre pression. J'ai été consulté souvent pour cette affection. Comme elle n'est pas dangereuse, il est rare que l'on revoie les malades. Dans plusieurs cas j'ai regretté de n'avoir pas mon microscope pour m'assurer si les liquides sécrétés contenaient des êtres vivants. Mais sur deux personnes de ma maison et sur moi-même j'ai constaté des bacterium et des vibrions sur les gencives gonflées qui entouraient de mauvaises dents.

L'eau phéniquée est un excellent moyen pour combattre cette affection. Elle détruit les animalcules, enlève la mauvaise odeur, raffermit les gencives et les empêche de saigner, par la propriété de coaguler le sang que possède cet acide.

Si l'on emploie de l'eau phéniquée saponinée (v. p. 416) au médicament des gencives, on ajoute un excellent moyen de nettoyer les dents.

Si cette eau saponinée est moins agréable que toutes les eaux dentifrices connues, elle leur est bien supérieure pour l'hygiène de la bouche. Je ne saurais assez en recommander l'emploi.

MUGUET, ANGINE COUENNEUSE.

J'ai obtenu de l'emploi du coaltar saponiné de très-bons effets pour détacher les productions morbides du muguet et de l'angine couenneuse qui se développent dans les premières voies. La saponine permet de détacher les fausses membranes avec facilité. Le coaltar m'a paru modifier rapidement l'état de la muqueuse; mais lorsque l'affection envahit le tube digestif et les bronches, on comprend la difficulté de les atteindre. Ce moyen dans ces cas devient impuissant. La rapidité avec laquelle les fausses membranes sont détachées et la modification de l'état de la membrane muqueuse indiquent d'essayer l'acide phénique saponiné en inhalations dans le croup. Je me propose de le faire à la première occasion.

L'eau phéniquée saponinée produit à peu près le même effet que le coaltar saponiné sur le muguet et l'angine couenneuse dont je viens de parler.

S'il est vrai que les enfants atteints du croup guérissent dans les ateliers des usines à gaz par l'action des émanations du goudron de houille (v. p. 337), l'acide phénique pourrait servir à combattre cette maladie terrible.

BLENNORRHAGIE.

M. le docteur Rousseau a obtenu de bons effets de l'emploi de la créosote contre la blennorrhagie. J'ai employé l'émulsion de coaltar saponiné avec succès dans deux cas, et sans résultat satisfaisant dans deux autres. M. Rousseau faisait prendre quelques gouttes de créosote dans un looch. J'ai fait prendre matin et soir une cuillerée à café d'émulsion de coaltar saponiné dans un verre d'eau sucrée.

Je me propose d'essayer l'eau phéniquée contenant un ou deux millièmes d'acide. Le malade pourra boire cette eau comme tisane.

Si l'on voulait essayer ce médicament en injections, il faudrait agir avec une grande prudence à cause de la vive cuisson qu'il détermine.

CARIE DENTAIRE.

De nombreuses observations ont démontré la puissante action qu'exerce le coaltar saponiné sur la carie des os.

L'eau phéniquée au centième est un excellent moyen pour combattre la carie des dents. Il suffit d'imprégner tous les deux jours la partie malade avec ce liquide pour être débarrassé de la mauvaise odeur qu'elle communique à l'haleine. Elle prévient sa marche envahissante. Cette eau est préférable à la créosote, qui brûle les gencives. Tout le monde peut l'appliquer sans crainte. Si elle touche la gencive, une légère cuisson en sera la conséquence.

M. Dorvault a publié dans l'*Union pharmaceutique* (septembre 1862) des renseignements qui lui ont été donnés, en Angleterre, par M. Calvert. Il résulte de ces renseignements, que M. Ransonne a appliqué l'acide phénique au traitement d'ulcères et dans d'autres affections purulentes; que M. Thomas Turner lui a écrit (à M. Calvert) qu'on peut l'employer avec avantage à l'état de solution aqueuse au quarantième (une partie d'acide pour 39 parties d'eau) dans le traitement d'ulcères fétides de mauvaise nature. Il dit qu'il change l'action des vaisseaux en transformant l'écoulement sanieux en une émission simplement purulente, en même temps qu'il détruit presque instantanément l'odeur infecte.

Dans les cas d'ulcères communiquant avec des os cariés ou nécrosés, il donne encore à l'état de solution (dans quelles proportions) de très-bons résultats, si on l'injecte dans les sinus conduisant aux os attaqués. Lorsqu'il n'y a que simple carie ou ulcération de l'os, il agit comme curatif. Si, au contraire, il y a nécrose, il détermine l'exfoliation de la partie morte.

Dans les cas de gangrène et d'ulcères pernicieux quelconque, il détruit toute odeur désagréable, entrave la putréfaction et peut rendre le pus tout à fait inoffensif pour les tissus environnants et sains. Enfin quand M. Heath emploie l'acide phénique à l'état de dissolution dans quarante parties d'eau en lotions pour les blessures gangréneuses, il trouve que peu de temps après l'application, il arrête entièrement la marche gangréneuse.

Le contenu de cette note fait dire à M. Dorvault que les faits publiés en France ne l'ont pas été avec des prévisions aussi importantes que celles qui y sont relatées. Si M. Dorvault avait lu tout ce que j'ai publié sur ce sujet, il saurait que l'arrêt de la gangrène et de la formation du pus ont été annoncées par moi à l'Académie de médecine en septembre 1859;

qu'en 1860 j'ai réuni dans une brochure de près de cent pages un grand nombre d'expériences et d'observations semblables à celles que lui a remises M. Calvert. Ces expériences, qui avaient été faites dans plusieurs hôpitaux de France et de l'étranger, à l'école d'Alfort et en ville, l'ont été, il est vrai, avec le coaltar saponiné. Mais dans cette même brochure, j'ai établi par de nombreuses expériences que cette substance devait ses remarquables propriétés principalement à l'acide phénique. Depuis la publication de ce travail, j'ai fait plusieurs communications à l'Académie des sciences sur l'acide phénique et sur le coaltar. J'ai publié dans le *Moniteur des sciences médicales*, dans le journal *l'Institut*, dans le *Cosmos* et dans le *Moniteur scientifique* (années 1860, 1861 et 1862) le résumé des principaux faits que j'ai rassemblés dans le livre que je publie aujourd'hui. J'ajoutera que mon premier mémoire (*du Coaltar saponiné*) a été distribué à un certain nombre de médecins anglais aussitôt qu'il a été imprimé, juin 1860. La Société royale de médecine et de chirurgie de Londres m'a adressé, en avril 1861, la lettre suivante :

« Sir,

« We are directed by the Royal medical and chi-
« rurgical Society to raturn you their thanks for

« your present of your worh : *Du Coaltar saponiné,*
« *désinfectant énergique arrêtant les fermentations,*
« which has been reccived and deposited in the So-
« cietis library.

« We have the honor, etc. »

Enfin, en 1861, les journaux de médecine anglais ont donné une analyse de ce même travail (voyez *the Lancet*, november). On reconnaîtra facilement, je l'espère, d'après tous ces renseignements authentiques, que les Anglais n'ont pas eu grand effort à faire pour déterminer les propriétés de l'acide phénique qui sont relatées dans la note de M. Dorvault, puisque j'ai fait ce travail depuis plus de trois ans, qu'ils l'ont possédé aussitôt après son impression, et que *the Lancet* en a donné une analyse. J'espère qu'à l'avenir M. Dorvault sera plus juste pour les travaux de son compatriote, et qu'à l'occasion il reviendra sur le jugement qu'il a porté.

Emploi de l'acide phénique comme hémostatique. —En 1861, M. Bobeuf a conseillé l'emploi d'une solution de phénate de soude à cinq degrés, comme un excellent hémostatique, et aussi pour le pansement des plaies. Ce que j'ai dit sur les applications de cet acide aux pansements des plaies me dispense de m'y arrêter. Seulement je rappellerai ce que j'ai dit dans la première partie de ce travail, savoir : que les phénates forment des combinaisons si peu stables que des chimistes de premier ordre hésitent à ranger l'acide phénique au nombre des acides; que les phénates alcalins conservent les propriétés de l'alcali. Ce n'est donc pas une idée heureuse d'employer un semblable liquide pour le pansement des plaies. Nous avons vu que l'acide phénique dissous dans l'eau, même au millième, détermine une cuisson assez vive sur une blessure récente.

Quant à la propriété hémostatique de ce phénate de soude à cinq degrés, je vais rapporter une expérience qui permettra de l'apprécier. Je me procurai de ce phénate de soude préparé par M. Bobeuf lui-même. J'appliquai une sangsue sur le bras de M. Imbert, élève en pharmacie de M. Chaumelle. La sangsue tombée, je plaçai sur sa piqure un bourdonnet de charpie gros comme un œuf de pigeon, imbibé du liquide de M. Bobeuf. Il se maintenait par son propre poids sur la piqûre. Dans l'espace d'un quart d'heure la charpie fut renouvelée et imbibée trois fois avec ladite liqueur, parce que le sang coulait toujours. Cette expérience, qui me permettait de constater l'impuissance de ce liquide qui ne pouvait pas seulement arrêter le sang d'une piqûre de sangsue, m'a suffi pour juger sa valeur hémostatique. Un bourdonnet de charpie de même volume que les précédents, imbibé de perchlorure de fer, a arrêté sur-le-champ le sang de la piqûre.

M. Velpeau avait donc raison d'accueillir avec défiance l'hémostatique de M. Bobeuf le jour où ce chimiste l'a présenté à l'Académie des sciences.

Les résultats que M. Bobeuf a obtenus doivent être attribués, selon moi, à son mode de pansement qu'il décrit de la manière suivante : Prendre une compresse en quatre doubles, la tremper dans la dissolution de phénate de soude à cinq degrés, l'appliquer sur la plaie, serrer la compresse et l'imbiber encore par dessus avec la dissolution. Si M. Bobeuf était médecin, il saurait que la simple compression, telle qu'il l'a employée, est un des meilleurs moyens que la chirurgie possède d'arrêter le sang. Aussi, dans son pansement, c'est à la compression qu'est dû l'arrêt de l'écoulement du sang, et non au phénate de soude. L'expérience que j'ai faite suffira, je l'espère, pour convaincre aussi M. Bobeuf.

MÉDECINE VÉTÉRINAIRE.

PATHOLOGIE EXTERNE.

J'ai déjà parlé des expériences que j'ai pu faire sur des chiens, grâce à la bienveillance de M. Bourrel. Ce savant vétérinaire, qui a continué d'appliquer l'acide phénique, a bien voulu m'écrire les résultats qu'il a obtenus. Voici la copie textuelle de sa note :

« A la suite d'expériences faites à notre hôpital en 1861 par M. le docteur Lemaire, nous avons admis l'acide phénique comme agent thérapeutique dans la médecine du chien. Il résulte de nos observations que ce médicament nous a rendu d'incontestables services.

« 1° Dans le pansement des plaies de nature atonique et gangreneuse, il est préféré par nous au coaltar en poudre ou émulsionné, en ce sens qu'il est facile de varier la puissance de cette substance médicamenteuse de 1 à 100, selon la nuance et le caractère des lésions observées. Même action du reste que le coaltar en poudre ou saponiné.

« 2° Toutes les affections cutanées d'un caractère asthénique, l'érythème scorbutique, etc., la classe des maladies parasitaires, gale, phthiriase, etc., ont été traitées par nous au moyen de l'acide phénique et dans une proportion de succès *que nous ne pouvions atteindre avec la variété considérable des autres agents.*

« *Doses et mode d'emploi de l'acide phénique pour le chien.* (Le degré de la solution aqueuse pour le traitement des plaies varie de 5 à 10 pour cent [1] dans les cas de légère atonie, d'aspect blafard sans trop de

---

[1] Dans cette dernière proportion, il n'y aurait pas dissolution complète, à moins d'ajouter à l'eau un peu d'alcool.

profondeur ni lien constitutionnel. Mais si la dissolution des tissus organiques se montre, la concentration de l'acide phénique sera plus considérable. On pourra même l'employer pur. Dans ce dernier cas il agit comme caustique.

« Contre les maladies cutanées dues à un état de faiblesse de l'économie, à l'existence de parasites, les lotions ou bains doivent être portés à dix pour cent au minimum, et à trente pour cent au maximum. Au-delà, l'action est trop active quand il s'agit de grandes surfaces.

« Les meilleurs bains de propreté pour les chiens tourmentés par les poux et par les puces sont, sans conteste, ceux où il entre en moyenne dix pour cent d'acide phénique.

« En résumé, nous considérons l'acide phénique comme un de nos plus précieux agents pharmaceutiques.

« Signé BOURREL, vétérinaire. »

M. Terreil, qui saisit toutes les occasions qui se présentent à lui pour appliquer l'acide phénique, m'a donné sur son emploi contre la gale des animaux la note suivante :

« Les chiens, les loups, les chacals et les renards du jardin des Plantes étaient, depuis quelques années, affectés d'une maladie galeuse que les pommades soufrées n'avaient pu vaincre. Je les ai fait frotter avec de l'eau phéniquée à cinq millièmes [1]. En moins de quinze jours les plaies étaient cicatrisées et les animaux ne se grattaient plus. Enfin, après trois semaines pendant lesquelles on avait frotté les animaux trois ou quatre fois seulement, la peau était revenue à son état normal et le poil commençait à repousser.

Depuis quelques jours, dans quelques cabanes, les animaux paraissent de nouveau attaqués par la gale.

Je pense que cette réapparition du mal est due au contact des animaux avec les planches de leurs demeures où des œufs avaient été déposés, sans aucun doute, par leurs frottements répétés pendant leur maladie. Aussi, dans ce moment, on va non-seulement panser les animaux qui sont redevenus malades, mais encore lessiver les cabanes avec l'eau phéniquée. J'espère de cette manière éviter tout retour de la maladie [2].

Ce qu'il y a de remarquable dans le traitement de la gale par l'eau phéniquée, c'est la rapidité avec

[1] Celle que j'emploie contient le double d'acide phénique. Elle est au centième.

[2] On voit quelles précautions il faut prendre pour éviter la reproduction de la gale. Je suis bien convaincu, comme M. Terreil, que la réapparition de la maladie n'est pas une récidive, mais bien un nouvel ensemencement. Nous avons vu des faits de ce genre pour la teigne.

laquelle la guérison s'opère. Il y a lieu d'espérer que ce médicament va devenir précieux pour l'agriculture, qui trouvera en lui le moyen de purifier les étables, les écuries et les poulaillers de la vermine qui les infecte.

(TERREIL).

Destruction des tiques ou ricins, puces, poux, etc. —On sait que le ricin proprement dit, ou *ixode brun*, se fixe sur les chiens, les bœufs, et sur d'autres animaux domestiques ; il enfonce tellement son suçoir dans la chair de ces animaux, qu'on ne peut l'en détacher qu'en enlevant la portion de peau qui y adhère. On assure, dit M. Milne Edwards, que la multiplication de ces parasites est quelquefois si considérable, qu'ils font mourir d'épuisement les chevaux et les bœufs sur lesquels ils se sont fixés.

M. Gratiolet a débarrassé avec l'acide phénique les chiens de M. Chevreul, qui étaient attaqués par ces animaux. Le même agent les a débarrassés de leurs puces.

L'eau phéniquée saturée tue ces animaux en quelques instants.

On peut préserver des attaques des puces les chiens qui sont à l'attache, en mettant au fond de leur niche un peu de coaltar ou d'acide phénique commercial. L'odeur de ces substances suffit pour les faire fuir. Pour les chiens en liberté et pour les chats, une lotion faite sur tout le corps de l'animal, à l'aide d'un gros pinceau ou d'une brosse, avec de l'eau phéniquée au centième, suffit pour les faire mourir.

L'odeur de ces substances exerce une influence si grande sur les puces et sur les punaises, que les ouvriers des usines à gaz et ceux qui travaillent dans celles où on exploite les dérivés du goudron de houille s'amusent à faire constater à leurs camarades les effets de ces substances sur ces parasites. Il suffit de placer leurs vêtements de travail dans une chambre où existent des puces et des punaises, pour que ces animaux fuient en quelques instants. Ces renseignements, qui m'ont été donnés par M. Peyrat, confirment les expériences que j'ai faites sur un grand nombre d'animaux inférieurs.

Il y a trois ans, une épidémie s'abattit sur mon poulailler. Une vingtaine de poules et de canards moururent en quelques jours. Ces animaux avaient la diarrhée. J'ai beaucoup regretté de n'avoir pas fait l'autopsie de ces animaux. Je m'occupai surtout d'essayer d'arrêter les progrès du mal. Les murs du poulailler, qui était construit depuis très-longtemps, n'avaient, je crois, jamais été blanchis à la chaux. Je fis lessiver avec du coaltar saponiné les murs et les bâtons sur lesquels les poules se juchent. Mon but était de détruire les poux et les miasmes qui pouvaient exister. Après cette lotion, je fis badigeonner les murs avec un lait de chaux. La propagation de la maladie s'arrêta. Quelques poules qui étaient malades au moment de cette application moururent, mais on n'en vit pas de nouvelles prendre la maladie. Je ne crois pas que l'on puisse attribuer ce remarquable résultat à une coïncidence. Tout ce que j'ai dit précédemment sur le coaltar et l'acide phénique me paraît suffisant pour admettre dans cette circonstance leur heureuse action. Quoi qu'il en soit, je recommande aux vétérinaires et à tous ceux qui élèvent des oiseaux de basse-cour l'emploi de l'eau phéniquée pour lessiver de temps en temps les poulaillers pour éloigner les poux qui tourmentent si fort leurs habitants. Si, comme je l'ai recommandé (page 299), on emploie la terre coaltarée pour désinfecter leurs matières fécales, ce résultat sera en partie atteint.

D'après M. Dorvault (*loc. cit.*), l'acide phénique aurait été employé en Angleterre, avec beaucoup de succès, dans le traitement du fourchet ou piétin, qui enlève tous les ans un si grand nombre de moutons. Le mode d'emploi consiste à bien nettoyer les pieds attaqués, puis de les frotter avec une brosse enduite d'acide phénique. Une seule application suffit ordinairement pour amener la guérison.

PATHOLOGIE INTERNE.

Médecine de l'homme.

J'ai à peine employé l'acide phénique pour combattre des maladies internes. Je vais rapporter les essais que j'ai faits et les résultats que j'en ai obtenus.

J'ai fait respirer de l'air chargé d'acide phénique à plusieurs phthisiques arrivés au troisième degré de la maladie. Pour cela on place au fond d'un bocal allongé huit ou dix gouttes d'acide phénique. Le malade aspire avec la bouche, et l'air expiré est rejeté dehors. La durée de chaque aspiration a varié de trois à cinq minutes. Les effets observés ont été les suivants : sécheresse et sentiment d'astriction dans la gorge et le larynx ; diminution des crachats et modification appréciable de leur odeur. Dans les cas de gangrène du poumon, il est à peu près certain que ce moyen serait utile.

Hémoptysie. — J'ai fait respirer les émanations d'acide phénique, de la même manière que dans les cas précédents, à deux malades qui étaient atteints d'hémoptysie qui résistait à des moyens énergiques. C'est la propriété qu'il possède de coaguler le sang qui m'avait déterminé à l'essayer dans ces cas. Les malades ont éprouvé, comme dans les cas précédents,

une sensation d'astriction, un resserrement et une sécheresse des tissus. Le sang rejeté était moins abondant. Cet acide m'a paru améliorer l'état de ces deux
malades.

Tænia. — J'ai fait prendre, le matin à jeun, dans
l'espace de deux heures un litre d'eau phéniquée au
millième à un homme âgé de vingt-quatre ans, tour-
menté depuis longtemps par cet animal. Ni l'homme
ni le ver ne se sont ressentis de l'action de cette boisson. Cet homme qui avait déjà été traité sans succès
par plusieurs médecins, tenait trop à se guérir pour
que je puisse supposer qu'il n'ait pas pris ce médicament, qu'il n'a pas trouvé désagréable. Il m'a bien
affirmé que la prescription avait été ponctuellement
suivie.

D'après les effets à peu près nuls produits à l'intérieur par l'eau phéniquée au millième, on pourra
sans inconvénient augmenter la dose de cet acide.
Peut-être alors les effets seront-ils différents.

Ascarides vermiculaires — J'ai traité avec l'acide
phénique trois malades âgées de huit à quatorze ans,
atteintes de ces entozoaires. Elles étaient tourmentées
par les vives démangeaisons qu'ils occasionnent au
pourtour de l'anus. Deux quarts de lavement addition-
nés d'acide phénique et administrés à vingt-quatre
heures de distance en ont fait justice. Le premier lavement, chez ces trois malades, en a fait rendre une

grande quantité. Lorsque le remède a été conservé pendant un quart d'heure les oxyures étaient morts. Deux fois sur six le lavement a été rendu très-peu de temps après son administration. Dans ces cas les ascarides rendus étaient nombreux, mais ils étaient presque tous vivants.

La malade âgée de huit ans a pris 25 centigrammes d'acide pur dans 125 grammes d'eau. Les deux autres en ont pris 50 centigrammes dans la même quantité d'eau. Elles n'ont pas éprouvé de coliques, ni de cuisson. L'une de ces jeunes filles a éprouvé pendant un instant un peu de stupeur. Deux lavements ont suffi pour les débarrasser toutes trois de ces hôtes incommodes. Si les oxyures étaient haut placés dans le gros intestin, la quantité de liquide devrait être augmentée.

Scrofule. — J'ai fait prendre pendant trois mois de cet acide à un enfant âgé de huit ans atteint d'une scrofule des plus graves. Tous les os des membres et ceux de la face étaient atteints. De nombreuses plaies fistuleuses existaient.

Le petit malade prit d'abord 25 centigrammes d'acide par jour, dissous dans un demi-litre d'eau. Plus tard il en prit 50 centigrammes dans la même quantité de liquide. Les plaies étaient pansées avec le coaltar saponiné. Une amélioration bien évidente fut la conséquence de l'emploi de ce traitement dans le premier mois. C'était au mois d'octobre. Pendant le mois de novembre l'état resta stationnaire, et au mois de décembre il s'aggravait. La mauvaise saison a certainement été pour quelque chose dans ce résultat. Mais il n'est pas moins vrai que l'amélioration n'a pas continué. L'expérience décidera.

D'après M. Dorvault (note de M. Calvert), le docteur Henry Brown a administré l'acide phénique avec des résultats très-satisfaisants dans les diarrhées chroniques. Il ne parle pas de la dose, ni du mode d'emploi. Le docteur Roberts l'a employé avec beaucoup de succès à la dose d'une goutte dans des cas où la créosote avait échoué. (Est-ce pur ou dissous dans un véhicule? Ces renseignements sont cependant bien importants pour l'emploi d'un médicament si énergique. Nos confrères d'Outre-Manche auraient bien dû les donner). Tous ces renseignements sont trop incomplets pour qu'il soit possible d'en faire profiter les praticiens.

Enfin nous avons vu que M. Condamine a employé l'acide phénique *intus et extra* (v. p. 153) avec de grands avantages contre la morve [1].

---

[1] D'après des renseignements que j'ai pris auprès de professeurs de l'école d'Alfort, il résulte que l'opinion de ces messieurs diffère de celle de M. Condamine, sur les effets merveilleux qu'aurait produits l'acide phénique dans les deux observations qu'il a publiées.

S'il reste beaucoup à apprendre sur le parti que la thérapeutique pourra tirer de l'emploi de l'acide phénique, on ne peut méconnaître, d'après tout ce qui précède, que d'importants résultats ont été déjà obtenus.

QUESTIONS A ÉTUDIER.

Pathologie externe. — Les expériences que j'ai faites sur les venins et sur les virus indiquent d'essayer l'acide phénique contre la pustule maligne, contre la morsure des ophidiens et des animaux enragés ; contre les piqûres anatomiques [1] et celles des animaux venimeux ; enfin comme moyen abortif des pustules de la variole et de celles de l'acné.

Pour ces divers essais je conseille d'employer l'acide pur dissous dans parties égales d'alcool ; de cautériser assez profondément pour atteindre le poison. L'expérience apprendra si les applications devront être répétées.

Pour la variole, c'est au début qu'il me paraîtrait plus convenable d'agir pour faire avorter les pustules. Je crois aussi qu'il serait sage de faire boire en même temps de l'eau phéniquée au millième, un litre par jour, pour agir sur le principe morbide qui

---

[1] Nous avons déjà vu le résultat obtenu dans un cas de ce genre à l'abattoir municipal.

peut exister dans la circulation. Cette dose serait pour un adulte. Pour les animaux, on donnerait une dose en rapport avec le volume et la force de l'animal.

Pathologie interne. — L'acide phénique me paraît devoir être essayé contre les maladies désignées sous le nom de miasmatiques, telles que les fièvres palu-déennes, la fièvre jaune, le choléra, la peste, la rou-geole, la scarlatine, la variole, et contre les maladies des animaux produites par des miasmes ; contre celles dans lesquelles l'économie tout entière paraît être en état de fermentation putride (suette, typhus, fièvre typhoïde), contre les cachexies purulente, cancéreuse et scorbutique ; contre la clavelée, la morve, la rage et la syphilis ; enfin contre les entozoaires. A l'inté-rieur, l'expérience apprendra jusqu'à quelle dose on peut aller sur l'homme et sur les animaux. Indépen-damment de l'ingestion de cet acide dans l'estomac, je conseille de faire dégager de l'acide phénique dans les lieux d'habitation pour que les organes respiratoires en introduisent à chaque instant dans le torrent circu-latoire avec l'air atmosphérique. D'un autre côté, on peut être assuré que s'il existe des germes dans l'air, ils seront détruits par cet acide.

Dans les maladies vermineuses des voies respira-toires, qui font tant de ravages sur les animaux, je conseille d'emprisonner le museau de l'animal dans un sac en toile au fond duquel on placera une poignée d'étoupes imprégnée d'acide phénique, comme je l'ai fait dans une expérience sur un cheval (v. p. 72). La durée de l'aspiration pourra varier d'une demi-heure à une heure, deux fois par jour, selon le volume de l'animal. A l'intérieur, on ferait aussi prendre de l'acide phénique en dissolution dans l'eau.

Les mangeoires et tous les objets à l'usage des animaux, qui, dans ces cas, sont remplis de mucosités et de bave dans lesquelles existent de nombreux entozoaires, devront être lavés avec de l'eau phéniquée à cinq pour cent.

Les vétérinaires ont observé depuis longtemps que ces liquides, chargés d'entozoaires, sont un des moyens les plus dangereux de propagation de ces maladies. D'après toutes les expériences que j'ai faites sur les animaux inférieurs, je ne doute pas que l'on détruise avec l'acide phénique tous les êtres vivants que ces liquides contiennent. Si ces êtres sont, comme je le pense, la cause de la reproduction et de la propagation de ces maladies, rien que par cette application on pourra atténuer dans de grandes proportions leurs ravages.

Toutes ces questions à étudier sont assez attrayantes pour stimuler le zèle des médecins et des vétérinaires. De grandes choses peuvent être déjà réalisées avec l'acide phénique qui possède des propriétés si remarquables. Il est vraisemblable que d'autres non moins importantes pourront l'être. Les questions à étudier sont si nombreuses, les champs d'observations si variés et si eloignés les uns des autres, qu'il est impossible qu'un seul homme puisse faire ce travail. On ne peut pas être en même temps en Europe, en Asie, en Afrique et en Amérique pour étudier les questions qui existent dans le programme que je viens de tracer. Absorbé chaque jour par les exigences de ma profession, j'ai trouvé le moyen, malgré cela, de faire de nombreuses expériences et de les publier. Que ceux qui, comme moi, aiment la science pour le bien qu'elle répand, se mettent au travail. Réunissons nos efforts pour achever l'œuvre commencée. Rappelons-nous que le coaltar et l'acide phénique, par leurs remarquables propriétés, sont appelés à rendre d'immenses services, et que ces mêmes propriétés permettent de jeter une vive lumière sur un grand nombre de questions des plus importantes sur lesquelles la science n'a pu, jusqu'à ce jour, qu'enregistrer les opinions diverses et souvent opposées des auteurs. Rappelons-nous enfin que ce sont des Français qui ont fait connaître les propriétés antiseptique et désinfectante du coaltar.

CHAPITRE IX

Acide phénique dissous dans l'eau.

L'acide phénique peut être employé en dissolution dans l'eau, à des degrés divers qui peuvent varier d'un millième à 5 pour cent selon les indications à remplir.

Eau phéniquée au millième.

```
P. Eau de fontaine.  . . . .  1 litre.
   Acide phénique cristallisé.  .  1 gramme.
   M.
```

Employée comme désinfectant et antiputride. Je conseille d'administrer cette eau comme boisson dans les temps d'épidémies ou dans les contrées marécageuses, soit pure, soit mélangée avec les boissons alcooliques dont on fait usage aux repas.

Dose pour les adultes : un litre par jour ; pour les enfants, le quart ou la moitié de cette dose suivant l'âge. L'expérience apprendra les services qu'elle pourra rendre dans ces conditions.

Boisson antimiasmatique.

```
Pr. Acide phénique cristallisé.  .  1 gramme.
    Eau de fontaine.  . . . . .  1 litre.
    Eau-de-vie de Cognac ou rhum. 10 grammes.
    Sucre.  . . . . . . . . .  10 grammes.
    F. S. A.
```

Cette boisson peut remplacer le vin, la bière, le cidre, l'hydromel, et être employée à leur place aux repas. Doses comme la précédente, un litre par jour pour les adultes.

Eau phéniquée saturée contenant 5 pour cent d'acide.

Pr. Eau commune. . 950 grammes.
Acide phénique. . 50 grammes.
M. S. A. à froid.

Cette eau peut être employée pour détruire un grand nombre de petits animaux nuisibles à l'homme, aux animaux et aux récoltes. Dans le pansement des plaies de mauvaise nature, elle peut être aussi employée comme antiputride et comme désinfectant énergique. En y ajoutant quatre parties d'eau, on obtient l'eau phéniquée au centième, qui est encore très-énergique pour ces différents usages. A cette dose, elle peut être employée contre le prurigo.

Solution composée désinfectante.

Pr. Eau commune. . . . 10 litres.
Acide phénique. . . . 100 grammes.
Sulfate de zinc ou de fer. 30 grammes.
F. S. A.

L'acide phénique n'exerçant aucune action chimique sur l'hydro-sulfate ni sur le carbonate d'ammoniaque, c'est à leur volatilisation naturelle qu'est due la désinfection, lorsqu'on emploie cet acide seul. Mais en employant cette préparation très-économique, la désinfection est instantanée. Les sulfates transforment par double décomposition l'hydro-sulfate en sulfures et le carbonate d'ammoniaque en carbonate de zinc ou de fer et en sulfate d'ammoniaque. Tous ces produits transformés sont inodores.

Eau phéniquée pour la toilette.

Pr. Acide phénique cristallisé. . 10 grammes.
   Essence de mille fleurs. . . . 1 gramme.
   Teinture de quillaya saponaria[1]. 50 grammes.
   Eau de fontaine. . . . . . 1 litre.
M. S. A.

Cette eau, dont l'odeur est agréable, pourra recevoir de nombreuses et utiles applications pour la toilette. La saponine lui permet de remplacer avec avantage le savon. Il ne faut pas l'employer pure. Mélangée à dix parties d'eau, elle agit comme désinfectant et peut être employée pour prévenir les maladies contagieuses. Tous les médecins et tous les vétérinaires feront bien de s'en servir lorsque leurs mains auront touché des tissus ou des humeurs en état de putréfaction ou des malades atteints d'affections contagieuses. Dans ces derniers cas, on peut promener cette eau pure sur les mains et les laver ensuite à grande eau.

Eau phéniquée dentifrice.

Pr. Eau de fontaine. . . . . . 1 litre.
   Essence de menthe. . . . . . 1 gramme.
   Teinture de quillaya saponaria. . 50 grammes.
   Acide phénique pur. . . . . 10 grammes.
M. S. A.

Une cuillerée à café de cette eau dans un quart de verre d'eau à l'aide de la saponine qu'elle contient, en se servant de la brosse à dents, nettoie les dents sans les altérer

[1] M. Le Beuf prépare la teinture de quillaya (qu'il appelle teinture de saponine) de la manière suivante :

Pr. Écorces de quillaya saponaria. . 2 kilogrammes.
   Alcool à 90 degrés. . . . . . . 8 litres.
   Chauffez jusqu'à ébullition et filtrez.

et enlève le tartre. L'acide phénique détruit les animalcules qui se développent souvent, enlève l'odeur putride, raffermit les gencives et les empêche de saigner.

Solution contre la teigne et la gale.

Pr. Acide acétique à 8 degrés (pyroligneux).   200 grammes.
Acide phénique pur. . . . .   50 grammes.
Eau de fontaine. . . . .   750 grammes.
Mélangez les deux acides et ajoutez l'eau.

L'acide acétique est ajouté pour faciliter la pénétration de l'acide phénique sous l'épiderme. Je ne suis pas convaincu qu'il soit indispensable.

Pour la teigne, on applique ce liquide une fois par jour, à l'aide d'un gros pinceau sur les parties malades. Il faut s'attacher à bien en imprégner la peau.

Pour la gale, on lotionne à l'aide d'une éponge toutes les parties atteintes. Une seule lotion suffit pour faire cesser les démangeaisons.

Les vêtements, la literie et les objets qui servent à la toilette doivent être lotionnés avec ce liquide pour détruire les spores, les acares ou leurs œufs qu'ils peuvent contenir.

Lait de chaux phéniqué.

Pr. Lait de chaux. . . 10 litres.
Acide phénique. . . 100 grammes.
M.

Employé en aspersions sur le sol et sur les murs dans tous les lieux habités par un grand nombre d'hommes ou d'animaux. La chaux absorbe l'acide carbonique et dégage lentement de l'acide phénique qui détruit les miasmes.

Préparations alcooliques.—Acide phénique alcoolisé.

    Pr. Alcool à 90 degrés. . . . . 1 partie.
        Acide phénique cristallisé. . . 1 partie.
        M. et conservez dans un flacon bien bouché.

Cette préparation a pour but de fluidifier l'acide phénique et de permettre de l'employer instantanément sans le secours de la chaleur. L'acide cristallisé ne peut pas être étendu uniformément. Comme ses cristaux n'entrent en fusion qu'à 35 degrés, ce mélange qui conserve à l'acide phénique toute son action, doit lui être préféré. De plus, comme il est plus fluide, il pénètre plus facilement les tissus.

Employé comme puissant modificateur des plaies gangreneuses, contre les piqûres et les morsures d'animaux venimeux, comme moyen abortif des pustules de la variole, de l'acné et des piqûres anatomiques.

Liniment irritant.

    Pr. Alcool à 85 degrés. . . 100 grammes.
        Acide phénique. . . . 2 grammes.
        M.

Employé comme excitant de la peau dans la médication révulsive.

Préparations avec la glycérine.

La glycérine, qui est considérée comme un alcool *tri-atomique*, modifie les propriétés de l'acide phénique. Toutefois nous avons vu que son mélange avec cette substance peut rendre de grands services dans les maladies de la peau.

Glycérine phéniquée.

Pr. Glycérine anglaise. 100 grammes.
   Acide phénique. . .   1 gramme.
M. S. A.

Employée contre l'impétigo, l'eczéma chronique, le li-
chen, le prurigo et contre le pemphigus.
On peut remplacer la glycérine par le glycérolé d'amidon.

Ether phéniqué.

Pr. Ether sulfurique. 100 grammes.
   Acide phénique. .   1 gramme.
M.

Employé dans le catarrhe de la trompe d'eustache à
l'aide de l'insufflateur. La volatilisation prompte de ce mélange permet d'en charger l'air atmosphérique que l'insufflateur pousse dans ce conduit.

Vinaigre phéniqué (docteur Quesneville).

Pr. Vinaigre ordinaire. . 4 parties.
   Acide phénique. . . . 1 partie.
M.

Conseillé par le docteur Quesneville pour remplacer tous
les vinaigres aromatiques si employés pour la toilette. Une
demi-cuillerée à café dans un litre d'eau suffit pour détruire
toutes les émanations miasmatiques.

Huile phéniquée.

Pr. Huille d'œillette. . 1 partie.
   Acide phénique. . . 1 partie.
M.

Employé pour enduire les viandes que l'on veut conserver (v. boucanage).

Pommade phéniquée.

Pr. Axonge purifiée.   100 grammes.
Acide phénique. .   1 gramme.
M. S. A.

Nous avons vu que les corps gras modifient les propriétés de l'acide phénique. Néanmoins je crois que cette pommade peut rendre des services dans les affections de la peau. Mais il ne faut pas croire qu'un gramme d'acide phénique dissous dans 100 grammes d'eau ou incorporé à 100 grammes de graisse produira les mêmes effets. L'un ne saurait remplacer l'autre.

Poudres désinfectantes.

Pr. Plâtre. . . . . 1,000 parties.
Acide phénique. .   1 partie.
M. S. A.

Conseillée par M. Bouchardat comme désinfectant.

Autre (Parisel).

Pr. Farine de froment. 100 parties.
Acide phénique. . .   1 partie.
Axonge. . . . . .   4 parties.
F. S. A.

Ces préparations pulvérulentes ont été proposées pour remplacer la poudre de plâtre et de coaltar de MM. Corne et Demeaux. Je ferai remarquer que la graisse et la farine modifient les propriétés de l'acide phénique.

M. Bobeuf avait aussi, avant ces messieurs, proposé d'employer la sciure de bois pour convertir cette substance en poudre.

Les préparations pulvérulentes ont été imaginées, probablement parce qu'on croyait que l'acide phénique était peine soluble dans l'eau. Depuis que j'ai démontré que ce acide peut se dissoudre en assez grande quantité dans ce liquide, les poudres ne me paraissent plus devoir être employées qu'exceptionnellement. Indépendamment de la difficulté de leur maniement et de la solidification du plâtre (inconvénient très-sérieux), les poudres salissent tous les objets avec lesquels on les met en contact.

Terre coaltarée [1].

Pr. Terre commune passée à travers une claie.   100 parties.
Coaltar. . . . .   2 parties.
Mélangez intimement.

L'acide phénique mélangé à la terre se volatilise rapidement sous l'influence du soleil. L'eau l'entraîne aussi avec la plus grande facilité. Le mélange dans lequel il se trouve dans le coaltar le retient beaucoup plus longtemps. Nous avons vu aussi que l'aniline et la benzine jouissent des propriétés propres à l'acide phénique. C'est ce qui m'a fait donner la préférence à cette terre pour certaines applications. Employée comme désinfectant et pour éloigner les petits animaux nuisibles des plantes et des arbres, et pour préserver les grains de leurs attaques dans la terre. Encore à l'état d'essai pour préserver la vigne et les pommes de terre de leurs maladies.

Phénates.

M. Bobeuf s'est fait breveter pour exploiter les propriétés des phénates impurs qu'il prépare en traitant, par la soude, les huiles que l'on extrait par la distillation du coaltar,

[1] Le sable et la sciure de bois peuvent être substitués à la terre.

J'ai déjà dit que les phénates forment des sels très-peu stables qui possèdent tout à la fois les propriétés de l'alcali et de l'acide phénique. On comprend l'inconvénient que peut présenter l'alcali dans un assez grand nombre d'applications.

Depuis que j'ai démontré que de très-faibles doses d'acide phénique suffisent pour arrêter et pour prévenir les fermentations, détruire les miasmes et les parasites, et que l'eau peut dissoudre 5 pour cent de cet acide, les phénates, qui coûtent plus cher que les solutions aqueuses, deviennent, dans la majorité des cas, des préparations inutiles. Ce n'est qu'autant que l'on a besoin de l'alcali pour exercer une action chimique, comme pour absorber l'acide carbonique de l'air confiné, que l'association des alcalis à l'acide phénique doit être maintenue.

FIN.

Paris, le 28 novembre 1683.

Monsieur Poisson,

Je viens de recevoir une critique d'un passage de mon livre sur l'acide phénique. Je tiens particulièrement à ce qu'elle y soit insérée. Je pense que vous pourrez l'ajouter, ainsi que ma réponse, à la fin du volume sans rien changer à ce qui est imprimé et sans modifier l'ordre suivi. Je vois sa place naturelle entre le chapitre consacré aux formules et la table des matières. S'il n'était plus possible de le faire, veuillez la faire mettre après la table.

On lit dans l'*Union pharmaceutique*, n° d'octobre dernier, page 322, la lettre suivante :

Monsieur et *illustre* Confrère,

Dans le numéro de septembre, où vous publiez l'analyse d'une partie de l'intéressant travail de M. le docteur Lemaire, l'auteur du résumé dit :

« On croyait généralement que l'acide phénique était in-« soluble dans l'eau ; de là l'origine des poudres désinfec-« tantes proposées par M. Parisel et M. Bouchardat. »

Or cette simple phrase contient deux erreurs :

1° Si l'on croyait généralement que l'acide phénique était insoluble, M. Parisel était justement une exception, car il avait publié avant M. Lemaire que l'acide phénique se dissolvait dans 3 à 4 pour cent d'eau. C'est en s'appuyant sur cette solubilité qu'il donna comme remède énergique contre l'acarus, l'eau saturée d'acide phénique (*Année pharmaceutique*, 1861).

2° Si l'on a proposé des poudres, c'est parce qu'ainsi le

désinfectant agit d'une façon moins irritante et bien plus persistante qu'en solution aqueuse. C'est encore pour diminuer l'irritation qu'au lieu de plâtre (poudre Corne et Demeaux), la formule de **M.** Parisel porte de la farine.

J'ai cru devoir vous signaler ces deux erreurs, persuadé que vous n'hésiterez pas à les relever, dans l'intérêt de la science et dans celui de la vérité.

Agréez, etc.

Signé : **F. Parisel** fils.

Réponse.

Paris le 28 novembre 1863.

Mon cher Dorvault,

Je vous remercie de m'avoir fait remettre le numéro d'octobre de l'*Union pharmaceutique.* Sans votre aimable obligeance, je n'aurais pas connu la lettre que **M.** Parisel vient de vous écrire pour vous signaler deux erreurs qui, dit-il, existent dans une seule phrase de mon travail sur l'acide phénique. Je vous serai bien reconnaissant de vouloir bien insérer ma réponse dans votre prochain numéro. Quant aux réflexions que vous faites à propos des recherches de **M.** Calvert, vous pourrez voir dans quelques jours, dans un volume que j'attends de l'imprimerie, que je me suis efforcé de rendre justice à tous ceux qui se sont occupés de l'acide phénique.

Voici la phrase incriminée : «On croyait généralement que « l'acide phénique est insoluble dans l'eau; de là sans doute « les poudres désinfectantes proposées par **M.** Parisel et par « **M.** Bouchardat. »

Je maintiens que les poudres ont été imaginées pour rendre l'acide phénique maniable, parce qu'on croyait généralement qu'il était insoluble dans l'eau. On agissait pour cet acide comme on l'avait fait pour le coaltar et l'huile lourde de houille. Pour ne pas abuser de votre hospitalité, je renvoie **M.** Parisel et ceux qui voudraient juger ce point historique à mon livre sur l'acide phénique (p. 8, 9, 41 et 47).

Je citerai seulement quelques faits pour justifier mon assertion.

Dans deux brevets que M. Bobeuf prit en 1857 et en 1858, il conseilla l'emploi de substances inertes pour convertir en poudre l'acide phénique et l'huile lourde de houille pour les rendre maniables. Il en conseilla l'emploi pour des applications en grand à la désinfection. En passant, je demanderai à M. Parisel, qui prétend que les poudres ont été employées pour empêcher l'irritation de l'acide phénique, quelle était l'irritation que l'on avait à redouter dans les fosses d'aisances ou dans de grandes collections de matières animales putréfiées. Il ne sait donc pas qu'à cette époque M. Demeaux n'avait pas encore fait d'applications de sa poudre. M. Parisel, avant de m'attaquer, aurait bien dû relire l'histoire de l'acide phénique.

M. Le Beuf, de Bayonne, qui s'est beaucoup occupé de rendre le coaltar maniable, et M. Detraux, qui a fait l'analyse de la teinture de cette substance, employaient la saponine pour émulsionner un millième d'acide phénique liquide. Est-ce clair ?

Dans sa brochure (*Dérivés du goudron de houille*, 1860), M. Parisel admet, après M. Calvert, que l'acide phénique est le principe actif du coaltar, il signale les inconvénients et les reproches qui ont été adressés aux poudres ; il savait que l'eau peut dissoudre 4 pour cent du principe actif du coaltar (la poudre de MM. Corne et Demeaux ne contient que 2 pour cent de goudron); la connaissance de ce fait lui permettait de rendre un immense service en substituant l'eau aux poudres, il ne le fait pas, il ne tente aucune expérience, il ne propose aucune application de cette propriété importante que j'ai utilisée dans tant de circonstances. Il se contenta de faire une imitation malheureuse de la poudre Demeaux, parce qu'il a méconnu cette importante loi chimique : *Les composés ont des propriétés nouvelles et différentes de leurs composants ;* il emploie la graisse et la farine qui, contrairement au plâtre, modifient considérablement les propriétés de l'acide phénique. Que

24.

vouliez-vous que je pense après tous ces faits irrécusables?
Si j'avais admis que M. Parisel était de ceux qui connais-
saient la solubilité de l'acide phénique dans l'eau, j'aurais
été forcé, malgré moi, de penser qu'il n'avait pas vu clair
dans le milieu où il était placé.

M. Parisel réclame la priorité sur M. Cloëz et sur moi
pour avoir écrit en 1861 que l'eau peut dissoudre 3 à 4 pour
cent d'acide phénique cristallisé. Je dirai d'abord à M. Parisel qu'il a dû lire dans Liebig et dans Gerhardt, auxquels
il a emprunté la plus grande partie de son article, que dès
1834 Runge avait constaté que l'eau à 20 degrés centigrades peut dissoudre 3,25 de cet acide cristallisé. L'ad-
verbe généralement que j'ai employé dans la phrase attaquée
faisait principalement allusion à ce fait. Quant à nous, en
démontrant que l'eau à 20 degrés peut dissoudre 5 pour
cent d'acide phénique sublimé en longues aiguilles, nous
avons fait connaître un fait nouveau.

Encore un mot. M. Parisel dit que dès 1861 il a proposé l'eau phéniquée pour le traitement de la gale. Je dirai
à ce sujet à M. Parisel qu'en juin 1860 j'ai publié une
brochure (*du Coaltar saponiné*), que je lui ai fait remettre,
et dans laquelle sont rapportées des guérisons de gale qui
ont été obtenues à l'hôpital Saint-Louis et à l'école d'Alfort
par l'emploi de cette substance. J'ajouterai que de nombreuses expériences y sont rapportées pour démontrer que
l'acide phénique est le principe le plus actif auquel cette
substance doit ses propriétés.

Ce fait et celui relatif à Runge m'autorisent à dire à
M. Parisel qu'à mon tour, mais avec justice, dans l'intérêt
de la science et de la vérité, je pourrais réclamer

Bien à vous,

J. LEMAIRE

TABLE DES MATIÈRES

CHAPITRE PREMIER.

CHAPITRE II.

CHAPITRE III.

SECONDE PARTIE.

CHAPITRE IV.

CHAPITRE V.

CHAPITRE VI.

CHAPITRE VII.

CHAPITRE VIII.

CHAPITRE IX.

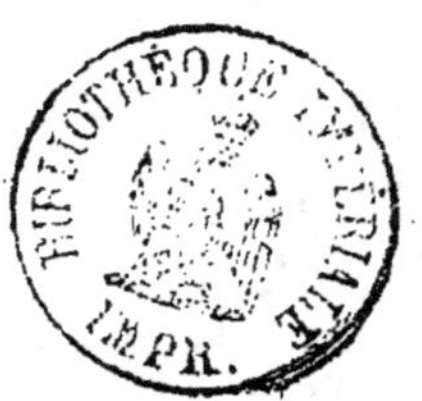